Os desequilíbrios estáticos

Dados Internacionais de Catalogação na Publicação (CIP)
(Câmara Brasileira do Livro, SP, Brasil)

Os desequilíbrios estáticos : fisiologia, patologia e tratamento fisioterápico/
Marcel Bienfait; [tradução de Angela Santos]. – São Paulo: Summus, 1995.

Bibliografia.
ISBN 978-85-323-0453-7

1. Coluna vertebral – Anomalias 2. Fisiologia 3. Fisiologia patológica
4. Fisioterapia 5. Manipulação (Terapêutica) 6. Postura – Distúrbios I. Título.

96-0362   CDD-616.7

Índices para catálogo sistemático:
1. Deformações estáticas: Medicina   616.7
2. Desequilíbrios estáticos: Medicina   616.7

Compre em lugar de fotocopiar.
Cada real que você dá por um livro recompensa seus autores
e os convida a produzir mais sobre o tema;
incentiva seus editores a encomendar, traduzir e publicar
outras obras sobre o assunto;
e paga aos livreiros por estocar e levar até você livros
para a sua informação e o seu entretenimento.
Cada real que você dá pela fotocópia não autorizada de um livro
financia o crime
e ajuda a matar a produção intelectual de seu país.

Os desequilíbrios estáticos

Fisiologia, patologia e tratamento fisioterápico

MARCEL BIENFAIT

summus editorial

Do original em língua francesa
LES DESEQUILIBRES STATIQUES
Copyright© 1993 by Marcel Bienfait

Tradução: **Angela Santos**
Projeto gráfico e produção editorial: **Sonia Rangel**
Capa: **Ettore Bottini**

Summus Editorial

Departamento editorial:
Rua Itapicuru, 613 – 7º andar
05006-000 – São Paulo – SP
Fone: (11) 3872-3322
Fax: (11) 3872-7476
http://www.summus.com.br
e-mail: summus@summus.com.br

Atendimento ao consumidor:
Summus Editorial
Fone: (11) 3865-9890

Vendas por atacado:
Fone: (11) 3873-8638
Fax: (11) 3873-7085
e-mail: vendas@summus.com.br

Impresso no Brasil

Sumário

Prefácio 7

Introdução 9

LIVRO I
A FISIOLOGIA

Fisiologia geral 13

A GLOBALIDADE 13
Função dinâmica, 13. Função estática, 14.

O TECIDO CONJUNTIVO 15

O MÚSCULO 16

A COLUNA DO TRONCO 18
As curvas, 18. As necessidades fisiológicas, 19. A unidade vertebral, 19. As articulações inter-apofisárias, 21. O movimento vertebral, 22. A dinâmica vertebral, 23.

Fisiologia da estática e suas perturbações 24
Centros de gravidade 24

OS BLOCOS ESTÁTICOS 24
A base estável, 25. O bloco oscilante, 25. O bloco de adaptação, 26.

EQUILÍBRIO ESTÁTICO ASCENDENTE 29
O PÉ 34
Equilíbrio da perna sobre o pé, 34
O JOELHO 36
SEGMENTO FÊMUR-TRONCO 39
Equilíbrio sagital, 39. Equilíbrio frontal, 44. Equilíbrio horizontal, 45.
REGIÃO DORSAL 47

ADAPTAÇÃO ESTÁTICA DESCENDENTE 48
Suspensão escapular, 49. Suspensão torácica, 49. Equilíbrio cervical, 50. Equilíbrio da cabeça, 50. Fisiologia global descendente, 53. Ventilação torácica, 54.

LIVRO II
A PATOLOGIA

As deformidades 59

A evolução 61

FISIOLOGIA DA EVOLUÇÃO 63
O tecido conjuntivo, 63. A musculatura tônica, 65.

Fisiopatologia 66

AS LORDOSES 66

A ESCOLIOSE 69
FISIOLOGIA DA ESCOLIOSE 69
Processo ascendente, 69. Processo descendente, 70.
OS ESTÁGIOS DA EVOLUÇÃO 70
Pré-escoliose, 70. Escoliose do primeiro grau, 72. Escoliose do segundo grau, 73. Escoliose do terceiro grau, 74.
MOLÉSTIA DE SCHEUERMAN 75

LIVRO III
A PRÁTICA

O exame estático 81

EXAME PÉLVICO 81
Exame em pé, 81. Exame em posição de decúbito, 84

EXAME DOS MEMBROS INFERIORS 85
Exame dos pés, 85. Exame do joelho, 87

EXAME DO TRONCO 88

EXAME DA CINTURA ESCAPULAR 93

EXAME CERVICAL 96

Recursos técnicos 97

ENCURTAMENTOS E RETRAÇÕES 97

AS TENSÕES 97

Bases técnicas 100

CONTATO 100
Pompage global, 100. *Pompage* toráxica, 100.

EXAME DOS APOIOS EM DECÚBITO DORSAL 102
Percepção dos apoios centrais, 102. Percepção dos cavos, 102.

EDUCAÇÃO RESPIRATÓRIA 103

POSTURAS DE ALONGAMENTO E MANOBRAS DE CORREÇÃO MANUAL 105
POSTURAS DE ALONGAMNTO 105
MANOBRAS DE CORREÇÃO MANUAL 106
Manobras de desbloqueio toráxico, 107. Manobras sobre a cifose dorsal, 109. Manobras sobre a convexidade dorsal, 110. Manobras sobre a concavidade lombar, 110. Manobras sobre a rotação dorsal, 112. Manobras sobre a rotação lombar, 113.

AQUISIÇÃO E TRABALHO EM POSTURA 113
AQUISIÇÃO DA POSTURA 114
TRABALHO EM POSTURA 121
Trabalho sobre a região cérvico-escapular, 121. Trabalho sobre o tronco, 126. Trabalho sobre a região dorsal, 126. Trabalho sobre a região lombar, 131. Trabalho sobre os membros inferiores, 134.

TRABALHO SOBRE OS PÉS 136
CORREÇÕES LOCALIZADAS 136
AS *POMPAGES* 137
Pompage tibiotársica, 137. *Pompage* subtalar, 138. *Pompage* médio-társica e de Lisfranc, 138. *Pompage* dos artelhos, 139.
MOBILIZAÇÃO PASSIVA 139
Articulação médio-társica, 139. Articulações subtalares, 139. Os metatarsianos, 139. Os artelhos, 140.
EDUCAÇÃO DOS APOIOS 140
Trabalho analítico, 140. Trabalho dos apoios no chão, 143.

PLANO DA SESSÃO DE TRABALHO 144

Conclusão 147

Bibliografia 149

Prefácio

O mais simples escolar sabe hoje verdades pelas quais Arquimedes teria sacrificado sua vida.
ERNEST RENAN

A pedido de meus alunos reúno neste livro tudo que escrevi sobre reeducação estática. Foi um trabalho que fiz de boa vontade. Possibilitou-me rever, completar, precisar certas coisas. Por outro lado, afora certos detalhes fisiológicos, este trabalho poupará os leitores de pesquisas cansativas. Neste livro encontra-se o que penso sobre deformações em geral, sobretudo deformações vertebrais, sobre as quais tantas coisas são ditas. Encontrar-se-á também aquilo que acredito serem os limites de nossa profissão nessa área. Seguramente, minhas idéias costumam abalar procedimentos consagrados, fórmulas bem confortáveis para o terapeuta. Sinto muito, mas achei que devia me pronunciar, como reação às falsas experiências que atualmente presidem muitos ensinos paralelos, que tanto dano causam à nossa profissão.

Para quem ensina uma especialidade na área médica, há duas atitudes possíveis perante os alunos. Logicamente, deve transmitir os conhecimentos científicos que aprendeu, a análise de tudo que estudou em sua carreira e o uso prático que fez disso; deve, sobretudo, transmitir a experiência pessoal que essa prática lhe trouxe. Essa experiência é feita de observações, sucessos terapêuticos, mas também de fracassos, com freqüência mais enriquecedores do que os sucessos. Ela lhe traz certezas, mas, principalmente, dúvidas que, seja qual for o valor de sua técnica, são inevitáveis. Isso faz com que um professor honesto nem sempre seja plenamente convincente. O aluno vem procurar certezas, não dúvidas, e isso torna-o permeável a quaisquer afirmações.

A segunda forma de ensinar, infelizmente, vem se tornando habitual na fisioterapia moderna. O jovem terapeuta, nem sempre satisfeito com o que lhe trouxe o ensino oficial, cuja banalidade indispensável não entende no início, quer aproveitar a experiência de um professor, sem pensar que é sobretudo a sua própria experiência que lhe será útil; ele então volta-se para técnicas paralelas, cujo valor com freqüência está para ser provado. Estas são criadas todos os anos, com o aluno de um ano transformando-se em professor no ano seguinte. Este, então, forja uma experiência que é feita, sobretudo, daquilo que lhe prometeu seu professor, que não tinha mais experiência do que ele. Claro que ela vem confirmar, sem discussão possível, a técnica aprendida. Assim, falsos resultados se perpetuam de professor para professor e de terapeuta para terapeuta. Tratamentos ilógicos quanto à fisiologia e à patologia tornam-se habituais. Isto tem importância relativa nas afecções mais ou menos psicossomáticas, tão comuns no mundo moderno. Seja qual for a técnica, se o paciente nela acredita, tem resultado. Aí está o drama, pois em afecções reais, essa técnica pode tornar-se perigosa, não fosse pelo simples fato de impedir que um tratamento verdadeiro seja feito. **É o caso da escoliose, em que, considerando os perigos de evolução, a coisa é grave.** Sempre encontro jovens terapeutas — e alguns menos jovens — vangloriando-se de corrigir e até curar a escoliose. Nem sempre é mentira, já que seu professor sem escrúpulos, alardeando uma experiência que não tinha, afirmou que a coisa era possível. Poderia citar casos de evolução espetacular para os quais uma cura havia sido prometida.

Não tenho aqui a pretensão de resolver o problema das deformações, sobretudo das deformações vertebrais. Naturalmente, desde que comecei na profissão de fisioterapeuta, isto é, há cinqüenta anos, me confronto o tempo todo com este problema. Dirigi por trinta anos a Réhabilitation de l'Oeuvre des Jeunes Infirmes em Paris, e por vinte anos o serviço de reeducação da Fundação M. e H. Rothschild. Pratico agora a terapia manual. Entre consultas que presenciei com regularidade e tratamentos cuja direção assumi, penso ter encontrado vários milhares de portadores de escoliose de todas as idades. Pude, sobretudo, seguir evoluções penosas e constatar a ineficácia de muitos tratamentos. Essa experiência levou-me a muitas observações pessoais, a muitas reflexões sobre o assunto e sobre os problemas que encontrava. É o conjunto disso tudo que quero transmitir neste livro. Todas as descobertas fisiológicas que trouxeram esclarecimentos à nossa especialidade, desde a guerra, vieram confirmar ou, mais exatamente, explicar o que constatei ao longo dos anos. Meu sonho é que sejam feitas experiências com o que afirmo, experiências que não tenho meios materiais para realizar, sobretudo no pouco tempo que me resta.

Introdução

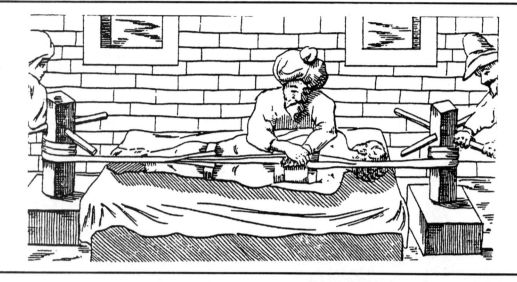
Fig. 1

A reeducação estática é a parte da terapia manual sobre a qual mais se escreveu, com os menores resultados. Atualmente, nos tratamentos habituais de fisioterapia, ela se reduz à ginástica pura e simples.

Os precursores daquilo que então era chamado de ginástica ortopédica compreenderam que a reeducação estática não podia se limitar a simples exercícios musculares. Envolvia endireitamentos manuais, posturas mantidas, manobras passivas de correção etc., coisas completamente esquecidas hoje em dia. As posições de partida, segundo os princípios da ginástica sueca, eram estritas e rigorosas. Todos tinham inventado aparelhos de tração (Lorentz), leitos de correção (Hueter), polias de tracionamento (Lorentz, Redart), molduras de tração lateral (Zander, Kirmisson) etc. Desde Hipócrates (Fig. 1), sabemos que, para corrigir uma deformação, devemos tracioná-la. Um grande passo foi dado em 1874, quando o americano L. A. Sayre inventou o colete gessado de endireitamento em suspensão vertical (Fig. 2).

É certo que muitos desses tratamentos de endireitamento, embora partissem de uma lógica terapêutica, acabavam por ser mais tortura do que medicina. Com exceção dos coletes de endireitamento, toda essa antiga ortopedia desapareceu. No entanto, como sempre, passamos de um extremo a outro. Não se vêem mais sequer espaldares nas salas de ginástica. Com exceção dos tratamentos cirúrgicos e dos endireitamentos ortopédicos, só conhecemos a ginástica, que, perdoem-me os colegas, nunca endireitou nada e, mais grave, é incapaz de deter a evolução. Infelizmente, a medicina atual descarta este problema prescrevendo algumas sessões de ginástica totalmente ineficazes, e deixa grande número de crianças evoluírem para uma deficiência definitiva, que carregarão por toda vida.

Este livro, como todas as minhas obras, começa por um capítulo sobre fisiologia. Para muitos leitores, a fisiologia é "indigesta". Se não formos curiosos e ávidos por saber como funciona o corpo humano, é claro que seu estudo pode não parecer apaixonante. De fato, creio haver duas formas de estudar a fisiologia. A primeira forma é vê-la como uma ciência básica, cujo conhecimento é indispensável para passar no exame. Neste caso, lógico, seu estudo requer muita perseverança. A segunda forma é a minha: a fisiologia é a maneira pela qual a natureza resolveu nossas necessidades funcionais. Vista desta perspectiva, ela torna-se prática para o terapeuta e está na base de todos seus atos profissionais. Devolver aos doentes suas possibilidades funcionais é o objetivo de nossa arte. Tudo na fisioterapia passa pela fisiologia do aparelho locomotor. Para compreender a patologia, é preciso conhecer a fisiologia. Para proceder ao exame do paciente, é preciso conhecer a fisiologia e poder julgar suas perturbações. Para determinar o tratamento, é preciso levar em conta o exame e a fisiologia normal. Fazer isso é devolver ao paciente sua fisiologia... fisiológica.

O que acabo de dizer é o plano desse trabalho. O Livro I trata da fisiologia da função estática e de suas perturbações mecânicas. O Livro II examina a patologia que incumbe ao fisioterapeuta. O Livro III desenvolve o exame e a prática à qual conduz esse exame. Não é um trabalho para ser lido como um romance. Deve ser utilizado como um formulário terapêutico diante de um caso preciso. Penso que se destina principalmente aos profissionais com experiência, mas, na realidade, suas partes são extraídas de meu curso de terapia manual. Os colegas hão de me desculpar se, às vezes, for didático. Não que os considere ignorantes, mas essas partes didáticas permitem-me seguir uma linha de pensamento indispensável à clareza de meu propósito.

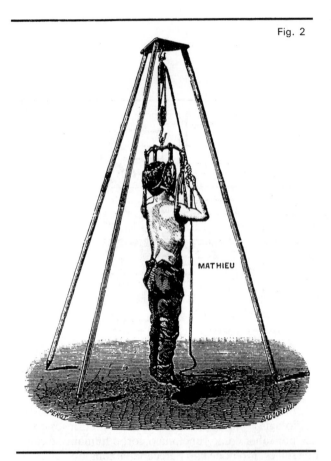
Fig. 2

Este livro se destina também aos médicos que tenham a paciência de lê-lo. Creio que os clínicos gerais são os primeiros envolvidos no problema das deformações estáticas, pois, em geral, são os primeiros a receber os clientes. Sua reação é mandar essas crianças ao cirurgião, cujo interesse pelo caso só começa, com freqüência, quando a deformidade é definitiva. É preciso que os médicos saibam que há um tratamento fisioterápico preventivo ou corretivo das deformidades leves, que vai bem além da banal e inútil ginástica chamada de "corretiva".

Sob o impulso de Françoise Mezières, diversas técnicas posturais viraram moda no mundo da fisioterapia. Devo dizer que os *"masseurs médicaux"* (massagistas médicos) que foram meus professores, há cerca de 48 anos, praticavam correntemente esses tensionamentos, alongamentos manuais, estiramentos, autocorreções etc... tudo que encontramos nesses métodos pretensamente modernos. O grande mérito de Françoise Mezières foi ter coordenado as coisas, ter trazido a idéia de globalidade e progressão. Ela devolveu aos jovens fisioterapeutas franceses a noção de suas próprias mãos. Em sua esteira, outras técnicas se desenvolveram, inspiradas em seu método e reivindicando a idéia de globalidade. Nem todas podem ser consideradas melhorias. A idéia de globalidade cai hoje no exagero. Os movimentos resultam de cadeias musculares. As deformações não podem ser fatos isolados, mas se inscrevem, inevitavelmente, em cadeias de compensação. Todo tratamento que não seja completamente global de nada vale. Mas sejamos razoáveis: nem tudo é global. A globalidade costuma servir para encobrir a ignorância fisiológica e patológica. É claro que em reeducação o homem deve ser visto de forma global. É claro que a função dinâmica e a função estática são funções globais mas não, obrigatoriamente, suas perturbações. Há retrações e, sobretudo, encurtamentos que só podem desaparecer ou melhorar por meio de um tratamento localizado. **Digamos que, em reeducação estática, com freqüência é preciso um procedimento analítico na globalidade.**

Seja lá o que alguns digam, os métodos de trabalho global estão longe de ser uma idéia recente. Desde o início do século, os osteopatas basearam seus tratamentos na globalidade da fáscia. O dr. John Little foi o primeiro a fundar uma escola de osteopatia em Chicago. Nesse espírito de globalidade, ele determinara as linhas mecânicas chamadas de "linhas de gravidade". Seu aluno, T. E. Hall, descrevera uma linha ascendente que concretizava a manutenção estática. Estamos certos de que este trabalho, que chegou à França logo após a guerra, é a origem dos métodos posturais, seja qual for o nome que levem. Nem por isso contribuem menos para nossa prática em fisioterapia... desde que sejam utilizados adequadamente. Como todas as técnicas, eles não são uma panacéia e não podem constituir, em si, todo o arsenal terapêutico do profissional. Infelizmente, às vezes é assim. Numerosos profissionais sem formação médica praticam-nas e pretendem com isso praticar medicina. A culpa cabe aos que ensinam.

Desde que iniciamos a prática osteopática, temos certeza de que as normalizações articulares não podem resolver tudo. Nas dores do homem moderno, estão envolvidas tanto perturbações estáticas quanto lesões articulares. A prática veio concretizar aquilo de que já nos convencera a fisiopatologia: os desequilíbrios estáticos podem estar na origem de lesões osteopáticas, assim como as lesões osteopáticas podem acarretar desequilíbrios estáticos. Os dois têm a mesma fisiologia e, com freqüência, coexistem. Por exemplo, é raro que uma lesão ilíaca anterior não seja acompanhada por uma rotação pélvica horizontal, porque ambas têm origem num desequilíbrio dos rotadores tônicos do quadril. Em um caso, devemos corrigir uma, em outro, devemos corrigir a outra. Com esta intenção seguimos alguns estágios de trabalho postural. Muitos de nossos amigos eram mezieristas incondicionais e, naturalmente, nos dirigimos a eles. Nossa prática cotidiana, que aqui expomos, é influenciada por eles.

LIVRO I

A FISIOLOGIA

Fisiologia Geral

Para compreender o que se segue, devemos lembrar rapidamente algumas noções fundamentais. Essa recapitulação poupará ao leitor pesquisas cansativas.

A GLOBALIDADE

Pessoalmente, acreditamos que é no contexto da função músculo-aponeurótica que devemos considerar a globalidade. Não podemos mais considerar o músculo como uma entidade funcional, devemos vê-lo como um elemento constitutivo de um conjunto funcional indissociável: o tecido conjuntivo fibroso, isto é, aponeuroses, tendões, tabiques intermusculares e intramusculares etc... e o tecido muscular contrátil, incluído no tecido fibroso. Um é o elemento elástico que transmite, coordena e distribui as tensões pelo esqueleto passivamente móvel, o outro é o elemento motor que realiza essas tensões. Fisiologicamente, a anatomia do aparelho locomotor é constituída por dois esqueletos. Um esqueleto passivo rígido, formado por ossos interligados por articulações que permitem sua mobilidade, e um esqueleto ativo, formado por um imenso tecido conjuntivo fibroso, no qual estão incluídos os elementos contráteis motores.

Para compreender o que vamos desenvolver, é preciso aceitar nossa visão do sistema músculo-aponeurótico. Já a justificamos em nosso tratado de fisiologia.* O conjunto aponeurótico não dispõe de uma musculatura, mas de duas musculaturas totalmente diferentes do ponto de vista neurológico. Uma, a musculatura fásica, é ocasional. Ela é acionada voluntariamente, para responder ao desejo de movimento do indivíduo. *É a musculatura dinâmica, responsável por todos os nossos gestos voluntários conscientes.* A outra, a musculatura tônica, é permanente. Ela reage de uma maneira reflexa, para controlar todos os desequilíbrios segmentares. *É a musculatura estática, responsável pelo equilíbrio humano.* As duas funções, dinâmica e estática, são totalmente globais. Em todas circunstâncias elas fazem intervir todo o conjunto músculo-aponeurótico. Acreditamos ser esta a globalidade que nos concerne.

Função dinâmica

Como sabemos, no sistema músculo-aponeurótico tudo é interligado. Cada gesto é feito de um conjunto de ações que se complementam para atingir o objetivo final. Assim, uma tensão inicial é responsável por uma sucessão de tensões associadas. Todos os nossos gestos são globais e recrutam o conjunto do sistema locomotor. Eles podem se resumir a duas grandes funções: a

deambulação, função ascendente que parte da cintura pélvica e dos membros inferiores; e a preensão, função descendente que parte da cintura escapular e dos membros superiores; **mas, em cada função, os movimentos das duas cinturas são ligados por dois sistemas cruzados.** Na deambulação, a cintura escapular equilibra a cintura pélvica que projeta o membro inferior. Inversamente, na preensão, a cintura pélvica serve de ponto de apoio para os movimentos do tronco e da cintura escapular que dirigem o membro superior. Apesar de nossa evolução como bípedes, continuamos sendo quadrúpedes em todos os nossos gestos. É isso que demonstram os sistemas cruzados, equilibrando-se entre si.

A noção de sistemas cruzados nos foi propiciada pela leitura da obra de Piret e Béziers: *A Coordenação Motora.*** Ela não era novidade, pois havia guiado Kabat, mas a leitura deste livro, baseado em uma experiência prática semelhante à nossa, foi para nós uma fonte de reflexões. A ele devemos muito de nossa abordagem da fisiologia. Como Piret e Béziers, no caso da psicomotricidade, *pensamos que, para entender a fisiologia, devemos partir das necessidades funcionais e procurar saber como a natureza as resolveu.* Toda a patologia mecânica que nos concerne encontra-se nessa concepção.

Em nossa anatomia e fisiologia não faltam provas do período quadrúpede de nossa evolução. É uma evidência, atualmente sem controvérsias. Aliás, sofremos as seqüelas dessa evolução ainda incompleta. Se preciso fosse, a noção de sistemas cruzados seria uma nova prova de que éramos e continuamos sendo quadrúpedes endireitados. Sem entrar em detalhes, examinemos rapidamente estes sistemas cruzados. **Eles são a base de todos os nossos gestos.**

Durante muito tempo se pensou que o ponto de partida de nossos gestos fosse distal, a mão ou o pé levariam o resto do membro. A preensão estava assim limitada à fisiologia do membro superior, e o andar, à fisiologia do membro inferior. Os trabalhos sobre a óculo-céfalo-motricidade, em particular os de Walls (1962), mudaram essa forma de ver. Todos os nossos gestos teriam como ponto de partida a visão foveal e, sobretudo, os movimentos da cabeça (intermitentes e de continuidade visual) que ela requer. Eles acarretam movimentos condutores do tronco e das cinturas. Estes trabalhos são ainda incompletos e deixam muitas incógnitas, pelo menos para nós. Em todo caso, basta se observar nos gestos da vida cotidiana para se convencer, com facilidade, de que são todos seguidos por torsões horizontais opostas das cinturas.

---

* *Fisiologia da Terapia Manual.* Marcel Bienfait; São Paulo: Summus, 1989.

** *A Coordenação Motora: aspecto mecânico da organização psicomotora do homem.* Marie-Madeleine Béziers e Suzanne Piret; São Paulo: Summus, 1992.

A. — O sistema cruzado anterior é constituído, bilateralmente, por duas faixas musculares enroladas em torno do tronco. Quatro músculos se sucedem de cada lado: rombóide, serrátil anterior, oblíquo externo e oblíquo interno, do lado oposto, para formar essas duas espirais simétricas. O rombóide se implanta na coluna dorsal superior e encontra o serrátil anterior no bordo espinhal da escápula. Mais abaixo, no âmbito das costelas inferiores, o serrátil anterior cruza seus feixes inferiores com as fibras superiores do oblíquo externo. Finalmente, a aponeurose anterior do oblíquo externo cruza na frente, passa atrás do reto anterior oposto e vira a aponeurose anterior do oblíquo interno oposto. Tudo está em continuidade.

Neste sistema cruzado anterior, os quatro músculos são sinérgicos. A rotação parte de cima. Em geral, uma rotação cefálica leva a um tensionamento do rombóide oposto. Essa tensão se transmite aos quatro músculos, em cadeia de coordenação motora descendente. Tendo como eixo a região dorsal inferior (D7/D11), a cintura escapular e o tórax são levados em rotação, mas também em látero-flexão-enrolamento. O movimento cruzado anterior é uma rotação-látero-flexão-enrolamento do lado oposto. Os três parâmetros podem ser desiguais e variáveis, mas são indissociáveis.

B. — A um *yang* corresponde um *yin*, a rotação-látero-flexão-enrolamento do sistema cruzado anterior requer uma desrotação-látero-flexão-desenrolamento.É o sistema cruzado posterior. A peça principal é a aponeurose lombar. De um lado, é formado pelo grande glúteo, e pela aponeurose lombar e grande dorsal do outro lado. Aqui, o parâmetro principal não é a rotação, mas o desenrolamento. É um movimento que parte de baixo. O grande glúteo foi tensionado pelo sistema cruzado anterior oposto. É sua contração que desencadeia o movimento inverso equilibrador. Sua tensão sobre a aponeurose lombar recruta os músculos das goteiras e o grande dorsal. O iliocostal e o longo dorsal desenrolam a coluna, o grande dorsal puxa o ombro para trás.

C. — **Estes dois sistemas cruzados são o centro de todos os movimentos do corpo no espaço. Eles realizam a ligação indispensável ao equilíbrio geral entre o membro superior de um lado e o membro inferior do outro. Não esqueçamos de que continuamos sendo quadrúpedes.**

O sistema cruzado anterior traz os dois membros um em direção ao outro. Ele está em íntima relação aponeurótica com o sistema de enrolamento e o sistema flexor dos dois membros. Relembremos nossa anatomia. A aponeurose dos retos anteriores é formada pelo cruzamento das aponeuroses dos oblíquos. O peitoral maior se insere em baixo na porção superior desta aponeurose. No braço, está em conexão com o tendão superior do bíceps, cuja expansão aponeurótica inferior vai se perder na aponeurose epitrocleana dos flexores. A aponeurose dos oblíquos forma a porção importante da arcada crural, à qual se adere a aponeurose do psoas e do ilíaco. **O sistema cruzado anterior é uma grande cadeia de rotação, enrolamento e flexão de dois membros opostos.**

O sistema cruzado posterior distancia dois membros opostos entre si. O tendão superior do grande dorsal divide-se em duas lâminas tendinosas. Uma vai para o úmero, e a outra forma o tendão superior da porção longa do tríceps que, por sua vez, envia uma expansão aponeurótica inferior à aponeurose dos epicondilianos extensores. Inferiormente, o grande glúteo faz parte da cadeia dos extensores. **O sistema cruzado posterior é uma grande cadeia dinâmica de desenrolamento, rotação e extensão de dois membros opostos.**

Os dois sistemas cruzados se equilibram. São inseparáveis e sinérgicos do mesmo lado. Essa coordenação cruzada é fundamental em todos os gestos da vida diária. No andar, o passo anterior e o avanço do ombro oposto pertencem ao sistema cruzado anterior, o passo posterior pertence ao sistema cruzado posterior. Poderíamos multiplicar os exemplos. Lançar é, inicialmente, um movimento cruzado posterior para o impulso, seguido de um movimento cruzado anterior para o lançamento em si. Os dois membros opostos equilibram o corpo por meio de movimentos inversos. Em todos os gestos usuais encontramos a oposição dos dois sistemas.

Temos a íntima convicção e a experiência de que qualquer reeducação deve passar por essa noção de dois sistemas cruzados equilibrando-se. É para nós uma certeza, certeza esta reforçada pela descoberta do tônus direcional: *todos os nossos gestos partem de um movimento do tronco*. Eles começam por um movimento da cintura à qual pertencem. Regra geral, se o gesto for de preensão, ele é iniciado pelo sistema cruzado anterior (cadeia descendente) e equilibrado pelo sistema cruzado posterior. Se for um gesto de deambulação, é iniciado pelo sistema cruzado posterior (cadeia ascendente) e equilibrado pelo sistema cruzado anterior.

Função estática

A estática só pode ser concebida globalmente. Nosso corpo é um sólido articulado, um empilhamento de segmentos em que cada peça se equilibra na subjacente. Ou seja, se cada segmento deve equilibrar-se, este equilíbrio será também condicionado pelo equilíbrio do segmento subjacente. **O equilíbrio humano é constituído de uma sucessão ascendente de desequilíbrios controlados pela musculatura tônica.** Toda a tonicidade postural está resumida nesta frase. Ela deve evitar os desequilíbrios quando possível, mas deve, sobretudo, controlar os desequilíbrios necessários e inevitáveis.

A fisiologia estática é sempre a mesma. Seja ela normal ou patológica, obedece às mesmas leis. Ela é constituída por dois grandes sistemas reflexos: um sistema ascendente de reflexos curtos, simples e elementares, que chamamos de "equilíbrio estático"; e um sistema descendente de reflexos longos muito elaborados, controlados pela formação reticular, núcleos centrais e núcleos motores oculares, cerebelo e, talvez, pelo córtex, que chamamos "adaptação estática". No plano muscular, essa fisiologia descendente tem como órgão principal o fuso neuro-muscular tônico, cuja reação é — lembremos — totalmente diferente do fuso neuro-muscular fásico.

Veremos essa fisiologia da estática, detalhadamente, no próximo capítulo.

O TECIDO CONJUNTIVO

Parece-nos que o tecido conjuntivo é bem desconhecido em nossa profissão. No entanto, ocupa um lugar considerável e vital em nossa fisiologia geral, lugar que está muito longe do papel puramente mecânico ao qual é em geral relegado. Para entendê-lo devemos fazer uma rápida recapitulação anátomo-fisiológica. Só assim poderemos entrever as conseqüências patológicas sobre as quais se apóia nossa ação terapêutica.

Como já lembramos, a constituição básica do tecido conjuntivo é sempre a mesma. Ela esclarece todo nosso propósito (Fig. 3).

1. — Como todos os tecidos, o conjuntivo é formado por células conjuntivas: os blastos. Elas são osteoblastos no osso, condroblastos na cartilagem, fibroblastos no tecido fibroso...

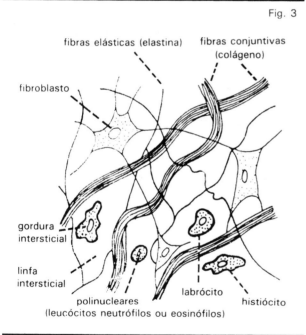

Fig. 3

Estas células em forma de estrela se comunicam por intermédio de seus prolongamentos protoplásmicos. Elas não têm nenhuma atividade metabólica.

Sua fisiologia é unicamente a secreção de duas proteínas de constituição: o colágeno e a elastina.

a) Como todas as proteínas, estas duas se renovam, mas a elastina, proteína de longa duração, é uma formação estável, enquanto o colágeno, proteína de curta duração, modifica-se durante toda a vida. **É aqui que acreditamos situar-se a maior parte da patologia do conjuntivo.**

b) No interior do tecido, as duas proteínas se formam em fibras.

As fibras colaginosas se agrupam em feixes: os feixes conjuntivos. Elas são "cimentadas" entre si por uma substância mucóide de ligação. Esta mucina hidrófila tem a propriedade de fixar substâncias retiradas do meio interno.

Estas substâncias fazem toda a especialização dos diversos tecidos conjuntivos.

As fibras de elastina se instalam em uma rede formada por malhas mais ou menos largas através do tecido.

c) Até onde sabemos, ainda não é conhecido o fator que provoca a secreção de elastina. Em contrapartida, o fator que provoca a secreção do colágeno é conhecido há muito tempo.

É o tensionamento do tecido. Mas para entender a patologia é importante saber que, *de acordo com a forma de tensionamento, a secreção é diferente.*

— **Se a tensão suportada pelo tecido é contínua e prolongada, as moléculas colaginosas e os feixes conjuntivos se alongam.**

— Se o tecido suporta tensões curtas mas repetidas, as moléculas colaginosas se instalam em paralelo. As fibras colaginosas e os feixes conjuntivos se multiplicam.

No primeiro caso, trata-se do fenômeno de crescimento: *o elemento conjuntivo se alonga.* No segundo, há uma densificação do tecido; *ele se torna mais compacto, mais resistente, mas perde progressivamente sua elasticidade.*

2. — O espaço livre entre as células conjuntivas (Fig. 3) é ocupado por aquilo que a anatomia chama de **"substância fundamental"**. Ela é composta por três elementos: os feixes conjuntivos colaginosos, a rede de elastina e o líquido lacunar.

a) Acabamos de ver os feixes conjuntivos colaginosos. Eles constituem o elemento sólido do tecido: *sua trama protéica.* É praticamente impossível alongá-los. Apenas suas sinuosidades permitem uma pequena elasticidade. A malha elástica da elastina é praticamente estável. É fácil entender que quanto mais o tecido contém fibras colágenas, menos elástico se torna e vice-versa. Infelizmente, como já lembramos, o sistema colaginoso não é estável. **Pode modificar-se por toda vida, sob influência das tensões suportadas pelo tecido:**

— **alongar-se, como no caso das convexidades escolióticas, por exemplo. Logicamente, com exceção dos alongamentos fisiológicos do crescimento, um alongamento anormal é fonte de desequilíbrio e, sobretudo, de evolução deste desequilíbrio.**

— densificar-se. É uma defesa do tecido. Ao se tornar mais sólido, ele perde sua elasticidade e deixa de preencher com perfeição sua função mecânica. É um círculo vicioso. Quanto mais elasticidade o tecido perde, mais tensionamento suporta, mais ele se densifica, mais elasticidade ele perde. *O envelhecimento humano é uma densificação progressiva de seu conjuntivo.* Essa densificação vai com freqüência até uma ossificação. São os fenômenos de artrose. Por outro lado — talvez o mais importante —, devido à produção de novas fibras colaginosas, a densificação reduz o volume dos espaços lacunares e a circulação dos fluidos.

b) A malha de elastina é, certamente, o elemento elástico. Ela é duplamente elástica: a elastina é elástica em sua estrutura e, como todas as redes, suas malhas se deformam sob tensionamento. Como já vimos, é uma rede estável.

Podemos afirmar, sem temor, que a elasticidade do tecido conjuntivo depende unicamente de sua maior ou menor densificação.

c) O terceiro elemento da substância fundamental é o líquido lacunar (Fig. 3). Ele ocupa todos os espaços livres entre as células conjuntivas, os feixes colaginosos e a malha de elastina. O volume desses espaços depende da maior ou menor densificação do tecido.

Esse líquido é a "linfa intersticial", assim denominada porque é de seu interior que todos os capilares linfáticos retiram os elementos que vão se transformar em linfa. Trata-se, na realidade de plasma sangüíneo. É um líquido vital. Dissemos que as células conjuntivas não tinham nenhuma atividade metabólica; a linfa intersticial é, ao contrário, sede de uma imensa atividade desse gênero. Ela engloba um grande número de células nutritivas e um número ainda maior de células macrófagas, o que lhe confere um lugar de primeiro plano nas funções de nutrição celular e de eliminação.

O MÚSCULO

Aquilo que chamamos músculo é constituído de dois elementos inseparáveis: o sistema conjuntivo aponeurótico, que liga os segmentos ósseos entre si, e os elementos contráteis, que permitem a esse sistema fibroelástico tensionar esses segmentos. O conjunto contrátil é assim incluído no sistema fibroso aponeurótico; é o que os osteopatas chamaram de "fáscia". Em nossa patologia estática, devemos considerar os dois sistemas e suas perturbações.

Falando sobre globalidade, consideramos a "dualidade muscular".

Em nossas considerações fisiológicas devemos estar muito atentos, especialmente quando elas levam à formulação de um tratamento reeducativo. Todos os livros de anatomia e de fisiologia citam vários músculos para uma mesma função. Essa pretensa concordância de função dá uma falsa idéia fisiológica. *Em nossa fisiologia, não há músculo em dobro, não há músculo inútil.* Cada músculo tem uma função própria, diferente da de seu aparente agonista, e ela é única. O músculo braquial anterior é tônico e suspende o antebraço em ligeira flexão quando o membro superior pende ao longo

do corpo. O bíceps é supinador e flexor do antebraço. Entre estes dois músculos não há agonismo. Um entra em contração reflexa por alongamento quando a articulação se abre, o outro, por estímulo direto, para tornar a fechá-la. A função dos dois músculos é totalmente diferente.

Nos parece estranho o pouco interesse que essa divisão suscita entre os profissionais do movimento. No entanto, a diferença é enorme, tanto no plano fisiológico quanto patológico.

A fisiologia muscular utiliza dois tipos de unidades motoras totalmente diferentes. As unidades fásicas ou dinâmicas são constituídas de fibras longas. São inervadas por axônios de condução rápida originados de motoneurônios alfa-fásicos. Seu sistema intrafusal é servido por motoneurônios gama dinâmicos mais raros. As unidades motoras tônicas são constituídas de fibras curtas. Elas são inervadas por axônios de condução lenta, originados de motoneurônios alfa-tônicos menores. Seu sistema intrafusal é servido por motoneurônios gama estáticos mais freqüentes.

Ranvier foi o primeiro a classificar as fibras musculares em fibras fásicas róseas ou pálidas e fibras tônicas vermelhas ou escuras. Os trabalhos de Burke (1973) acabaram com todas as dúvidas a esse respeito. Eles diferenciaram três tipos de fibras musculares:

— As fibras F.F. (*Fast Fatigable*) são fibras pálidas de contração rápida, tensão tetânica de valor alto, velocidade de condução axonal rápida, com alta atividade A.T.P.-fásica e um sistema glicolítico desenvolvido, que contém poucas mitocôndrias. São de baixa resistência à fadiga.

— As fibras S. (*Slow*) são fibras vermelhas de contração lenta, tensão tetânica de baixo valor, velocidade de condução axonal lenta, fraca atividade A.T.P.-fásica, sistema glicolítico pouco desenvolvido, mas contendo muitas mitocôndrias. Apresentam grande resistência à fadiga.

Estes dois tipos extremos correspondem, é claro, às fibras fásicas (F.F.) e às fibras tônicas (S).

— Um terceiro tipo F.R. (*Fast Resistant*), bem mais raro, é um tipo intermediário. Suas fibras são mais rápidas do que as fibras S., mais resistentes do que as fibras F.F.

Na anatomia de inúmeros quadrúpedes, a musculatura é constituída por músculos perfeitamente distintos: totalmente fásicos ou totalmente tônicos. É o caso do coelho, por exemplo. No homem, em proporções muito variáveis, todos os músculos são mistos, a distribuição de suas unidades motoras depende de sua função.

Para compreender a fisiologia muscular, é indispensável separar bem as coisas. Há uma função dinâmica, a das unidades motoras fásicas, e há uma função estática, a das unidades motoras tônicas. **Cada músculo tem uma função dominante, e é apenas esta função dominante que se deve considerar em um estudo fisiológico.** É o que faremos neste trabalho. Na patologia que nos concerne, no tratamento que realizamos, somente ela é importante. Para compreendê-la podemos separar os músculos em duas categorias funcionais:

— Certos músculos podem ser considerados inteiramente dinâmicos. São os grandes músculos do movimento, em geral os dos membros. São constituídos de fibras musculares de comprimento proporcional à amplitude do movimento. Suas poucas unidades tônicas são devidas à sua tensão permanente, e preparam o músculo para uma contração rápida. Nós os classificamos na musculatura dinâmica.

— Outros músculos são praticamente tônicos. São os músculos antigravitacionais (lutam contra a gravidade), seja equilibrando as articulações de carga, seja suspendendo os segmentos pendulares. São músculos de fibras musculares curtas. Suas poucas unidades fásicas destinam-se a uma intervenção rápida nos desequilíbrios bruscos ou quedas repentinas. Nós os classificamos na musculatura tônica.

— Enfim, uma terceira categoria, cuja definição é mais sutil. São os músculos da dinâmica, mas suas unidades tônicas submetidas a aferências centrais têm uma atividade postural direcional que prepara o músculo para um movimento preciso, orientado para um fim preciso. São, a nosso ver, sobretudo os músculos do tronco e das cinturas. Essas unidades motoras permitem, dessa forma, a passagem do reflexo inconsciente ao gesto voluntário, que Pavlov chamava de *"reflexo de orientação"*. Classificamos estes músculos na musculatura dinâmica, isto é, por sua função principal.

Toda fisiologia tônica é praticamente inconsciente e escapa a qualquer comando voluntário. No entanto deve-se distinguir várias formas de tônus. Deixaremos de lado o tônus de manutenção, que corresponde somente à atividade permanente do sistema vestibular, que examinaremos mais adiante. Na função muscular tônica, devemos separar "atividade postural antigravitacional" e "atividade postural direcional".

A. — O tônus antigravitacional é o mais conhecido. É ele que nos interessará ao longo de todo este trabalho. **É o tônus que poderíamos chamar de proprioceptivo.** Na realidade, ele depende dos proprioceptores: dos fusos e reflexo miotático, do labirinto e sistema vestibular, das articulações, dos músculos etc. A ele devemos a manutenção da posição ereta, a suspensão dos segmentos pendulares, as reações de adaptação estática e de adaptação às mudanças de posição, as reações inconscientes de equilíbrio. É a este tônus antigravitacional que se relacionam todos os músculos que classificamos na categoria tônica.

B. — O tônus direcional tem uma fisiologia neurológica muito diversa, cujo conhecimento está ainda longe de ser satisfatório. Todas as ações de posicionamento direcional que precedem todos os nossos gestos, são construídas sobre o conjunto das reações antigravitacionais que elas modificam, de acordo com a situação criada pela necessidade do movimento. *Na realidade, é uma função tônica global, que poderíamos chamar de tônus exteroceptivo, pois tem como origem um estímulo exteroceptivo.* Antes do gesto específico que este estímulo solicita, essa função tônica passa por três estágios: imobilização atenta, orientação da cabeça e do corpo, posicionamento dos órgãos sensoriais e segmentos móveis.

Não podemos examinar aqui esta segunda fisiologia tônica particular. Não seríamos capazes disso e, além do mais, as coisas estão longe de estarem elucidadas. Parece que as reações de atenção são desencadeadas por zonas corticais vizinhas das áreas de projeção sensorial, que correspondem aos estímulos exteroceptivos: áreas visual, auditiva, olfativa, sensório-motora. Todas estas zonas estão em conecção com a formação reticular, núcleos reflexos dos tubérculos quadrigêmeos, núcleos óculomotores, sistema vestibular... com todos os centros da regulação do tônus. Aqui reencontramos o sistema gama. Por muito tempo acreditou-se no desencadeamento de um movimento pela atividade gama de um músculo *starter*. Esta teoria está hoje completamente abandonada, mas não é proibido pensar que a atividade gama, provocando a contração das unidades tônicas, prepare o músculo dinâmico para sua contração. Devemos lembrar que os motoneurônios tônicos têm um limiar de excitação mais baixo do que os motoneurônios fásicos. As unidades motoras que lhes correspondem entram em ação primeiro.

Para nós, em reeducação estática, o principal é que:

— a função tônica postural é uma função reflexa ativa 24 horas por dia;

— as contrações tônicas são apenas aumentos de uma tensão já existente;

— o sistema tônico, **que quase não podemos influenciar voluntariamente**, pode aumentar sua tensão, mas também diminuí-la pela ação da atividade gama;

— **a função tônica é feita de equilíbrio de tensões musculares;**

— na função tônica, não há músculo antagonista, há apenas músculos sinérgicos sempre alertas.

O tônus postural é uma organização segmentar ascendente. **Praticamente inexiste no nascimento e instala-se progressivamente, conforme as necessidades da estática.** Os trabalhos de fisiologia trouxeram-nos esta certeza: "A função dos motoneurônios alfa é especificada pelo músculo que eles inervam" (BH Villier, P. Weiss, Hamburguer, 1955), "a organização funcional da medula é uma lenta aquisição pós-natal" (Skolund, 1969), "no homem, a evolução do cerebelo dura anos" (Thieffry, 1958), "a organização motora da medula e dos feixes descendentes só se completa em idade avançada" (Pompeiano, 1954-1956). Poderíamos multiplicar as citações. Remetemos o leitor ao excelente livro de Charkes Kaiser. É nosso livro de cabeceira. **O tônus postural é uma função pós-natal adquirida.** Não há cadeia muscular tônica imutável. Cada espécie e, quase poderíamos dizer, cada indivíduo, tem sua própria organização. De acordo com as necessidades da estática, cada segmento se equilibra sobre o segmento subjacente.

É fundamental que essa noção de aquisição do tônus postural seja levada em consideração nos desequilíbrios estáticos patológicos. A criança, a partir de suas necessidades funcionais, solicita seu tônus indispensável à sua função de locomoção. Este se instala progressivamente, e não chega ao estágio adulto antes dos 8 a 10 anos.

Isso explica que certas anomalias aparentes do bebê desapareçam com o crescimento. O caso mais espetacular é o do arco plantar, que parece instalar-se entre 4 e 5 anos. Até esta idade, é normal que os pés pareçam planos. Os aparelhos de correção em geral preconizados nestes casos apenas perturbam a instalação do tônus, reduzindo as necessidades funcionais. Infelizmente, este aparecimento tardio da sustentação fisiológica pode também ser a causa de uma fixação de deformações, cujo melhor exemplo é a escoliose. Como acabamos de lembrar, a função estática é constituída por sinergias de tensões que se equilibram entre si. O tônus postural pode estabelecer-se tanto sobre segmentos em boa posição quanto sobre deformações articulares ou segmentares.

A COLUNA DO TRONCO

A coluna do tronco é, evidentemente, o principal segmento do equilíbrio estático. Veremos que ela se situa entre o bloco dos membros inferiores, que estabelecem o polígono de sustentação, e o sistema céfalo-cervical, que adapta toda estática. **A coluna do tronco é o lugar de todas as compensações estáticas, tanto ascendentes quanto descendentes**. Devemos rever sua fisiologia.

Ao contrário do que muitos pensam e do que muitos livros de fisiologia elementar levam a crer, a coluna não é uma entidade fisiológica. Ela é composta por quatro segmentos, quatro curvas, cada uma das quais com uma fisiologia e uma função particular.

As curvas

A coluna é o eixo do corpo. No plano sagital, não é um eixo retilíneo. Apresenta quatro curvas: cervical, dorsal, lombar e sacra. Duas dessas curvas, por terem conservado sua forma embrionária de enrolamento anterior, são chamadas de primárias. São as curvas dorsal e sacra, ambas côncavas para frente. No nascimento, a passagem da cabeça pela pelve menor cria a primeira curva secundária: a curva cervical. Ela é convexa para frente e permite a visão horizontal e a fonação. Mais tarde, quando o bebê já passou seu período de quadrupedia, a verticalização faz aparecer a segunda curva secundária: a curva lombar, também convexa para frente (Fig. 4).

As curvas primárias são as mais sólidas, mas as menos móveis. A curva dorsal é reforçada e limitada pelas costelas. A curva sacra forma apenas um único osso. *Os corpos vertebrais são cuneiformes para frente. São eles que criam a concavidade anterior.*

As curvas secundárias são flexíveis, mas frágeis. *São os discos que, cuneiformes para trás, formam a convexidade anterior*. É uma noção de que devemos lembrar nas interpretações radiográficas, especialmente na região do disco L5-S1. As curvas cervical e lombar são as úni-

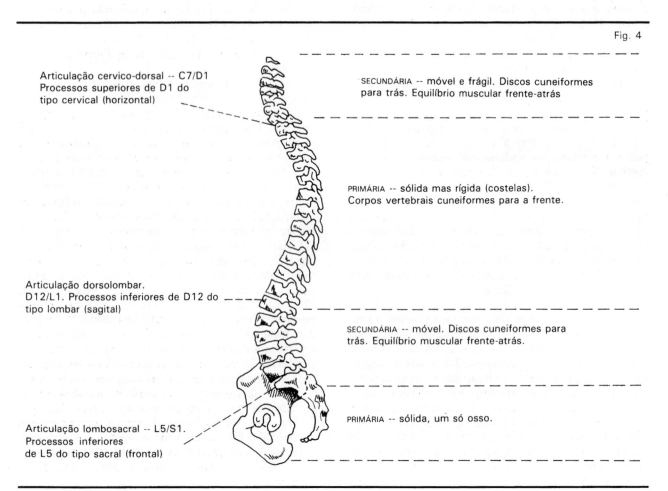

Fig. 4

cas que têm músculos anteriores inseridos em seus corpos vertebrais: o longo do pescoço e o psoas. Isso influencia a estática de cada uma. Sendo curvas de compensação, estes músculos permitem que se adaptem.

A junção entre as curvas é mais nítida no plano anatômico do que no plano estático. A inversão do convexo para o côncavo nunca é perfeitamente delimitada. É igualmente nítida no plano do movimento, sendo isso importante tanto em reeducação como em ginástica (ainda voltaremos ao assunto). Todas essas junções, as "dobradiças fisiológicas", comportam uma vértebra de transição. As apófises articulares superiores de D1 são de tipo cervical; as inferiores de D12, de tipo lombar; as inferiores de L5, de tipo sacro.

As necessidades fisiológicas

Ligeiramente diferentes no plano anatômico, as vértebras lombares e as dorsais têm uma fisiologia comum, a do tronco, ao qual pertencem. *Essa fisiologia é um paradoxo mecânico.*

A coluna do tronco, as colunas lombar e dorsal, destina-se a três funções aparentemente opostas, o que parece mecanicamente impossível.

— Ela é o tutor do tronco, que permite ao homem a posição ereta permanente. *Como tal, deve ser rígida.*

— Ela é o sistema articular dos movimentos do tronco. *Como tal, deve ser flexível e móvel.*

— Ela é o canal protetor da medula espinhal, órgão vital e frágil. *Como tal, seus movimentos só podem ser mínimos e nunca angulares.*

No que precede está toda a fisiologia vertebral.

1º) A coluna é um conjunto multiarticulado. É constituída de 26 peças que se movem umas sobre as outras, cada qual com uma pequena amplitude de movimento. *Ela tem apenas micromovimentos.* Se, numa anteflexão do tronco, impedirmos a anteversão pélvica, ela não ultrapassará 30 a 35°. 35° para 17 articulações, dá uma média de 2° por vértebra. **É a soma dos micromovimentos que dá a amplitude raquidiana.**

2º) **Quando a coluna é o tutor do tronco, ela é controlada pela musculatura tônica.** Já vimos que esta é, antes de mais nada, uma musculatura reflexa. O menor desequilíbrio é imediatamente corrigido por ela ou é controlado com aumentos de tensão (contrações tônicas). *O tônus postural é um estado permanente.* A musculatura tônica das colunas lombar e dorsal é essencialmente constituída pela sucessão dos músculos transversos espinhais. Em sua ação unilateral, eles puxam a vértebra de seu lado e ao mesmo tempo levam-na em rotação para o lado oposto. **Nessa situação de equilíbrio estático, assim que uma vértebra se inclina para um lado, ela gira do outro.**

3º) **Quando a coluna é a articulação dos movimentos do tronco, ela é mobilizada pela musculatura dinâmica.** É uma musculatura voluntária que corresponde aos nossos desejos e sobretudo às nossas necessidades. *Ela é ocasional.* Por meio da inervação recíproca, uma contração dinâmica pode inibir a musculatura tônica antagonista. Aqui temos o melhor exemplo: toda a musculatura dinâmica das goteiras vertebrais — o dorsal longo, o iliocostal e o espinhal do tórax —, em sua função unilateral, só pode provocar um movimento de látero-flexão e de rotação do mesmo lado. **Nessa situação de movimento dinâmico, assim que uma vértebra é levada em látero-flexão de um lado, ela faz, ao mesmo tempo, uma rotação do mesmo lado.**

4º) Apesar de articulada, a coluna é uma proteção da medula espinhal. Acabamos de ver que cada articulação tem apenas micromovimentos. Veremos que o sistema ligamentar impede qualquer deslizamento dos corpos vertebrais uns sobre os outros. A razão principal disso tudo é a forma dos movimentos vertebrais, que faz da coluna um tubo elástico homogêneo.

Ao contrário do que se pode ler em muitos livros de fisiologia, a mecânica do movimento de uma vértebra sobre a de baixo não é, em absoluto, uma alavanca do primeiro grau. **Todos os movimentos de uma vértebra são movimentos de báscula sobre a bola sólida do núcleo pulposo.** As verdadeiras articulações das vértebras entre si são essencialmente essas articulações núcleo-face inferior do corpo vertebral. As articulações posteriores são apenas guias e freios do movimento. Nessas "básculas" — para frente na ante-flexão, para trás na póstero-flexão, lateralmente nas látero-flexões —, os forames espinhais que formam o canal medular se posicionam obliquamente entre si, mas conservam com perfeição os seus alinhamentos uns sobre os outros. **Estes micromovimentos de báscula fazem o movimento vertebral ser constituído só de abertura ou fechamento de curvas.**

Essa fisiologia de conjunto da coluna do tronco leva-nos a algumas noções que dominam a fisiologia vertebral que desenvolveremos a seguir.

— **Os movimentos de uma vértebra sobre uma outra são micromovimentos.**

— **Os movimentos vertebrais são movimentos de báscula sobre as rótulas dos núcleos pulposos. Todos os eixos de movimentos passam pelos núcleos. A ação da gravidade sobre a coluna incide no pilar anterior.**

— **As vértebras podem estar em duas situações fisiológicas distintas. Uma, permanente, de equilíbrio estático, controlada pela musculatura tônica. Outra ocasional, de movimentos dinâmicos devidos à musculatura fásica.**

A unidade vertebral

A coluna é classicamente representada como um empilhamento de vértebras. É exato, mas a imagem é simplista. A coluna é constituída de dois pilares distintos: um anterior, que é uma sucessão dos corpos e dos discos intervertebrais, e um posterior, que é o conjunto de arcos posteriores.

1º) Acabamos de considerar o pilar anterior nos parágrafos precedentes. É uma haste flexível, ao mesmo tempo tutor do tronco e sua articulação. Ele suporta o peso da cabeça, dos membros superiores e do tronco.

Esse peso transmite-se de corpo para núcleo, de núcleo para corpo etc. Todos os eixos de movimento de uma vértebra passam por seu núcleo subjacente, que atua como uma rótula articular (Fig. 5). *Para a proteção do canal medular, os corpos vertebrais não têm nenhuma possibilidade de deslizamento entre si*. Esse imperativo de proteção é assegurado pelo sistema ligamentar anterior.

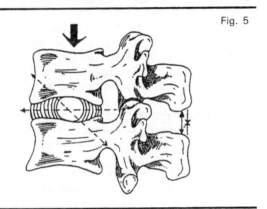

Fig. 5

Na fisiologia da coluna, o sistema ligamentar é tão importante quanto o esqueleto ósseo. São os ligamentos que asseguram sua solidez e homogeneidade. É no sistema ligamentar do pilar anterior que repousa o alinhamento dos corpos vertebrais. *Aí, ele é o menos elástico de nossa anatomia.*

A unidade do pilar anterior é assegurada por dois grandes ligamentos, que vão da apófise basilar do occipital ao sacro: *os ligamentos vertebrais longitudinais anterior e posterior*. São elementos pouco elásticos, mas que, acompanhando as curvas, adaptam-se às modificações que elas sofrem. A ligação vértebra por vértebra é realizada pela porção ligamentar do disco intervertebral: o *anel fibroso*. Este anel é constituído de fibras pouco elásticas, mas sua disposição em camadas mecânicas cruzadas lhes dá certa plasticidade nas compressões em torção. Nesses movimentos, a obliqüidade das fibras aumenta às custas da altura do disco (Fig. 6).

2º) *Em posição ereta normal, as articulações interapofisárias posteriores estão livres de todo peso. A gravidade é inteiramente suportada pelo pilar anterior*. É mais uma noção fundamental, que voltaremos a reencontrar ao estudar a fisiologia da coluna. *O pilar posterior é o elemento de controle da flexibilidade do pilar anterior. É ele que guia o sentido dos movimentos, limita suas amplitudes, restabelece seu equilíbrio.*

Na maioria dos manuais, os movimentos de duas vértebras sobrepostas são descritos a partir do princípio de alavancas do primeiro grau. O ponto de apoio seriam as articulações interapofisárias. Quando as espinhosas se aproximam, os corpos se afastariam; quando elas se afastam, os corpos esmagariam o disco, aproximando-se. **Isto não é verdade**. Em condições de equilíbrio das vértebras sobrepostas, os núcleos são rótulas, e os movimentos são movimentos de báscula, e já vimos por quê. Cada vértebra acima do núcleo pode bascular, como sobre uma bolinha de gude, em todos os sentidos, limitada e dirigida pelos deslizamentos das facetas articulares posteriores. Como estas não recebem nenhum peso, não podem ser ponto de apoio. Quando as espinhosas se afastam, só a porção anterior do disco é pinçada, a porção posterior abre-se com as espinhosas, e as apófises articulares superiores deslizam para cima. Quando as espinhosas se aproximam, os movimentos são inversos (Fig. 7). Nesses movimentos, o disco nunca é totalmente comprimido. Aliás, os deslocamentos do núcleo tornariam isso impossível.

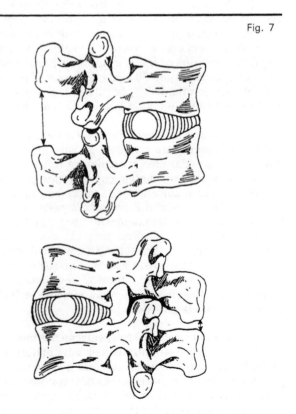

Fig. 7

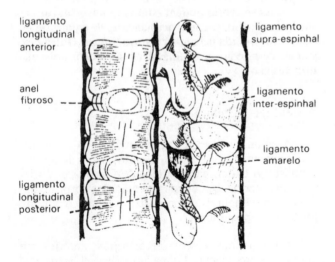

Fig. 6

Cada articulação interapofisária deve ser considerada uma unidade mecânica. Se, nos movimentos ântero-posteriores, a direita e a esquerda trabalham paralelamente, sua independência anatômica permite movimentos dissociados nas látero-flexões e nas rotações.

A orientação das facetas das apófises articulares muda em cada âmbito vertebral. *Horizontal no âmbito cervical, ela se torna vertical frontal no âmbito dorsal, e vertical sagital no âmbito lombar, para voltar a ser frontal no âmbito sacro.* É fácil compreender que como a disposição dessas facetas varia conforme o âmbito, as amplitudes dos movimentos vertebrais diferem em cada segmento.

Os arcos posteriores são unidos por um sistema ligamentar contínuo. As lâminas são reunidas de cada lado pelos *ligamentos amarelos*, muito elásticos, que se reúnem atrás e se juntam aos *ligamentos interespinhosos*, que se reúnem com os ligamentos supraespinhosos, face profunda da aponeurose superficial. Dois *ligamentos intertransversos* asseguram a estabilidade lateral.

Nesse sistema ligamentar, reencontramos as duas funções da coluna. Os ligamentos do pilar anterior, pouco elásticos, asseguram a solidez e mantêm as relações entre as diferentes peças. Os ligamentos dos arcos posteriores funcionam como amortecedores elásticos. Durante a abertura das espinhosas e o afastamento dos arcos posteriores, eles se tensionam e limitam essa abertura. Durante o fechamento, é a tensão dos ligamentos dos segmentos supra e subjacentes que asseguram o controle. Os ligamentos do pilar anterior são os menos elásticos da anatomia, os ligamentos do pilar posterior são os mais elásticos da anatomia.

As articulações interapofisárias

Aquilo que a fisiologia chama "segmento vertebral" não é uma vértebra. *É uma meia-vértebra superior móvel, um sistema articular central, uma meia-vértebra inferior fixa.* É igualmente um segmento sensitivo e um segmento motor.

O conjunto articular mediano tem duas porções. No âmbito do pilar anterior, uma articulação rotuliana permite à vértebra superior bascular de acordo com a direção das forças sobre ela exercidas. *É uma articulação de movimentos anárquicos.* No âmbito do pilar posterior, *as articulações interapofisárias, cujas superfícies estão totalmente livres de peso, disciplinam essa anarquia.* Anatomicamente, podemos considerar que as facetas inferiores da vértebra superior recobrem as facetas superiores da vértebra inferior. Para simplificar, ao considerar apenas a articulação, diremos facetas superiores móveis, facetas inferiores fixas.

Em um primeiro tempo, nos movimentos de báscula da vértebra superior, as facetas articulares "bocejam". Separam-se em baixo (anteflexão), em cima (póstero-flexão) e lateralmente (rotação) (Fig. 8A). Se o movimento prossegue, elas entram em contato em cima (anteflexão), em baixo (póstero-flexão) ou lateralmente, depois deslizam uma sobre a outra: para cima em desabitação, para baixo em imbricação, lateralmente em rotação (Fig. 8B). Desabitação e imbricação são termos da fisiologia osteopática, que passaremos a utilizar. *Assim, essas facetas são guias que conduzem o movimento no sentido fisiológico, conforme sua orientação.* A tensão ligamentar detém e limita o movimento de forma progressiva.

Como vimos, as vértebras podem estar em duas situações diferentes.

1º) No equilíbrio estático, a vértebra repousa no núcleo. Pode desequilibrar-se em todos os sentidos, mas estes desequilíbrios serão corrigidos pela tensão tônica. As facetas articulares não têm aqui nenhuma utilidade. A fisiologia osteopática chama essa situação de **easy-flexion** (movimento fácil).

Nessa situação, o núcleo é o centro de todos os movimentos, tanto no plano sagital (flexão-extensão), quanto no plano frontal (látero-flexão) e no plano horizontal (rotação). As apófises articulares não desempenham nenhum papel. No entanto não é uma posição fixa antes de encontrar as superfícies articulares: as facetas podem oscilar uma sobre a outra numa certa amplitude. *A easy-flexion é uma gama de movimentos na qual as apófises articulares estão perfeitamente livres, portanto inúteis*. **Todos os movimentos de equilíbrio tônico da coluna entram na situação *easy flexion*.**

2º) Nos movimentos maiores — os da dinâmica —, as facetas entram em contato em cima, em baixo ou lateralmente, depois deslizam umas sobre as outras para orientar o movimento. Na anteflexão (extensão cervical, flexão dorsal, extensão lombar), as facetas superiores deslizam para cima. É isso que a fisiologia chama

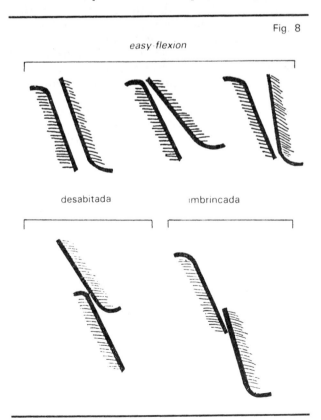

Fig. 8

easy-flexion

desabitada   imbrincada

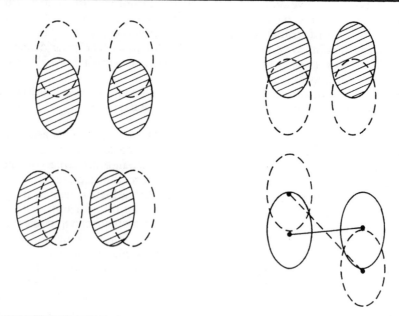

de **desabitação**. Na póstero-flexão (flexão cervical, extensão dorsal, flexão lombar) as facetas superiores deslizam para baixo: é a **imbricação** (Fig. 9). Quando deslizam lateralmente, é a **rotação**.

O movimento vertebral

É fácil compreender a forma dos movimentos vertebrais.

A. — Quando o movimento da vértebra participa do fechamento de uma curva, *é uma flexão*. Quando participa da abertura, é *uma extensão*.

— Na anteflexão, todas as facetas deslizam para cima em desabitação. Tanto a extensão cervical quanto a flexão dorsal e a extensão lombar são desabitações vertebrais (Fig. 9).

— Na póstero-flexão, todas as facetas deslizam para baixo, em imbricação. A flexão cervical, a extensão dorsal e a flexão lombar são imbricações vertebrais (Fig. 9).

B. — Quando uma vértebra se inclina para um lado, é uma *látero-flexão*. Aqui o movimento das facetas é simétrico. Do lado da látero-flexão, a faceta superior vai para baixo, em imbricação; do lado oposto, ela vai para cima, em desabitação (Fig. 9).

Na situação de *easy-flexion*, esse deslocamento das facetas não tem nenhum efeito secundário fisiológico. Acontece no vazio, as facetas não desempenham nenhum papel. Já vimos que o controle das látero-flexões pela musculatura tônica fazia com que uma látero-flexão de equilíbrio fosse sempre acompanhada de uma rotação do lado oposto.

Nos grandes movimentos dinâmicos, a situação é outra. Não é a mesma nos segmentos lombar e dorsal.

No âmbito lombar, a orientação sagital das facetas faz o movimento principal dessa região ser a láteroflexão. Veremos que, aí, a rotação é praticamente nula.

Com exceção de L5, cujas facetas inferiores são do tipo sacral (orientadas frontalmente), uma vértebra lombar tem apenas meio grau de rotação possível. *Fisiologicamente, podemos considerar que uma vértebra lombar só tem movimentos puros de látero-flexão.*

No âmbito dorsal, a imbricação das facetas logo é limitada pelo encontro dos elementos ósseos: as espinhosas, mas, sobretudo, as pontas das apófises articulares superiores com as bases das apófises transversas inferiores. Para evitar esses encontros e permitir uma imbricação suficiente do lado da látero-flexão, a vértebra deve fazer uma pequena rotação do lado dessa látero-flexão, rotação que permite um leve cruzamento das espinhosas e, sobretudo, a passagem da apófise articular entre a transversa e a espinhosa de baixo. Este movimento de látero-flexão-rotação do mesmo lado foi descrito pelos anatomistas bem antes da descrição de Fryette. Podemos encontrá-lo na primeira edição de Rouvière.

C. — As rotações na coluna do tronco realizam-se por deslizamento lateral das facetas. É um segundo parâmetro de deslizamento, que completa o parâmetro vertical. Por isso, apesar de conjuntas, as látero-flexões e as rotações têm amplitudes independentes. *O movimento de rotação não é limitado pelo encontro de elementos ósseos, mas pela torção do anel fibroso dos discos intervertebrais*. Suas fibras cruzadas nos dois sentidos se deitam nas rotações dos corpos vertebrais uns sobre os outros. **Esta fisiologia do disco impossibilita a rotação lombar.**

No âmbito dorsal, as articulações interapofisárias se inscrevem em uma concavidade anterior (Fig. 10). Por isso, o centro da rotação está na frente, aproximadamente no centro do corpo vertebral e do núcleo. Os corpos vertebrais giram assim uns sobre os outros, sendo isso possibilitado pelos anéis fibrosos. *Toda rotação do tronco localiza-se praticamente entre D6/D7 e D11/D12 (lembremos que D12 é de tipo lombar inferiormente e praticamente não tem rotação sobre L1).*

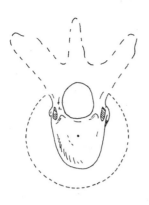
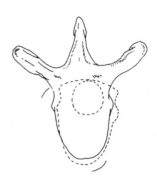

Fig. 10

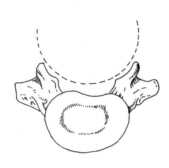
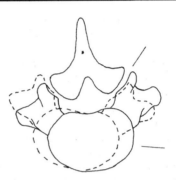

Fig. 11

Somente a caixa toráxica e as costelas esternais limitam consideravelmente a rotação entre D1 e D6.

No âmbito lombar, a disposição geral das facetas é inversa. As articulações interapofisárias se inscrevem em uma concavidade posterior (Fig. 11). Assim o centro de rotação está atrás, na região da espinhosa. O deslizamento lateral das facetas leva o corpo vertebral para um deslizamento lateral que é impedido pelo anel fibroso e pelo sistema ligamentar do pilar anterior. *A rotação lombar é uma rotação segmentar global entre D11 e L5*. Como L5, sobre o sacro, tem apenas 4 ou 5° de rotação, *a rotação lombar em geral leva a uma rotação horizontal pélvica*. Voltaremos a isso com a fisiologia estática. Esta ausência de rotação lombar explica porque os esportes que demandam violentas rotações do tronco (tênis, golfe) são tão traumáticos para o sistema ligamentar lombar (artrose).

A dinâmica vertebral

O estudo fisiológico do movimento das vértebras que acabamos de realizar é, forçosamente, muito analítico. Ele pode levar à confusão na compreensão dos movimentos do tronco. Examinamos apenas o movimento de uma vértebra em relação à de baixo: flexão, extensão, látero-flexão, rotação. Visto desta forma, o movimento vertebral é o de um robô mecânico. Devemos agora reinserir essa fisiologia em seu contexto. Todos os nossos gestos são constituídos por movimentos harmônicos, cujas formas e amplitudes são variáveis.

Nos movimentos do tronco, as vértebras não se movem todas ao mesmo tempo. O movimento vertebral é, como já dissemos, a soma dos micromovimentos de cada vértebra. *Estes se desenvolvem sucessivamente, cada microamplitude somando-se à microamplitude precedente.*

1. *Na anteflexão, todas as vértebras vão para desabitação umas após as outras, descendo*, cada vértebra levando *a de baixo* em desabitação. Conforme as necessidades do gesto, o movimento cessa em um ponto qualquer ao descer.

2. Na póstero-flexão, que é mecanicamente o movimento inverso, o retorno da anteflexão, *todas as vértebras vão para imbricação, umas após as outras, subindo*. O movimento começa em L5 e cada vértebra provoca a imbricação da vértebra *de cima*. De acordo com as necessidades do gesto, o movimento cessa em uma altura qualquer, subindo.

3. Os movimentos de látero-flexão são acompanhados por uma rotação, os de rotação são acompanhados por uma látero-flexão. Os dois parâmetros desse movimento simultâneo nunca são iguais: a látero-flexão começa por baixo e sobe, a rotação começa por cima e desce; isso permite a harmonia dos movimentos.

Contrariamente ao problema articular que acabamos de examinar, no plano muscular estático, os segmentos lombar e dorsal não são mais comparáveis. A musculatura tônica dorsal é essencialmente composta pelos músculos transversos espinhais. É uma musculatura diferenciada no âmbito de cada vértebra, cujas oscilações são independentes entre si. A musculatura tônica lombar é global: é a do segmento fêmur-tronco. Vamos rever essa fisiologia com a função estática.

Fisiologia da Estática e suas Perturbações

A fisiologia estática não parece ter interessado os autores. Os únicos escritos a respeito são encontrados nos tratados terapêuticos e são, freqüentemente, muito sucintos. Nessa área, o desconhecimento da dualidade muscular adquire a maior importância. Não se pode entender a estática e, sobretudo, as perturbações estáticas, que constituem nosso trabalho cotidiano, a não ser que se tenha uma visão clara da tonicidade. Todos os métodos globais modernos que se pretendem posturais se apóiam nessa fisiologia. Seus adeptos, em geral em boa-fé, se inclinam a adaptar a fisiologia à sua técnica, e não sua técnica à fisiologia. É a razão de ser desse capítulo.

Como todos os sólidos, o corpo humano está submetido às leis da gravidade. O teorema aprendido na escola assume aqui toda sua importância: *um corpo está em equilíbrio quando a vertical traçada a partir de seu centro de gravidade cai na base de sustentação.* Aqui encontra-se toda fisiologia estática: sempre que a estudarmos e às suas perturbações, devemos considerar a base de sustentação e o centro de gravidade. Se a vertical cair bem no centro da base de sustentação, o corpo está em equilíbrio estável. Se cair de um lado ou outro, é um equilíbrio instável, que poderá evoluir em dois sentidos; agravando-se, se o bom equilíbrio for impossível, estabilizando-se no caso contrário.

Em um sólido constituído de um só bloco, o centro de gravidade tem uma posição fixa. Em um sólido articulado, o centro de gravidade geral é a resultante de todas as posições no espaço dos centros de gravidade específicos de cada peça que o compõe. É o caso do corpo humano, cujo centro de gravidade se desloca em função das diferentes posições segmentares. Em nosso estudo, consideraremos o equilíbrio do corpo em posição vertical.

Essa primeira noção elementar nos leva à primeira lei da estática, "a lei das compensações". *Para que nosso corpo fique em condições de equilíbrio, qualquer desequilíbrio deverá ser compensado por um desequilíbrio inverso, de mesmo valor e no mesmo plano.* Toda a compreensão da patologia estática está nesta lei simples. *Em posição ortostática, não há desequilíbrio segmentar sem compensação.*

Esta segunda noção nos leva a uma terceira: *as posições humanas não são fixas.* São equilíbrios controlados feitos de desequilíbrios permanentes que ou se corrigem ou se compensam. *Toda função tônica está nessa noção.* Ela corrige os desequilíbrios quando possível, controla-os e limita-os quando necessário. Não há uma linha de gravidade imutável. *Em pé, o corpo humano oscila permanentemente sobre sua base.* Evidentemente, as oscilações variam de acordo com a forma desta base e sua orientação.

Estudar a função estática não é estudar uma posição estrita, mas levar em consideração os desequilíbrios possíveis, suas razões, as forças que os controlam. *Assim sendo, este estudo vai incidir sobre duas grandes funções: o equilíbrio de cada segmento sobre o outro, as condições de adaptação desse equilíbrio segmentar às modificações contínuas da base de sustentação e às posições da cabeça.*

Centros de gravidade

Como acabamos de dizer, nosso corpo é um sólido articulado. *O centro de gravidade geral é a resultante de todos os centros de gravidade segmentares em relação ao peso. Em nossa estática há tantos centros de gravidade quantas forem as posições.*

Neste estudo vamos considerar apenas o centro de gravidade da posição em pé, subentendendo-se que ele será diferente daquele que corresponde à posição inclinada para frente ou sentada. Isso nos leva ainda a uma importante reflexão de ordem prática. Todos os exercícios de reequilíbrio postural, base de todos os métodos globais, utilizam a morfologia para avaliar as posições segmentares. Esta não pode ser a mesma para todos os indivíduos.

Por exemplo, a raça negra tem curvas vertebrais, especialmente as lombares, mais pronunciadas do que as da raça branca. Na raça amarela em geral ocorre o inverso. Elas não podem ter a mesma aparência estática. Esta, por outro lado, não pode ser a mesma em posição sentada e em pé, em posição deitada e sentada etc. Antes de falar de deformação estática é preciso refletir.

Na posição vertical, o centro de gravidade do corpo no espaço está no âmbito do **corpo da 3ª vértebra lombar**. É o que se considera em balística (Fig. 12). No entanto, vamos ver que a função estática divide nosso corpo em três segmentos de fisiologias diferentes, embora complementares: os membros inferiores estabelecem a base de sustentação pela posição dos pés no chão, o tronco posiciona o centro de gravidade acima desta base, por oscilações, e a posição da cabeça harmoniza o conjunto estático.

Neste equilíbrio estático, os membros inferiores são uma base fixa e estável, acima da qual o tronco e os segmentos superiores estão em equilíbrio. Em nosso estudo, utilizaremos o centro de gravidade do tronco e os segmentos superiores que se situam ligeiramente à **frente do corpo da 4ª vértebra dorsal** (Fig. 12). Foi chamado de "centro do equilíbrio" por Marey.

OS BLOCOS ESTÁTICOS

Para compreender a função estática e, principalmente, sua fisiologia, o corpo deve ser dividido em três blocos segmentares, cada um com uma função particular nesta estática. Os membros inferiores são a base sólida: a plataforma. O tronco, o elemento móvel que desloca o centro de gravidade. A cabeça e o pescoço controlam a coordenação do conjunto.

A base estável

Os membros inferiores estão apoiados no chão. É a posição deles que condiciona a forma, a dimensão, a orientação da base de sustentação. Esta pode ser um trapézio regular mais ou menos largo em uma posição imóvel, um quadrilátero irregular no passo, um pequeno triângulo na posição unipodal (Fig. 13). Pode adquirir mil formas variadas, maiores ou menores, que tornam mais ou menos fácil controlar o equilíbrio. O caso extremo pode ser o equilíbrio unipodal, em que a função estática de reações lentas pode tornar-se insuficiente. Esta então recorrerá à função dinâmica consciente e rápida. É praticamente impossível ficar apoiado sobre um só pé sem prestar atenção. As variações dessa base de sustentação e, sobretudo, sua estabilidade são elementos capitais em nossa estática. O pé é seu órgão determinante. *Sem bons apoios dos pés no chão, não há boa estática.* Estes bons apoios dependem do equilíbrio do pé, mas podem ser perturbados por desequilíbrios suprajacentes. *Os apoios do pé devem ser a primeira preocupação do terapeuta nos tratamentos de reeducação estática.*

O equilíbrio do joelho está intimamente ligado ao do pé, em um sistema ascendente; ao do quadril, em um sistema descendente.

O bloco oscilante

O centro de gravidade do equilíbrio (D4) situa-se no âmbito do tronco. *São as oscilações do tronco que o mantêm acima da base de sustentação.* Controlado pela musculatura tônica, ele se desloca inconscientemente em todos os planos (Fig. 14): sagital, frontal e horizontal. **Todos os segmentos empilhados uns sobre os outros participam dessas oscilações em um equilíbrio ascendente.**

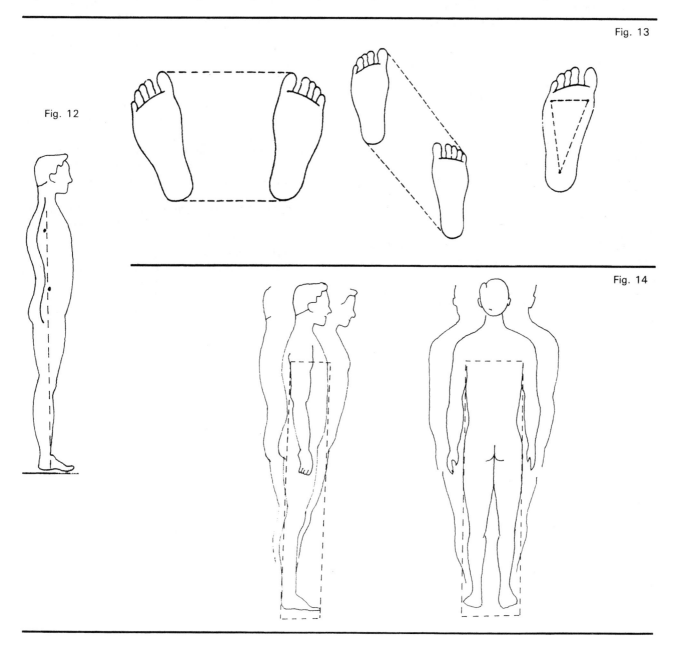

Fig. 12

Fig. 13

Fig. 14

Esses dois primeiros conjuntos segmentares realizam aquilo que a fisiologia chama de **equilíbrio estático**. Já dissemos, é um equilíbrio controlado. Cada segmento se equilibra sobre o segmento inferior, em um processo ascendente. O pé se equilibra e se adapta ao chão, a perna sobre o pé, a coxa sobre a perna, a cintura pélvica sobre o ou os membros inferiores, a coluna lombar sobre a bacia, a coluna dorsal sobre a lombar: o objetivo final deste equilíbrio é a posição correta do centro de gravidade, acima da base de sustentação. No indivíduo normal, objeto deste nosso estudo, o centro de gravidade está à frente de D4. Nos casos de deformação permanente, é fácil entender que sua posição pode modificar-se ligeiramente em um sentido ou outro.

O equilíbrio estático é uma função ascendente. Cada articulação de carga tem, assim, uma função tônica. *O sistema ativo dessa função é o reflexo miotático tônico*. Examinaremos essa fisiologia segmento por segmento. **Todos os pontos musculares fixos estão em baixo, todos os pontos móveis estão em cima.** É fácil compreender a razão desse imperativo mecânico. O segmento superior é levado, por exemplo, a um desequilíbrio anterior. A tonicidade posterior, aumentando sua tensão (reflexo miotático), o traz de volta à sua posição de equilíbrio fisiológico ou o mantém em seu desequilíbrio, conforme as necessidades estáticas. Esse equilíbrio tônico se exerce assim, nos três planos: *sagital, para os desequilíbrios ântero-posteriores; frontal, para os desequilíbrios laterais; horizontal, para as rotações*.

O bloco de adaptação

Acabamos de dizer que o equilíbrio humano era um equilíbrio controlado. Isso pressupõe um sistema de controle, que a fisiologia chama de *adaptação estática*. *A posição da cabeça torna a harmonizar o conjunto estático*.

A cabeça tem dois imperativos indispensáveis ao bom funcionamento dos órgãos que contém: *a verticalidade dela própria e a horizontalidade do olhar*. A coluna cervical e todos os segmentos subjacentes devem adaptar-se, mediante um equilíbrio descendente, a esses dois imperativos. Ela modifica e coordena o equilíbrio ascendente.

A fonação e a adequada abertura das vias respiratórias superiores, a flutuação do líquido céfaloraquidiano, a circulação craniana, o equilíbrio ocular, o bom equilíbrio das sístoles e diástoles dos hemisférios cerebrais, a percepção auditiva, os movimentos mandibulares etc., todas essas funções vitais exigem a verticalidade da cabeça. Por outro lado, os trabalhos dos quinze últimos anos mostraram que praticamente todos os movimentos conscientes tinham como ponto de partida a visão foveal. A orientação dessa visão é feita através de movimentos da cabeça, que também requerem a horizontalidade do olhar. Os dois imperativos da posição da cabeça são tão... imperiosos, que dispõem de três sistemas neurológicos particulares de extrema importância em nossa estática. Sem nos lançarmos em grande dissertação científica, que nem temos certeza de poder concluir, devemos lembrar as linhas gerais para esclarecer os fatos. Reflexos cervicais devidos aos apoios dos pés no chão equilibram a cabeça nos deslocamentos do corpo, o sistema vestíbulo-labiríntico protege sua verticalidade, a porção reflexa da óculo-motricidade conserva a horizontalidade do olhar em seus movimentos.

I — Reflexos de Rademaker. Os chamados reflexos cervicais de Rademaker decorrem dos apoios dos pés no chão, sobretudo da modificação desses apoios durante as diferentes fases da deambulação. Eles são de dois tipos:

— reflexos exteroceptivos que partem da sensibilidade cutânea das zonas de apoio particularmente sensíveis, nos quatro pontos de apoio fisiológicos dos pés: as duas tuberosidades posteriores interna e externa do calcâneo, as cabeças do primeiro e quinto metatarsianos;

— reflexos proprioceptivos devidos aos músculos flexores plantares e aos pequenos músculos lumbricais.

Essa sensibilidade dupla é o ponto de partida dos reflexos tônicos sobre a musculatura cervical, e que modificam a posição da cabeça em função do deslocamento e alternância dos pés.

II — Sistema vestíbulo-labiríntico. A posição vertical da cabeça está sob controle do sistema vestíbulo-labiríntico. Ele é constituído de um receptor sensitivo — o labirinto membranoso — e de um centro nervoso — os núcleos vestibulares —, e tem praticamente toda a musculatura tônica postural sob seu controle.

1º) O *labirinto membranoso* está alojado em uma cavidade óssea do ouvido interno: o labirinto ósseo, cuja forma assume. Ele flutua em um líquido de proteção: a *perilinfa*. É constituído de duas partes, cuja fisiologia é um pouco diferente: os *canais semicirculares* e o conjunto membranoso *utrículo-sacular* (Fig. 15).

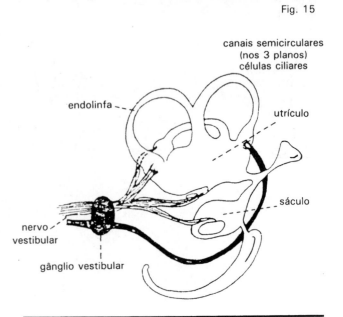

Fig. 15

Os três canais semicirculares são orientados nos três planos do espaço: um sagital, um frontal e um horizontal. Eles são preenchidos, como todo o conjunto labiríntico, por um líquido neutro, a *endolinfa*, e apresentam um alargamento em uma extremidade: a *ampola*, que contém as células sensitivas. Esses receptores em forma de pêlo, as *células ciliadas*, flutuam na endolinfa. Cada movimento da cabeça provoca uma flutuação dessa endolinfa, as células ciliadas são levadas como algas no fundo do mar. *Os canais semicirculares informam o centro nervoso vestibular sobre os movimentos da cabeça.*

Por intermédio de suas duas extremidades, os canais semicirculares estão em comunicação com um saco membranoso: o *utrículo*, que, por sua vez, se comunica com um segundo saco: o *sáculo*. Assim como os canais semicirculares, estes dois sacos membranosos encerram dobras epiteliais providas de células sensitivas ciliadas que flutuam na endolinfa. Aqui, as flutuações não são importantes. Pouco diferentes das precedentes, estas células ciliadas apresentam em toda sua altura formações calcárias: os *otolitos*, que fazem o conjunto utrículo-sacular chamar-se sistema otolítico. Essas formações calcáreas respondem aos requisitos da gravidade. *As células ciliadas otolíticas informam o centro vestibular sobre a posição da cabeça em relação à gravidade.*

As sensações colhidas pelo labirinto membranoso são transmitidas ao centro vestibular pelo *nervo vestibular*, originário do gânglio de Scarpa. Ele forma, com o nervo coclear, o oitavo par craniano: o nervo auditivo. Independentemente dos núcleos vestibulares, ele projeta diretamente sobre o centro vestibular contra-lateral, sobre o cerebelo e sobre a formação reticular.

2º) O *centro nervoso vestibular* é formado por quatro núcleos (Fig. 16): o maior, núcleo de Dieters ou núcleo vestibular lateral; núcleo triangular de Schawble ou núcleo vestibular médio; núcleo de Bechterew ou núcleo vestibular superior; núcleo da raiz descendente ou núcleo vestibular espinhal. Esses núcleos não são sim-

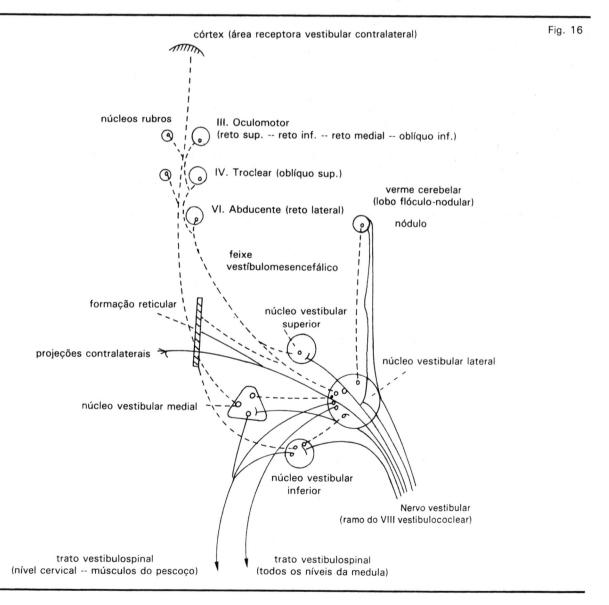

Fig. 16

ples revezamentos motores, mas centros de elaboração, que recebem influências do núcleo vermelho, dos núcleos motores oculares, do cerebelo, mas, sobretudo, da formação reticular. Em atividade constante, projetam para o centro vestibular cortical, dos núcleos motores oculares, do cerebelo e da formação reticulada.

Projetam, principalmente, para baixo, sobre a medula espinhal, através de dois feixes descendentes. O *feixe vestíbulo-espinhal lateral*, originário do núcleo de Dieters, distribui-se sobre todos os níveis da medula. O *feixe vestíbulo-espinhal médio* originário dos núcleos de Dieters, triangular de Schawble e da raiz descendente só concernem à região cervical. O conjunto do sistema muscular tônico está, assim, sob influência do centro vestibular e da formação reticular, sendo o nível cervical extremamente privilegiado.

III. — Sistema óculo-motor. O *sistema óculo-motor* ocupa, em nossa motricidade, um lugar especial, que devemos conhecer. Há ainda muitas incógnitas fisiológicas, tais como o papel exato do cerebelo. Praticamente todos os nossos gestos voluntários têm, como ponto de partida, os movimentos da cabeça. Dessa forma, a marcha começa por um avanço da cabeça, e se interrompe com seu recuo. Estes movimentos da cabeça estão a serviço da *visão foveal* que é, assim, o *starter* das atividades dinâmicas conscientes. *É uma visão cortical acarretando uma atividade voluntária*. Ela necessita de uma horizontalidade rigorosa do olhar. A visão estereoscópica tem esse preço. A serviço desse imperativo, uma segunda visão, que chamaremos de panorâmica, controla essa horizontalidade. É uma visão sem precisão, sem detalhe visual, quase inconsciente. O olho tudo vê mas nada olha. *É uma visão sem conexão cortical, que desencadeia os reflexos equilibradores.*

Em toda essa função óculo-céfalo-motora, o órgão receptor sensitivo é *a retina* (Fig. 17). Ela tem dois tipos de foto-receptores sensitivos: receptores em "bastão", que ocupam toda superfície retiniana. São os mais numerosos, e são eles que recolhem as impressões panorâmicas de conjunto. Os segundos foto-receptores chamados em "cone", ocupam uma pequena invaginação central da retina: *a fóvea*. A eles devemos a visão precisa e consciente. Essa visão foveal não é extensa. Abrange um cone de 15°, que obriga a cabeça a seguir o alvo visual.

As duas visões: a foveal, de campo visual reduzido, mas consciente e preciso, e a panorâmica, muito ampla, mas vaga, sensibilizam dois diferentes sistemas da locomoção. As impressões recebidas pelos foto-receptores retinianos chegam ao nervo óptico. Aqui, é preciso lembrar que o nervo óptico não é um simples fio condutor, mas um verdadeiro centro nervoso capaz de analisar as impressões recebidas e dirigi-las para o centro nervoso que lhes concerne.

— A visão panorâmica (receptores em bastão) ativa o núcleo reflexo do tubérculo quadrigêmeo anterior. Este, por intermédio do feixe tecto-espinhal descendente, envia eferências a toda musculatura tônica do pescoço e ao sistema vestibular. *A visão panorâmica é o ponto de partida do controle da horizontalidade do olhar* (Fig. 17).

— A visão foveal (receptores em cones) ativa as áreas visuais do córtex (área XVII de Brodman) e as duas áreas óculo-céfalo-motoras: área XVIII de ativação, área VIII de inibição e de controle. *As duas áreas óculo-céfalo-motoras comandam a atividade dinâmica*

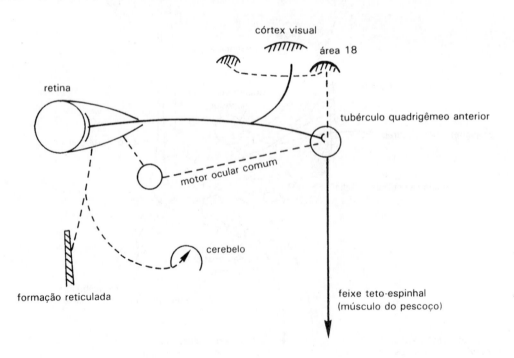

Fig. 17

da musculatura do pescoço e, provavelmente, uma boa parte da dos andares inferiores (Fig. 18).

Dissemos que o equilíbrio estático ascendente é constituído de reflexos curtos, elementares, de arcos reflexos específicos do sistema muscular: os reflexos miotáticos. Inversamente, a adaptação estática descendente é constituída de reflexos longos, muito elaborados, capazes de modificar os precedentes e modular sua ação.

Independentemente das influências que ele recebe dos centros superiores, do cerebelo, da propriocepção etc., aos quais não nos referimos, o sistema vestibular tem estreitas conexões aferentes e eferentes com a formação reticular. *O centro vestibular e a formação reticular têm sob controle o sistema gama*, ao qual nos referimos no capítulo sobre fáscia. Ele é constituído por motoneurônios especiais do corno anterior, que inervam fibras musculares intrafusais. Eles não reagem a nenhum reflexo. Podem projetar influências ativadoras, mas, como as unidades motoras tônicas estão em atividade constante, podem igualmente projetar influências inibidoras.

Por intermédio das fibras intrafusais, o sistema gama pode modificar a tensão da porção sensitiva dos fusos neuromusculares, seja aumentando-a por uma ativação, seja diminuindo-a por uma inibição. Assim ele libera o músculo tônico de sua necessária tensão-contração. Este é assim ativado pela tensão do desequilíbrio, mas sua reação é modulada, conforme as necessidades estáticas, pelo sistema gama, ele mesmo ativado pelas mudanças de posição da cabeça.

De tudo que acabamos de examinar, resulta que nossa função estática é constituída por dois grandes sistemas fisiológicos globais: **um sistema ascendente** — equilíbrio estático assegurado pelos membros inferiores e pelo tronco —, **um sistema descendente** — adaptação estática assegurada pela região cérvico-cefálica e pelo tronco. *Cada parte desses dois sistemas é separada da outra por um segmento intermediário que pertence aos dois blocos: uma cintura.* A cintura pélvica adapta o tronco aos membros inferiores e à coluna lombar, a cintura escapular adapta o tronco à região cérvico-cefálica e à coluna dorsal. **O tronco constitui a região de todas as compensações estáticas**. Um desequilíbrio dos membros inferiores acarretará uma má posição pélvica, que será compensada no âmbito do tronco por uma deformação ascendente; um desequilíbrio da região cérvico-cefálica acarretará uma má posição escapular, que se compensará no âmbito do tronco por uma deformação descendente. **Na fisiologia estática e no tratamento de suas perturbações, as duas cinturas têm um papel de primeiro plano.**

Finalmente, gostaríamos de lembrar:

Inexiste tônus postural no nascimento. *Ele se instala progressivamente até a idade de 8 a 10 anos, de acordo com as necessidades estáticas.* Ele pode se estabelecer sobre uma boa estática, mas também sobre uma estática má. E ele não será o mesmo nas convexidades e nas concavidades. *O crescimento em comprimento do músculo e do tecido conjuntivo é diretamente proporcional à tensão suportada por estes tecidos.* Aqui, mais uma vez, durante o desenvolvimento da criança, as ten-

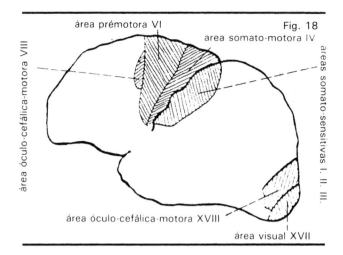

sões podem estar desequilibradas. A musculatura é mais longa nas convexidades do que nas concavidades. Todo o problema das deformações, sobretudo o de sua evolução e de sua fixação, está nisso que acabamos de dizer. **O tratamento das deformações estáticas não deve ser curativo, mas preventivo**. Voltaremos a falar disso longamente.

Nos dois capítulos que se seguem vamos examinar a fisiologia estática em detalhes. Logicamente, situaremos a musculatura tônica. Trata-se de nossa própria hipótese e somos responsáveis por ela. Infelizmente, nunca foi feita uma classificação muscular de forma científica. Seria preciso que alguém começasse a despertar o interesse e a reflexão dos outros. Na introdução, falamos de nossos critérios. Há também nossa longa experiência prática. As massagens e a técnica de *pompages** muito nos deram. *Um músculo tônico é sempre tenso, um músculo dinâmico em repouso sempre se deixa alongar facilmente.* Não são os mesmos à palpação.

EQUILÍBRIO ESTÁTICO ASCENDENTE

O PÉ

Os apoios do pé e dos pés no chão condicionam toda a estática. Não há boa estática sem bons apoios, sejam as deformações dos pés causa ou consequência da estática deficiente.

A. — O astrágalo recebe o peso e os esforços que lhe são transmitidos pela perna. A teoria em geral aceita é a de uma distribuição em proporções iguais entre o antepé e o retropé. Ela não nos parece exata. A linha de gravidade traçada do centro de gravidade à base de sustentação cai sobre uma linha que reúne os dois cuneiformes intermédios (Fig. 19). *É nesse âmbito que a gravidade é exercida*, é aí que ela se divide em duas forças iguais. Se considerarmos a tibiotársica, a distribuição é de 2/3 anteriores para 1/3 posterior. No antepé, ela se divide novamente em 2/3 para a cabeça do pri-

---

* *Pompages*: manobras de descompressão articular e alongamento muscular.

meiro metatarsiano e 1/3 para o quinto. Estas avaliações, são, é claro, pedagógicas. *A importância dos apoios depende da forma do pé, do equilíbrio estático do corpo, da forma da superfície de apoio.*

O pé não pousa no chão em três pontos de apoio, como se diz classicamente, mas em quatro: as cabeças do primeiro e quinto metatarsianos na frente, as duas tuberosidades posteriores do calcâneo, atrás (Fig. 20). *Em varo, o pé se apóia na tuberosidade externa, em valgo, na tuberosidade interna.* A adaptação dos apoios ao chão se faz em torno de dois eixos que permitem a independência do antepé em relação ao retropé (Fig. 21). Um eixo que diremos extero-interno, entre a tuberosidade externa do calcâneo e a cabeça do primeiro metatarsiano, é o eixo de eversão. Um eixo intero-externo entre a tuberosidade interna do calcâneo e a cabeça do quinto é o eixo de inversão. Os dois eixos se cruzam no âmbito do ligamento em Y de Chopard, que é a chave dessa adaptação.

A articulação médio-társica, mas, sobretudo, a articulação de Chopard reúnem o antepé interno ao antepé *externo*.

A articulação subtalar anterior faz parte do conjunto articular constituído pela articulação talonavicular. A superfície talar é formada pela cabeça do tálus, cujas três facetas, ântero-superior, póstero-inferior e média, correspondem, respectivamente, ao navicular (face posterior), ao calcâneo (subtalar anterior), ao ligamento calcâneo navicular incrustado de cartilagem. Assim, a cabeça do tálus é recebida em uma verdadeira cavidade articular esférica, sendo o ligamento calcâneo-navicular interno e inferior chamado com freqüência de ligamento glenóideo. O eixo de rotação do navicular está, assim, no centro da articulação.

A articulação calcâneo-cubóidea coloca em contato a face anterior da grande apófise, convexa transversalmente mas ondulada verticalmente, e a face posterior do cubóide, de forma inversa. O eixo de rotação do cubóide fica próximo de seu bordo externo, entre a crista que separa as duas facetas metatarsianas à frente e o apoio de seu bordo póstero-externo na face anterior da grande apófise do calcâneo.

A chave desse sistema articular é a articulação de adaptação cubóideo-navicular, a verdadeira articulação de Chopard. É preciso compreender a fisiologia do pé descrita por Chopard há muitos anos. Ela é dominada pela dupla navicular-cubóide. É toda a adaptação do pé à gravidade, às desigualdades do chão, porque trás interdependência do antepé em relação ao retropé.

Todos os movimentos do navicular sobre o tálus levam o antepé interno no mesmo sentido. Todos os movimentos do cubóide sobre o calcâneo levam o ante-pé externo no mesmo sentido. No centro, o ligamento em Y de Chopard faz a junção entre os dois movimentos (Fig. 22).

O ligamento em Y se insere atrás, na face dorsal da grande apófise do calcâneo, e depois se divide em dois feixes. O feixe externo é horizontal e se liga à frente na face dorsal do cubóide. O feixe interno é vertical e se fixa à parte externa do navicular. Como a dobra de um livro aberto, ele liga os dois ossos por suas por-

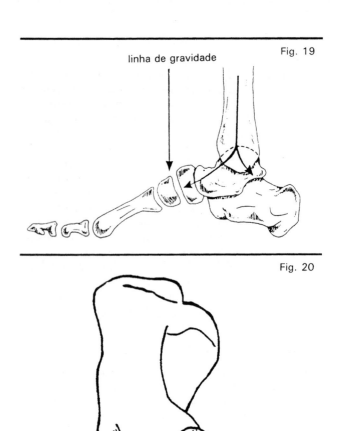

Fig. 19

linha de gravidade

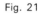

Fig. 20

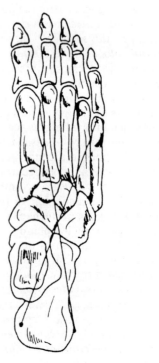

Fig. 21

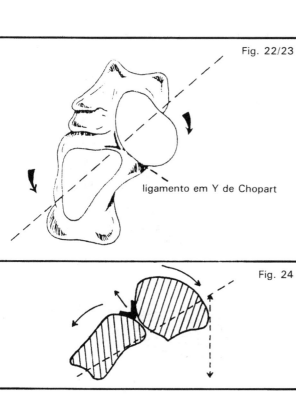

Fig. 22/23
ligamento em Y de Chopart

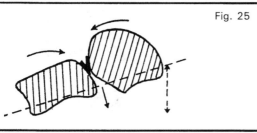

Fig. 24

Fig. 25

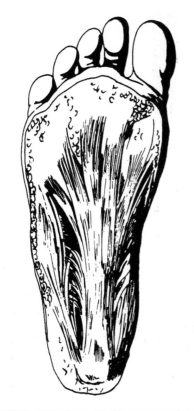

Fig. 26

ções centrais. É fácil entender que, nas rotações, um leva o outro em sentido inverso (Fig. 23).

O navicular e o cubóide estão transversalmente dispostos num eixo com 40° de abertura. O navicular tem movimentos mais amplos do que o cubóide.

— Quando o navicular gira com o antepé interno, em rotação interna, ele leva o cubóide e o antepé externo em rotação externa. O ligamento em Y abre-se, a porção central do pé sobe, o arco se forma. Como o navicular gira mais do que o cubóide, a porção interna do pé sobe ligeiramente (Fig. 24). *É o movimento de inversão do antepé.*

— Quando o cubóide gira com o antepé externo, em rotação interna, ele leva o navicular e o antepé interno em rotação externa. O ligamento em Y se fecha. A porção central do pé desce e o arco se achata. Como o navicular gira mais do que o cubóide, a porção interna do pé desce ligeiramente (Fig. 25). *É o movimento de eversão do antepé.*

Contrariamente a uma idéia consagrada, não vemos na musculatura do pé o elemento essencial da manutenção dos arcos plantares. Sempre nos referimos à experiência extraordinária que foi para nós a poliomielite; já encontramos milhares de portadores. Fizemos muitos deles andarem sem musculatura do pé, com o antepé simplesmente suspenso à tíbia por um ligamento artificial (tenodese), para evitar o andar ceifante. Nas radiografias de perfil do pé em carga, um arco era mantido. Acreditamos que a peça principal da manutenção permanente do arco plantar é a sola aponeurótica e o considerável sistema ligamentar dessa região (Fig. 26), *particularmente o grande ligamento calcâneo-cubóideo plantar. Embora tenhamos certeza de que os ligamentos e aponeuroses asseguram a manutenção permanente do arco, o sistema muscular é o "amortecedor ativo" das trocas de pressão e das desigualdades do chão.*

Para compreender a fisiologia muscular do arco plantar e sua patologia, é preciso levar duas coisas em consideração. Aquilo que normalmente chamamos de "pé chato" abrange dois tipos diferentes de deformidades: o pé valgo e o achatamento plantar. Devemos pois examinar duas fisiologias: a do equilíbrio em varo-valgo do pé e a da manutenção dos arcos.

I. — Considerando a altura do arco externo e, sobretudo, a orientação diferente do calcâneo e do tálus, a tendência do pé é para o valgo. Um músculo tônico se opõe a essa tendência: o *tibial posterior* (Fig. 27).

— Ele se insere em cima, sobre 2/3 da face posterior, e na porção externa da crista oblíqua da tíbia, no ligamento interósseo e nos tabiques fibrosos. Suas fibras curtas vão se implantar em uma lâmina tendinosa que começa na porção superior do músculo. No cruzamento com o flexor longo dos dedos, essa lâmina tendinosa transforma-se em tendão, contorna o maléolo interno, passa sob o sustentáculo do tálus e vai se inserir na tuberosidade do navicular. Em seguida, irradia-se para a planta do pé sobre os três cuneiformes, o cubóide e extremidades posteriores dos três metatarsianos centrais.

Ao contrário do que dissemos anteriormente, o ponto fixo do tibial posterior não fica em baixo, mas em cima. *É um músculo suspensor*, em certo grau comparável aos do membro superior.

Por sua inserção na porção interna do pé e suas irradiações sob a planta, o tibial posterior controla o valgo do retropé. *Sobretudo, ao puxar para trás e para baixo a tuberosidade do navicular, ele leva esse osso para uma rotação interna. Conseqüentemente, leva o cubóide para uma rotação externa e forma assim o arco plantar.* É a fisiologia que já examinamos. *O tibial posterior é o músculo tônico da inversão.*

Os desequilíbrios do pé em varo são raros e acidentais. Este movimento é controlado pela tonicidade do *fibular curto*, músculo infinitamente menos potente do que o anterior (Fig. 28).

— Ele começa em cima dos 2/3 inferiores da face externa da fíbula, dos tabiques intermusculares externo e anterior. Suas fibras curtas se implantam como fios de uma pena num tendão central. O tendão terminal flete-se para baixo e para frente em torno do maléolo externo e do tubérculo dos fibulares, terminando no tubérculo do quinto metatarsiano.

II. — Dissemos que os arcos plantares são mantidos, antes de mais nada, por um sistema ligamentar potente, cuja peça principal é o *grande ligamento calcâneo-cubóideo plantar* (Fig. 29). As formações musculares tônicas, no entanto, lhes dão sua elasticidade e permitem que se adaptem às circunstâncias dos apoios. *Praticamente, todas elas se inserem no ligamento calcâneo-cubóideo plantar.*

A formação muscular mais profunda é a do músculo *quadrado plantar (acessório do flexor longo)*.

— Ele vai, da goteira da face posterior da grande tuberosidade do calcâneo e do ligamento plantar por seu feixe interno, da tuberosidade externa do calcâneo e do ligamento plantar por seu feixe externo, fixar-se anteriormente no bordo externo do tendão do flexor longo, antes que ele se divida em quatro tendões terminais. *Ele utiliza esses quatro tendões na proteção do arco ântero-posterior.*

O flexor curto dos dedos cobre o precedente (Fig. 31).

— Ele se insere na tuberosidade interna do calcâneo, mas, sobretudo, na parte posterior da aponeurose plantar e nos tabiques intermusculares. Músculo curto, ele acaba em quatro tendões perfurados nos quatro últimos artelhos. *Como o precedente, controla o arco ântero-posterior.*

O flexor curto do hálux é mais curto do que o precedente.

— Ele se insere na face plantar no bordo inferior dos cuneiformes intermédio e lateral, no cubóide e no ligamento plantar, no tendão do tibial posterior. Acaba em dois tendões de cada lado da primeira falange do hálux, após se fixar nos sesamóides. *Sua verdadeira fisiologia é conservar o primeiro artelho apoiado no chão no desenrolar do passo.* Na realidade, é esse artelho que deixa o chão por último no passo posterior, quando o flexor longo está completamente distendido pela extensão do pé (flexão plantar). Por causa de sua

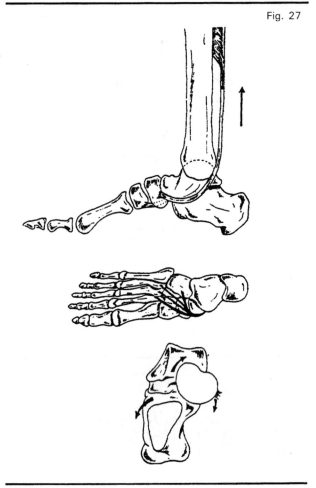

Fig. 27

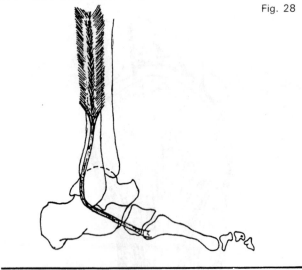

Fig. 28

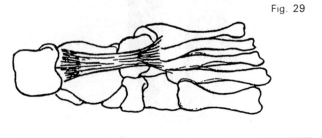

Fig. 29

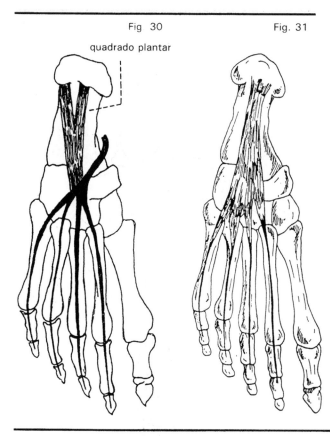

Fig 30 quadrado plantar

Fig. 31

inserção no ligamento calcâneo-cubóideo, é também mantenedor do arco longitudinal.

A esses músculos juntaremos os *interósseos*, que controlam a abertura dos metatarsianos na formação e no achatamento do arco (Fig. 33).

O *adutor do hálux* assim como o *abdutor do quinto dedo* não participam, em nossa opinião, da manutenção do arco. Sua fisiologia é o alinhamento correto dos bordos laterais do pé nos apoios. Infelizmente, são músculos completamente degenerados pelo uso de calçados. Voltaremos a encontrá-los no trabalho do pé.

O arco anterior é protegido por um único músculo, bem fraco: o *abdutor da hálux*. Ele é constituído de dois músculos diferentes (Fig. 34).

— O abdutor oblíquo vem da crista do cubóide, do ligamento plantar, do cuneiforme lateral e das bases do terceiro e quarto metatarsianos. Seu tendão terminal se reúne à parte externa do extensor curto. Sua obliqüidade faz dele o mantenedor dos dois arcos.

— O abdutor transverso nasce nos ligamentos glenoidianos das terceira, quarta e quinta metatarso-falangeanas e nos ligamentos interósseos correspondentes. O tendão terminal se divide em dois tendões, um na face dorsal da metatarso-falangeana do primeiro, onde se reúne ao tendão extensor; o outro, na face plantar, onde se reúne ao tendão comum do flexor curto e abdutor oblíquo.

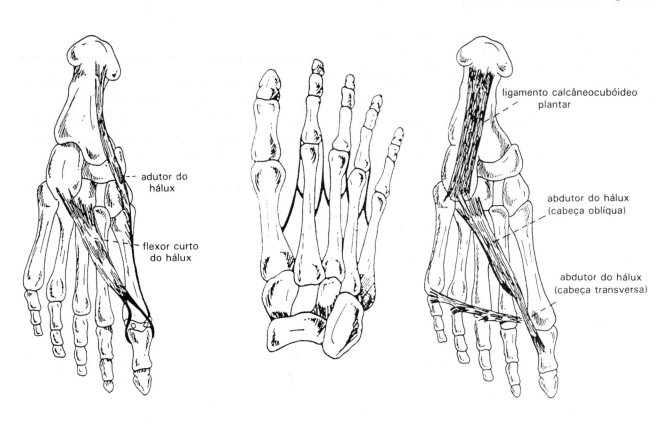

Fig. 32 — adutor do hálux, flexor curto do hálux

Fig. 33

Fig. 34 — ligamento calcâneocubóideo plantar, abdutor do hálux (cabeça oblíqua), abdutor do hálux (cabeça transversa)

33

B. — As oscilações do centro de gravidade acima da base fazem com que a distribuição das cargas sobre os quatro pontos de apoio seja, sobretudo, teórica. É fácil entender que, nas oscilações anteriores, a carga sobre os antepés aumente, assim como sobre os retropés nas oscilações posteriores etc. Da mesma forma, as desigualdades do chão, os planos inclinados, os obstáculos obrigam o pé a modificar sua base. A adaptação do arco aos acidentes do terreno se deve, em grande parte, às articulações subastragalianas e médio-társicas.

Um desequilíbrio frontal leva o peso do corpo para o membro inferior mais curto. Uma anteversão pélvica leva-o para os antepés, uma retroversão, para os calcanhares. Uma rotação horizontal pélvica força o membro inferior homolateral em rotação externa, o pé correspondente entra em varo. Ela força o membro inferior oposto em rotação interna, o pé correspondente entra em valgo.

Essa adaptação do pé ao membro inferior e à cintura pélvica é uma fisiologia fundamental para a compreensão dos problemas estáticos. Ela tanto se inscreve no sistema ascendente quanto no sistema descendente. Um movimento pélvico ou uma má posição pélvica acarretará uma adaptação do pé, uma deformação do pé será sempre responsável por uma má posição pélvica. Nessa fisiopatologia está uma das chaves das deformações estáticas ascendentes.

Equilíbrio da perna sobre o pé

Este é um dos pontos fracos do homem no que diz respeito à estática. Ele é responsável por toda uma patologia, da qual não está excluída a escoliose. Este equilíbrio é perfeito nos planos sagital e frontal, inexistente no plano horizontal. A posição ereta, sempre ela, fez aparecer um requisito de rotação que não existia na posição quadrúpede. **Falta ao homem uma articulação no tornozelo.**

No âmbito do tarso, as articulações subtalares permitem o equilíbrio lateral. Acabamos de vê-lo quando falamos sobre varo e valgo do pé. É o mesmo na abdução (tibial posterior) e na adução (fibular curto) da perna. Da mesma forma, como veremos, a tíbiotársica permite um equilíbrio sagital (Fig. 35). **Nenhuma articulação permite o equilíbrio das rotações da perna e do membro inferior.** Essa falta de articulação horizontal acarreta, nas rotações do membro inferior, uma adaptação que chamamos, mais à frente, de "deformação fisiológica".

— Quando a perna é forçada em rotação externa, essa rotação externa bloqueia as articulações subtalares e leva todo o tarso para uma báscula externa em varo. Esse varo do retropé provoca, na articulação talonavicular, uma rotação externa da cabeça do tálus na glena navicular, ou seja, uma rotação interna do navicular em relação ao tálus. O antepé se posiciona dessa forma em inversão. **O pé aumenta o arco em varo-inversão e o peso do corpo é levado para o bordo externo do pé (Fig. 36).**

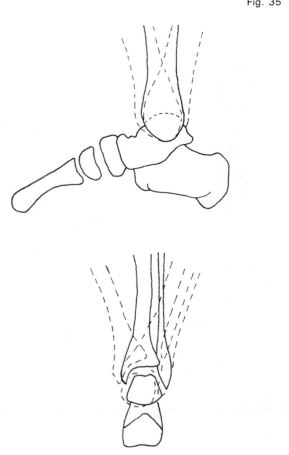

Fig. 35

— Inversamente, uma pressão para a rotação interna leva o tarso para uma báscula interna, e o tálus para uma rotação interna em relação ao navicular. Este gira em rotação externa e o antepé se coloca em eversão. **O pé se achata em valgo-eversão e o peso do corpo vai para o bordo interno (Fig. 37).**

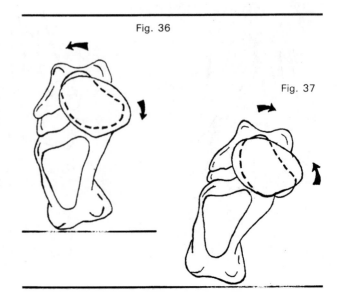

Fig. 36

Fig. 37

Um apoio lateral do pé sempre é sinal de uma rotação do membro inferior. Em um processo ascendente, o apoio do pé é responsável pela rotação; em um processo descendente, ele é a vítima. *Um apoio no bordo externo do pé corresponde a uma pressão para a rotação externa da perna, um apoio no bordo interno a uma pressão para a rotação interna.* Veremos que, no âmbito do quadril, esses apoios e essas rotações do membro inferior sempre correspondem a desequilíbrios pélvicos.

A tonicidade tibiotársica controla o equilíbrio sagital.

1º) O equilíbrio ântero-posterior é antes de mais nada um... desequilíbrio anterior. A linha de gravidade cai à frente da tíbiotársica, no âmbito do cuneiforme intermédio. Ele é naturalmente controlado por um músculo tônico potente: *o sóleo*.

Aqui, mais uma vez, a posição bípede transformou consideravelmente a fisiologia.

No animal, o quadril e o joelho estão fletidos, mas a tibiotársica, situada na metade do membro inferior, está em extensão. Como o apoio no chão é feito por artelhos, garras ou cascos, ela é seguida por um longo metatarsiano. O impulso é devido aos glúteos, adutores e quadríceps. No homem, esse impulso é praticamente reduzido, pelo menos no andar, que é seu meio habitual de locomoção, à ação do tríceps sural.

O tríceps sural, no animal, é inteiramente tônico. Sua textura, que no homem continuou quase a mesma, é típica dessa função (Fig. 38). Tanto o sóleo quanto os gastrocnêmios são constituídos de fibras curtas implantadas entre lâminas fibrosas. No homem, as necessidades de impulso transformaram os gastrocnêmios de fibras mais longas. Transformaram-se em músculos dinâmicos, mas a extensão ativa tibiotársica não excede 35 a 40°.

— A inserção superior do sóleo é feita por duas lâminas tendinosas: uma delas se fixa na face posterior da cabeça, no quarto superior da face posterior, no quarto superior do bordo externo da fíbula e no tabique intermuscular externo da perna; e a outra se fixa na linha oblíqua e terço médio da face posterior da tíbia. Essas duas lâminas se reúnem para formar, entre as duas inserções, *a arcada do sóleo*, e depois se dividem novamente, mais abaixo, em duas bandas tendinosas. Damos a esse conjunto o nome de *aponeurose intramuscular do sóleo*. As fibras musculares se destacam das duas faces dessa aponeurose, em particular da face posterior (Fig. 38). São fibras curtas que se implantam rapidamente em duas lâminas terminais, uma anterior, outra posterior, que se unem à dos gastrocnêmios para formar o *tendão de aquiles*.

A linha geral do músculo é orientada de cima para baixo e de fora para dentro. Essa orientação tem grande importância na estabilidade horizontal da perna.

2º) O desequilíbrio posterior é, evidentemente, muito raro. No entanto, ele ocorre quando a pessoa olha para cima ou desce um plano inclinado. Para seu contole tônico basta um pequeno músculo parasitário: o *fibular terceiro*, muito especial (Fig. 39).

— Ele se insere, superiormente, no terço inferior da face interna da fíbula, na porção inferior do ligamento interósseo e do tabique intermuscular anterior. Suas fibras curtas se fixam num tendão unido ao do extensor longo dos dedos e acabam na base do quinto metatarsiano.

Em sua ação, ele pode, assim, utilizar os dois sistemas tendinosos: controlar a queda para trás por meio dos tendões do extensor, controlar o desequilíbrio interno da perna por sua ação no bordo externo do pé. No entanto, não é uma ação muito potente, embora ele seja responsável pelos artelhos em martelo.

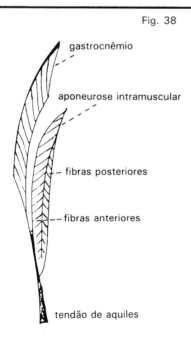

Fig. 38

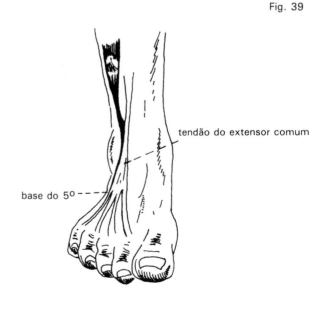

Fig. 39

O JOELHO

O equilíbrio estático do joelho se impõe no plano sagital, frontal e horizontal.

A. — Como, nos macromovimentos, a única possibilidade do joelho é a flexão, poderíamos pensar que, na posição em pé, esta deveria ser controlada pelo grupo extensor. Não é fato. Se examinarmos o homem em pé, ereto, é fácil mobilizar suas rótulas. Seus quadríceps estão relaxados. Esse músculo só intervém nas posições em flexão: com o vasto intermédio nas flexões importantes, com o reto nas flexões mais leves.

O equilíbrio do joelho ereto é totalmente mecânico. Nada deve à musculatura, pelo menos não à musculatura periférica. Essa fisiologia foi perfeitamente demonstrada por Charles Ducroquet, aluno e colaborador do grande médico Marey. Precário mas real, o equilíbrio é possível no paralítico, na falta de qualquer músculo anterior.

Certos autores atribuíram o bloqueio do joelho em extensão à tensão dos músculos poplíteos. Como esses grupos musculares têm uma tração oblíqua divergente, seus vetores de força vertical se anulam um ao outro e, conjugados, seus vetores de força horizontais tenderiam a abrir o ângulo posterior, isto é, a estender o joelho. Esse raciocínio de física elementar estaria correto, se os isquiotibiais se inserissem no fêmur e o tríceps na perna. Não é assim. Os vetores de força verticais se cruzam no âmbito da articulação do joelho. Os vetores horizontais são apenas vetores de flexão. *Em fisiologia, um grupo muscular não pode ser, ao mesmo tempo, flexor e extensor de uma mesma articulação* (Fig. 40).

O equilíbrio estático do joelho decorre do fato de a linha traçada a partir do centro de gravidade do tronco cair à frente do eixo articular (Fig. 41).

Na representação gráfica das linhas de força da gravidade sobre o joelho, elas não devem ser confundidas com os eixos longitudinais das diáfises. A superior reúne o centro de equilíbrio ao eixo do joelho. É descendente e inclinada da frente para trás. A inferior vai do eixo do joelho ao antepé, no âmbito do cuneiforme intermédio, normalmente no prumo do centro de gravidade. É oblíqua para baixo e para frente.

Se traçarmos essas duas linhas de força num mesmo desenho (Fig. 41), vemos que, divergentes para frente, elas formam um ângulo de 160° que, consideradas as possibilidades fisiológicas da articulação, não pode se fechar. Por analogia com a deformação patológica, a fisiologia lhe deu o nome de "recurvatum teórico do joelho". Vemos também que há dois imperativos para que o recurvatum não possa se fechar à frente: a fixação do quadril, ou seja, a impossibilidade do fêmur fletir-se, e a fixação da tibiotársica, ou seja, a impossibilidade da tíbia se fletir sobre o pé. O equilíbrio do joelho depende, assim, da rigidez do segmento fêmur-tronco e da articulação tibiotársica nos apoios. *A estabilidade do joelho em apoio é devida aos músculos retroversores da cintura pélvica e do sóleo.*

As deformidades do joelho no plano sagital são freqüentes. Ocorrem em hiperextensão, é o recurvatum; ou em flexão, é o flexo.

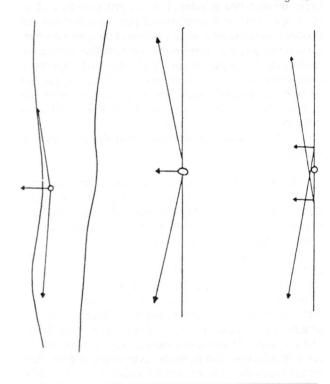

Fig. 40

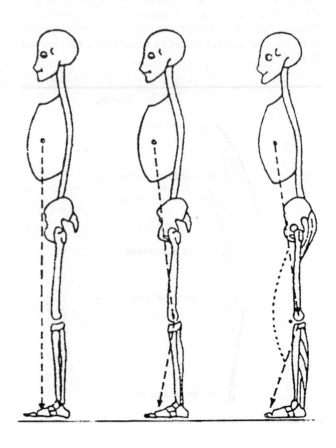

Fig. 41

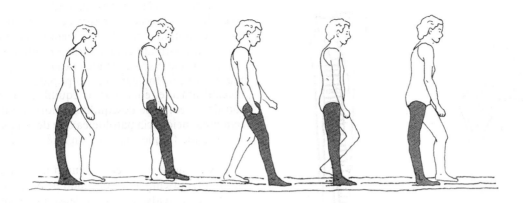

Fig. 42

Com exceção dos problemas por paralisia, que estão fora de nosso propósito, a deformidade em geno recurvatum é sempre devida a uma impossibilidade de flexão da tibiotársica. Na fase de apoio posterior no andar, a perna se inclina para frente sobre o pé achatado no chão. Quando a flexão tibiotársica é impossível ou insuficiente, o fêmur, levado à frente com a parte superior do corpo pela inércia, força o joelho a uma hiperextensão a cada passo. Essa pressão repetida logo resulta numa frouxidão articular e num apoio em recurvatum (Fig. 42). A causa mais freqüente dessa deformidade é o encurtamento ou retração do músculo sóleo (salto alto).

As deformidades em flexo do joelho, com exceção dos problemas traumáticos e reumatismais, são muito mais raras. Uma ligeira flexão unilateral em posição em pé costuma ser a compensação de um encurtamento do membro inferior oposto. Uma ligeira flexão bilateral é, em geral, compensação de uma anteversão pélvica e da lodose lombar devidas à insuficiência dos músculos estabilizadores pélvicos. Essas duas posições inadequadas desequilibram o tronco para frente, obrigando a pessoa a recuar seu centro de gravidade dorsal (lordose dorsal baixa). Essa retroposição do tronco leva o centro de gravidade para cima dos calcanhares, cujo pequeno braço de alavanca torna o equilíbrio precário. A pessoa restabelece esse equilíbrio avançando a linha de gravidade para frente do pé com uma ligeira flexão dos dois joelhos que, ao mesmo tempo, leva a bacia a leve retroversão, pela flexão dos dois quadris (Fig. 43). De qualquer maneira, essas flexões são sempre compensações.

B. — No plano frontal, como a articulação não tem mais a possibilidade de adução nem de abdução, o equilíbrio estático do joelho em princípio não se impõe. No entanto, a posição ereta imposta pela posição bípede trouxe duas deformidades clássicas: o joelho valgo, que leva a perna a uma abdução, e o joelho varo, que leva a perna a uma adução. Inversamente ao que esses termos poderiam sugerir, uma não é o contrário da outra. Não devemos generalizar, mas podemos dizer que o joelho valgo é uma deformidade estática, e o varo, em geral, uma deformidade estrutural.

Fisiologicamente, o joelho faz um ângulo lateral aberto para fora: *"o joelho valgo fisiológico"*. Ele compensa a largura da bacia trazendo os pés para o centro. Assim, é mais pronunciado na mulher, cuja bacia é mais larga do que no homem, cuja bacia é alta. Em nossa evolução para a posição em pé bípede, ele é constituído pelo achatamento do côndilo externo e sua pirâmide de sustentação. Essa modificação, que tornou o maciço do côndilo interno mais longo e mais orientado para dentro, transformou os movimentos de flexo-extensão e fez aparecer uma rotação automática, que não existe no animal. Quanto aos apoios, essa modificação também aumentou consideravelmente o apoio no côndilo interno, que agora fica na vertical do apoio da cabeça femoral no acetábulo (Fig. 44). Isso faz os fisiologistas dizerem que o côndilo interno é o de apoio e o externo, o de movimento. Esse aumento do apoio no côndilo interno equilibra a instabilidade do joelho valgo, evitando a abertura da interlinha articular interna.

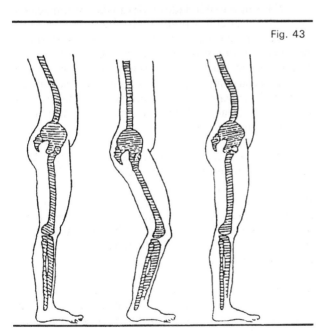

Fig. 43

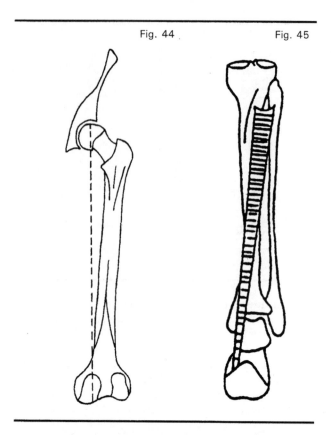

Fig. 44   Fig. 45

A deformidade em joelho valgo é sempre uma evolução patológica do joelho valgo fisiológico. Em geral ela é atribuída ao alongamento do ligamento lateral interno, que dá margem à frouxidão articular e à instabilidade que acabamos de citar. No entanto, pensamos que esse alongamento e essa frouxidão são secundários a uma deformação de crescimento já existente. O estudo das fáscias nos mostrou uma grande lâmina aponeurótica lateral, espessamento da aponeurose superficial que liga a crista ilíaca e a tuberosidade externa da tíbia. Veremos mais adiante que ela desempenha um grande papel na estabilidade frontal pélvica em apoio unilateral. É constituída pelo tensor da fáscia lata e pelo trato iliotibial no prolongamento um do outro. Por outro lado, sabemos que é o alongamento ósseo que, colocando o tecido conjuntivo em tensão, provoca a secreção colágena dos fibroblastos e, com isso, o alongamento dos feixes conjuntivos (ver capítulo precedente). Sabemos também que se o alongamento não for suficientemente potente para vencer a resistência conjuntiva, é o segmento ósseo que se curva ou a articulação que se deforma. Estamos certos de que é este fenômeno fisiopatológico que cria o geno valgo, nos estirões de crescimento.

O geno varo é muito diferente. Todos os que encontramos, nesses 35 anos de ortopedia, eram no início um varo mais ou menos pronunciado da tíbia. Na maior parte das vezes esse varo tibial situava-se sob a epífise superior, no âmbito da região da cartilagem de conjugação.

Como não há nenhum músculo lateral no joelho, a reeducação estática é impotente para estabelecer uma correção: esta é sempre competência da ortopedia.

C. — Em nosso estudo do joelho, já vimos que, paralelamente a seu movimento mais importante, a flexo-extensão, ele tem possibilidades de rotação de cerca de 20°. Essa rotação é passiva e não há, propriamente falando, músculo rotador do joelho. O equilíbrio dessa rotação normalmente deveria ser feito por dois músculos tônicos: o sóleo rotador externo e o poplíteo, rotador interno. Infelizmente, o poplíteo, mal colocado mecanicamente, é incapaz de equilibrar a enorme tensão do sóleo. Esse desequilíbrio horizontal do joelho tem uma incidência patológica que devemos examinar. Sua grande freqüência faz com que seja quase fisiológica.

A retração do sóleo é comum no homem civilizado. É um músculo hipersolicitado pelo desequilíbrio anterior permanente. Por outro lado, os saltos dos sapatos fazem com que ele trabalhe sempre em encurtamento. Finalmente, as posições de repouso são adotadas sempre com pés em extensão, extensão que o peso das cobertas exagera ainda mais. Acabamos de ver que sua orientação é oblíqua para baixo e para dentro (Fig. 45). Puxando constantemente suas inserções como todos os músculos tônicos, ele coloca a tíbia em permanente posição de rotação externa, e o pé, em leve equino-varo. A hipertensão do sóleo é, assim, a causa de quatro deformidades estáticas que encontramos constantemente em nossa prática cotidiana.

1º) A tensão do sóleo, músculo tônico extensor, limita a flexão tibiotársica. Sabemos que essa flexão, indispensável no passo posterior do andar, impede ou limita a translação da tíbia para frente no desenrolar do passo, quando ela é impossível ou limitada. Como o fêmur é levado pela parte superior do corpo ao prosseguir seu movimento para frente, o joelho é forçado em hiperextensão a cada passo posterior. Isso leva rapidamente à clássica deformidade do joelho em recurvatum, que já examinamos.

2º) A impossibilidade de flexão da tibiotársica pode também ser compensada de forma diferente. O desenrolar no chão não permitindo o passo posterior, a pessoa o realiza por meio de um movimento de báscula interna do pé, que é "sagitalizado" por uma rotação externa. Essa compensação leva rapidamente a uma deformidade em valgo, por uma inversão da tensão do sóleo sobre o calcâneo. É o mecanismo da clássica deformação do pé em valgo.

3º) A rotação externa da tíbia atinge mais de 20% das pessoas. Independentemente das artroses de joelho, das quais são a causa freqüente, é ela a responsável pela maioria das artroses posteriores da patela, tão bem descritas pelo dr. Trillat de Lyon. A patela tende a deslizar lateralmente, visto que o tendão patelar e o quadricipital têm um ângulo fisiológico fechado para fora (Fig. 46). É fácil entender que, como a rotação externa da tíbia sob o fêmur leva a tuberosidade anterior externamente, ela aumente ainda mais o fechamento desse ângulo. Em todas as tensões do quadríceps, em todos os movimentos de flexão do joelho, a faceta articular ex-

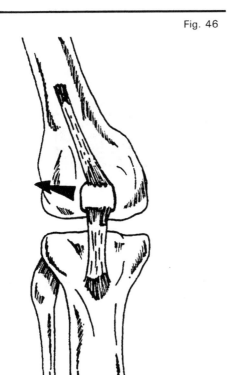

Fig. 46

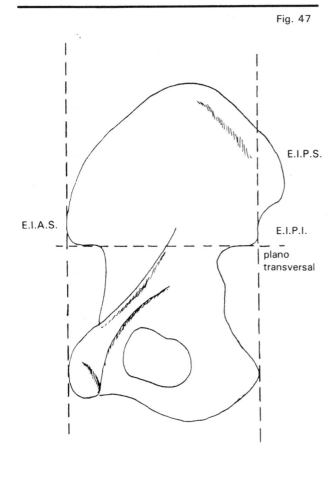

Fig. 47

terna da patela sobrecarrega-se sozinha e "atrita" de forma intensa a região externa da fossa intercondilar femural. É uma artrose de desgaste, freqüentemente encontrada nos esportistas.

4º) A rotação tibial externa tem ainda um efeito particular. *Ela é responsável pela maioria dos pés valgos e dos pés chatos estáticos.* Vimos que no valgo, o amortecimento do peso do corpo e a adaptação do pé às desigualdades do chão eram controlados pela tonicidade do tibial posterior. *Infelizmente, o tibial posterior tem a mesma orientação que o sóleo.* Ele também é rotador externo da tíbia. Quando a tíbia é mantida em rotação externa pela retração do sóleo, essa rotação relaxa o tibial posterior. Ele recupera em baixo a tensão que perde em cima. Deixa o pé partir em valgo, o navicular em rotação externa e o cubóide em rotação interna, ou seja, permite o desabamento do arco plantar.

SEGMENTO FÊMUR-TRONCO

O segmento fêmur-tronco é a chave do equilíbrio estático ascendente. Aí se projeta a base de sustentação e daí partem praticamente todas as oscilações equilibradoras do tronco. Em um processo ascendente, a posição da cintura pélvica condiciona a da coluna lombar. Conhecemos a estática desses dois segmentos inseparáveis. Uma única musculatura a controla.

Nos três planos, o "prato pélvico" depende dos membros inferiores. Estudar essa fisiologia equivale a estudar a patologia das deformidades vertebrais ascendentes. **Toda anomalia dos membros inferiores será ponto de partida para uma posição pélvica anormal e de uma compensação lombar.**

EQUILÍBRIO SAGITAL

Muitos erros são cometidos pelos terapeutas na apreciação do equilíbrio sagital do segmento fêmur-tronco. Em geral, eles confiam em um julgamento visual freqüentemente incorreto. **As curvas vertebrais não são devidas a um equilíbrio estático.** Elas dependem da forma dos elementos que as constituem: as curvas dorsal e sacra dependem dos corpos vertebrais, que são cuneiformes para frente; as curvas lombar e cervical dependem dos discos, cuneiformes para trás.

O raio das curvas vertebrais é variável em cada pessoa, conforme seu tamanho, sexo, evolução de seu crescimento, raça etc. O olho nunca é um bom critério de julgamento. **Em posição em pé, só a posição da bacia permite determinar a estática lombar.**

Há duas possibilidades de se avaliar com certeza a boa ou má estática do segmento fêmur-tronco: a comparação das saliências ósseas e a medida do ângulo sacro.

1º) A comparação das saliências ósseas é feita por palpação. Em um bom equilíbio pélvico (Fig. 47), a espinha ilíaca ântero-superior (E.I.A.S.) encontra-se na mesma vertical que passa pela face anterior do tubérculo pubiano. Atrás, da mesma forma, a espinha ilíaca póstero-inferior (E.I.P.I) encontra-se na mesma vertical que passa pela face posterior da tuberosidade isquiática. Essas duas comparações são difíceis. Em contrapartida, as duas espinhas, a ântero-superior (E.I.A.S) e a póstero-inferior (E.I.P.I), estão na mesma linha horizontal, algo que é fácil de constatar.

— *Se a E.I.A.S. estiver mais baixa na frente, a cintura pélvica está em anteversão, a coluna lombar em posição lordótica.*

— *Se a E.I.A.S. estiver mais alta na frente, a cintura pélvica está em retroversão, a coluna lombar em posição cifótica.*

— Há uma tolerância para essa avaliação palpatória: um centímetro para a anteversão, na mulher, cuja bacia é mais larga; um centímetro para a retrovesão, no homem, cuja bacia é mais alta.

— Na criança, até a puberdade, a cintura pélvica é a mesma para meninos e meninas. As duas saliências ósseas devem estar no mesmo plano horizontal.

2º) Avalia-se a posição do sacro no espaço em uma radiografia de perfil, *em posição em pé*. Nessa posição, a base sacral (face superior da primeira vértebra sacra) forma um ângulo de 30 a 35° com a horizontal (Fig. 48). Um ângulo maior denunciará uma horizontalização sacral e uma anteversão pélvica; um ângulo menor, uma verticalização e uma retroversão (Fig. 50).

Com exceção de um processo descendente, que estudaremos mais adiante, os desequilíbrios pélvicos no plano sagital são, principalmente, anteriores. A tendência do homem ereto é para a anteversão da posição quadrúpede. Essa anteversão pode ter duas origens: anomalias ósseas nas articulações coxo-femurais ou uma insuficiência muscular.

A. — Veremos as anomalias ósseas no plano horizontal.

B. — A insuficiência muscular é ainda uma seqüela de nosso endireitamento estático.

1º) O elemento principal do controle da anteversão pélvica e da lordose lombar é a porção tônica do grande glúteo. Esta é constituída por fibras oblíquas estendidas entre a aponeurose lombar e o tabique intermuscular externo da coxa (Fig. 51). Como um tensor, *ela assegura o tensionamento entre uma formação aponeurótica inferior que parte do pé e uma formação aponeurótica superior que vai até a base do crânio* (Fig. 52). Infelizmente, suas fibras são muito oblíquas no plano frontal (45°), portanto, mal colocadas para essa manutenção sagital. Essa porção tônica é um dos pontos fracos do homem em pé.

Como acabamos de dizer, a insuficiência do controle da anteversão pélvica não é uma insuficiência muscular, mas uma fraqueza mecânica, mais uma vez devida à nossa verticalidade.

Estudando o quadril, aprendemos que o grande glúteo é constituído de fibras verticais, fibras oblíquas

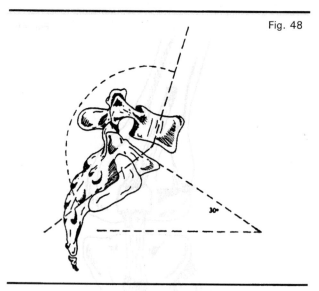

Fig. 48

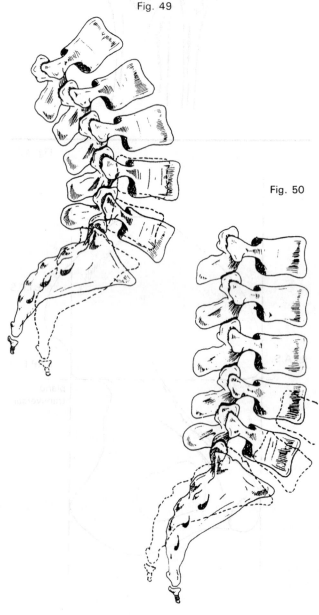

Fig. 49

Fig. 50

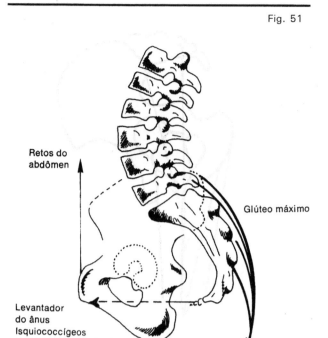

Fig. 51

para baixo e para fora, fibras horizontais e fibras circulares. Logicamente, só as fibras verticais e oblíquas podem estar envolvidas na manutenção da anteversão. Por outro lado, para compreender essa fisiologia, é preciso saber que, embora os movimentos sagitais do fêmur na bacia sejam flexões e extensões, a anteversão e a retroversão pélvicas são rotações sagitais em torno da cabeça femural. *A anteversão é uma rotação anterior dos ilíacos, a retroversão é uma rotação posterior*. Na anteversão, toda a porção superior do ilíaco vai para frente, toda a porção inferior vai para trás, toda a porção posterior sobe (Fig. 53).

Agora visualizemos as inserções musculares no ilíaco. A inserção superior das fibras verticais do grande glúteo se situa na porção posterior da fossa ilíaca externa, para trás da linha semicircular posterior. Fixando-se em baixo, na porção posterior do fêmur (trifurcação externa da linha áspera), em posição normal de equilíbrio pélvico (E.I.A.S. e E.I.P.I. na mesma horizontal), essas fibras são sagitalmente oblíquas para baixo e para frente. Essa obliqüidade lhes confere uma alavanca posterior para o controle da anteversão (Fig. 54). Essa alavanca é ainda mais importante para as fibras oblíquas, que reúnem a aponeurose lombar sacra ao tabique intermuscular externo da coxa. Por outro lado, os dois músculos que se fixam na tuberosidade isquiática — semimembranáceo e feixe inferior do adutor magno — não têm praticamente nenhuma alavanca nessa posição.

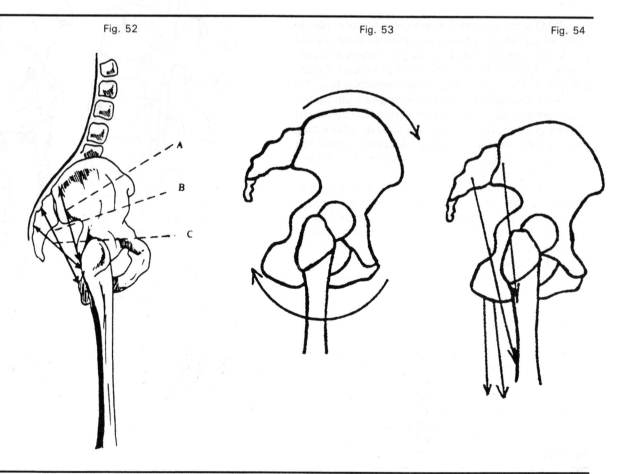

Fig. 52   Fig. 53   Fig. 54

Visualizemos agora os fatos em uma anteversão pélvica controlada (rotação anterior). As inserções superiores do grande glúteo avançam, o que diminui proporcionalmente a alavanca de ação de suas fibras na anteversão. Assim, ela se torna praticamente nula em uma anteversão de 25 a 30° (Fig. 55). Inversamente, quando a tuberosidade isquiática vai para trás e para cima, a alavanca dos dois músculos que nela se inserem torna-se mais e mais importantes à medida que aumenta a rotação anterior. **O controle da anteversão pélvica é assim feito de sucessões de tensões tônicas do grande glúteo, depois do semimembranáceo e do feixe inferior do adutor magno.**

2º) Os músculos piriformes desempenham papel importante no controle sagital do segmento fêmur-tronco. Levando em conta a insuficiência do glúteo, que acabamos de apontar, eles são hipersolicitados por essa função, que não lhes é própria. Isso explica suas freqüentes retrações dolorosas.

Eles se inserem de cada lado na face anterior do sacro, por três feixes distintos partindo dos segundo, terceiro e quarto corpos sacrais, *isto é, abaixo do eixo de báscula do sacro*. Os três feixes vão se implantar no tendão terminal que se prende à face interna do trocânter maior. A tonicidade bilateral dos dois músculos sinérgicos verticaliza o sacro ou, mais exatamente, controla sua horizontalização, isto é, a anteversão pélvica (Fig. 56).

3º) O leque superior dos músculos adutores não deve ser esquecido no equilíbrio sagital da cintura pélvica. A inserção superior de toda essa massa muscular ocupa todo ramo isquiopubiano. Sua porção tônica é aqui envolvida. É constituída de dois músculos (Fig. 57).

— *O feixe inferior do adutor magno* é um músculo completamente independente. Estendido da tuberosidade isquiática, em cima, ao tubérculo do adutor magno no côndilo interno, em baixo, ele cruza o adutor longo e acaba num longo tendão. É o tensor tônico posterior. Participa do controle da anteversão.

— *O grácil* não é flexor do joelho, mas adutor do quadril. Acaba, como o músculo precedente, num longo tendão inferior; ele vai do púbis à tuberosidade interna da tíbia, fletindo na face posterior do côndilo interno (músculo da pata de ganso). É o tensor tônico anterior. Participa do controle da retroversão. Os desequilíbrios nesse sentido são raros. É um músculo muito fino.

4º) Um artifício mecânico vem se apoiar na porção tônica do psoas — o músculo *psoas menor* — e, com freqüência, compensa a fraqueza do sistema muscular retroversor. Essa porção tônica, à qual voltaremos, controla o desequilíbrio posterior do tórax. *É nela que se apóia a pessoa em pé, para remeter o tronco para trás e assim levar o centro de gravidade para trás dos apoios coxo-femurais* (Fig. 58). *Essa remetida posterior dá um ponto fixo superior para a suspensão do púbis no tórax (linha alba)*. Isso em geral prolonga a lordose lombar até D9. A porção tônica da musculatura do perí-

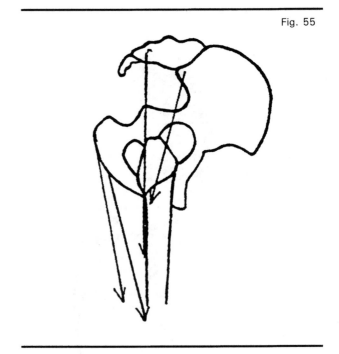

Fig. 55

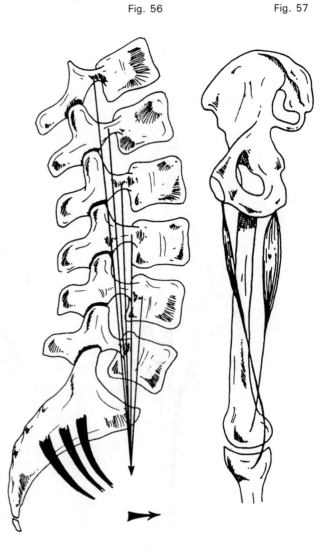

Fig. 56 Fig. 57

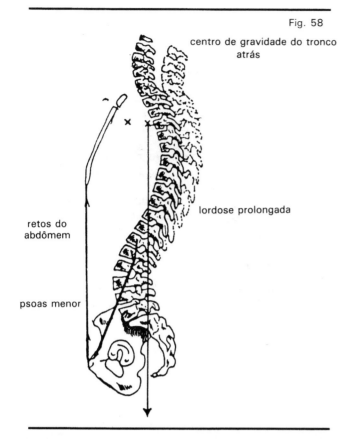

Fig. 58
centro de gravidade do tronco atrás
lordose prolongada
retos do abdômem
psoas menor

neo participa deste mecanismo. Por intermédio do núcleo fibroso central, os *transversos profundo* e *superficial* e os *isquio-cavernosos* solidarizam o sacro ao ramo pubiano, e transformam-se aqui em retroversores pélvicos.

C. — Na pelve, o controle sagital posterior do segmento fêmur-tronco é bastante secundário. É feito por dois músculos que já citamos: o grácil, que fixa o púbis ao joelho — é um pequeno músculo que funciona por pequena alavanca —; e o *ilíaco menor*, verdadeiro músculo de controle da retroversão, entre a espinha ilíaca ântero-superior e o trocânter menor. Na retroversão pélvica que acompanha uma cifose lombar, o ilíaco menor em geral é doloroso.

O controle do desequilíbrio lombar posterior é menos simples. Já nos referimos a isso ao falar sobre a estabilidade pélvica anterior. É a função das duas porções tônicas do psoas (Fig. 59).

O papel do *psoas menor* é mais fácil de compreender. Fixando-se em cima na porção superior da coluna lombar (D12/L1) e em baixo no ramo isquiopubiano, ele controla a queda do tronco para trás. É nele que se apóiam os portadores de paralisia dos glúteos (miopatas), ao andar.

Quanto à *porção transversal do psoas*, a fisiologia é um pouco desconcertante. Pertencendo ao psoas flexor, ele não controla a extensão do quadril. O psoas só é flexor a partir de uma flexão de 20°. Por outro lado, na extensão, a porção inferior se dobra sobre o ramo isquiopubiano, o que bloqueia toda ação em um sentido ou outro. **A extensão coxo-femural não alonga o psoas.** Ela também não controla a póstero-flexão lombar. Até pelo contrário: como suas fibras musculares se fixam nas apófises costiformes, situadas de ambos os lados no âmbito das articulações interapofisárias, elas puxam estas últimas para baixo em imbricação, isto é, em flexão. **A porção transversal do psoas é a porção lordosante.** *Sua função é a proteção da lordose lombar e de sua estabilidade lateral.* Não esqueçamos que toda látero-flexão do tronco é lombar.

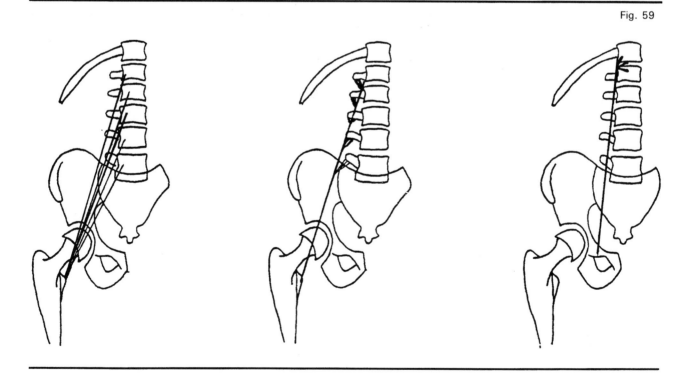

Fig. 59

EQUILÍBRIO FRONTAL

Equilíbrio frontal pélvico

A. — O equilíbrio frontal pélvico em apoio bilateral é, antes de mais nada, condicionado pelo comprimento simétrico dos dois membros inferiores, e este está longe de ser sempre perfeito. Um encurtamento em torno de 5 milímetros é costumeiro, podemos quase dizer fisiológico. O crescimento do comprimento dos membros não é simultâneo, mas alternado. Um membro cresce, enquanto o outro permanece estável e vice-versa.

O desequilíbrio frontal pélvico em apoio bilateral acarreta uma concavidade suprajacente do lado mais alto (Fig. 60). Quanto maior o encurtamento, mais fechada é a concavidade. As escolioses por encurtamento são as únicas em C, ou seja, com uma só curva. Quanto a isso, devemos ser muito prudentes. Por escoliose, nós entendemos uma deformidade permanente. A maioria das chamadas escolioses por encurtamento de um membro inferior são apenas compensações lombares ou dorso-lombares. Elas compensam o encurtamento, mas continuam flexíveis. Visíveis na posição em pé, elas desaparecem na posição sentada ou deitada. Não podemos, então, falar realmente em escolioses. São movimentos fisiológicos de compensação. Chegaríamos até a dizer que é o mais comum. Praticamente todas essas concavidades desaparecem nas radiografias em pé quando compensamos o encurtamento, isso mesmo em adultos de idade avançada. **As radiografias de uma criança em pé devem ser feitas com uma compensação sob o pé, em caso de encurtamento.**

O equilíbrio frontal pélvico em apoio bipodal é controlado por uma sinergia tônica: a dos adutores de um lado, dos abdutores do outro (Fig. 61). Já vimos o grupo adutor: feixe inferior (vertical) do adutor magno e grácil. O grupo abdutor é formado pelo glúteo menor.

— *O glúteo menor* (Fig. 62) é o mais profundo dos músculos glúteos. É também o mais anterior. Se insere, acima, na fossa ilíaca externa, à frente da linha semicircular anterior. Suas fibras musculares relativamente curtas vão se implantar na face profunda de uma lâmina tendinosa que se fixa no bordo anterior do trocanter maior. *Ele é abdutor e rotador interno tônico.* Vamos reencontrá-lo nessas duas funções.

Essa sinergia tônica permite o equilíbrio e as oscilações laterais do tronco ao andar em chão inclinado, por exemplo (Fig. 63). Não devemos confundi-la com a sinergia dinâmica, mecanicamente a mesma, que leva o peso do corpo de um pé para outro, como vimos no andar. Aqui, é uma sinergia de equilíbrio estático inconsciente que controla a translação lateral da bacia nos desequilíbrios permanentes do tronco (Fig. 64).

B. — O equilíbrio pélvico unipodal é sempre uma função totalmente dinâmica e consciente.

Equilíbrio frontal lombar

O equilíbrio frontal da região lombar não é tributário do equilíbrio pélvico, como o era o equilíbrio sagital. Ele tem sua musculatura própria. Como em todo o equilíbrio estático da coluna, a tensão tônica desta leva as vértebras em látero-flexão de seu próprio lado, mas em rotação do outro. Esta tensão é provocada por duas formações tônicas que se fixam nas apófises transversas lombares, provocando, assim, uma rotação oposta. Sabemos que neste âmbito praticamente não há rotação lombar (1/4 de grau), a rotação do segmento é global entre D11/D12 e L5/S1. Esses dois sistemas mus-

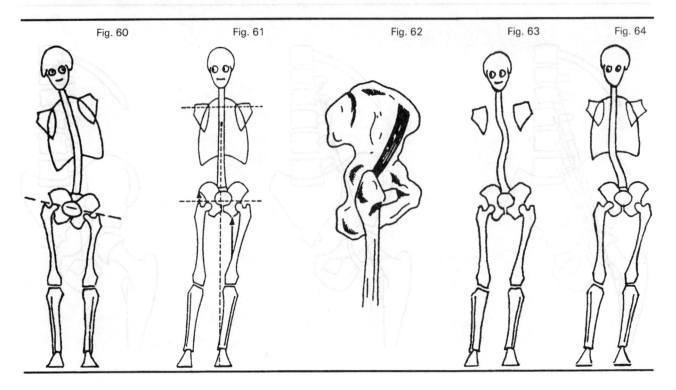

Fig. 60 Fig. 61 Fig. 62 Fig. 63 Fig. 64

culares tônicos são: a porção transversa do psoas, que já descrevemos, e a porção tônica do quadrado lombar.

O *quadrado lombar* é composto por três formações distintas, poderíamos até dizer por três músculos.

— O *ílio-costal* é feito de fibras longas, cujas inserções tendinosas cruzam em comprimento de dentro para fora e se fixam em baixo no bordo superior do ligamento ílio-lombar e no lábio interno da parte posterior da crista ilíaca. Acima, implanta-se diretamente e por uma curta lâmina tendinosa superficial no bordo inferior da décima segunda costela (Fig. 65). O íliocostal é a porção dinâmica do músculo. É ela que *flexiona o tronco lateralmente, mas, sobretudo, suspende a asa ilíaca no tórax nos apoios unipodais.*

— O *ílio-tranverso* acaba, em cima, em quatro lingüetas tendinosas nas apófises transversas das quatro primeiras lombares. Suas inserções baixas se confundem com as do ílio-costal. *É o músculo tônico que controla as látero-flexões do segmento lombar* (Fig. 65).

— O *costo-transversal* nasce no bordo inferior da décima segunda costela e se insere nas apófises transversas das quatro primeiras lombares por quatro lingüetas tendinosas. É também um músculo tônico. Caminha entre os dois precedentes e *controla a látero-flexão da caixa toráxica* (Fig. 65).

Os *transversos espinhosos lombares* não são comparáveis aos transversos espinhosos dorsais nem no pla-

EQUILÍBRIO HORIZONTAL

O equilíbrio pélvico horizontal parece perfeitamente ignorado pelos terapeutas, inclusive aqueles que se acreditam especialistas em estática. Estes se interessam pelos planos frontal e sagital, mas costumam negligenciar as rotações. **Pessoalmente, achamos que essas rotações estão em primeiro plano na escoliose.** Temos certeza de que uma rotação horizontal pélvica é o ponto de partida de todas as escolioses ascendentes.

Para comprender isso, devemos, uma vez mais, voltar à quadrupedia. O quadrúpede que fomos tinha uma bacia horizontal. Nesta posição, o acetábulo virava para fora, para baixo e levemente para trás. Essa orientação correspondia perfeitamente à do colo femural que, em relação à diáfise, faz um ângulo de 125° para cima e 15° graus para frente. O endireitamento humano realizou-se, antes de mais nada, por uma verticalização da cintura pélvica. Essa verticalização, que levou as coxofemurais em extensão, orientou o acetábulo para fora, mas também para frente, em um ângulo de cerca de 50°. Essa nova posição faz com que as duas peças articulares olhem ambas para frente, e que seus eixos de movimento se cruzem na frente, formando um ângulo de 125°. Elas não estão mais em boas condições mecânicas (Fig. 66). *Esse equilíbrio precário só se apóia na tonicidade dos rotadores.*

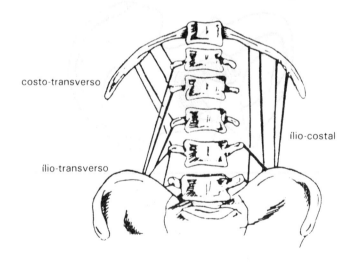

Fig. 65

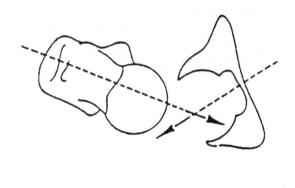

Fig. 66

no fisiológico nem no plano anatômico. Mal participam do equilíbrio lateral lombar e não participam do equilíbrio sagital. Seu aumento de tonicidade representa aumento de lordose. Se, no âmbito dorsal, os transversos espinhosos são claramente distintos e seus fusos perfeitamente distintos também, no âmbito lombar, eles formam uma massa muscular que não pode ser dissecada, constituindo a porção profunda da "massa comum lombar". Sua verdadeira fisiologia é servir de ponto de apoio aos músculos da goteira, que constituem a porção superficial dessa massa comum.

Para que um músculo possa desenvolver sua função motora, ele deve ter um ponto fixo e um ponto móvel. É uma lei elementar da mecânica das forças, que já evocamos.

No equilíbrio estático, como os segmentos estão empilhados uns sobre os outros, é evidente que o ponto fixo está em baixo. No apoio da cintura pélvica sobre o fêmur, os músculos tônicos rotadores — internos na frente (glúteo menor, ilíaco menor), externos atrás (piriforme, pelvi-trocanterianos) — têm seu ponto fixo no maciço trocanteriano, e seu ponto móvel no ilíaco

(Fig. 67). Por outro lado, como o fêmur é, mecanicamente uma força, na rotação interna, o maciço trocanteriano se desloca para frente, e, na rotação externa, para trás. Se o fêmur estiver em posição de rotação interna permanente, na compensação haverá uma rotação externa tibial: por exemplo, o maciço trocanteriano levado para frente terá posto os rotadores externos em tensão. Para conservar o equilíbrio dos rotadores, *eles mesmos levarão a cintura pélvica em uma rotação horizontal oposta*. Inversamente, *uma rotação externa femural permanente resultará numa rotação pélvica homolateral* (Fig. 68).

Mais importante ainda é a segunda causa de um giro horizontal pélvico. As superfícies de apoio do acetábulo são feitas para o quadrúpede, isto é, para uma posição da coxo-femural em flexão de 90° (Fig. 69). O endireitamento humano não apenas modificou a orientação articular, mas reduziu consideravelmente a superfície de apoio (Fig. 70).

Nas rotações externas do fêmur, a cabeça femural sai para frente e vem se apoiar no bordo anterior do acetábulo. Nas rotações internas, ela sai para trás e vem se apoiar no bordo posterior (Fig. 71). Embora esta situação não apresente inconvenientes nos movimentos do quadril sem apoio, ela é insuportável nos apoios. **Para encontrarmos um apoio normal indolor nas posições de rotação, a cintura pélvica realiza um giro horizontal: homolateral à rotação externa, contralateral à rotação interna** (Fig. 72).

Nas posições de rotação bilateral dos dois quadris, a cintura pélvica volta à quadrupedia por uma anteversão, seja qual for a rotação.

Toda essa fisiologia do equilíbrio horizontal pélvico se apóia na musculatura tônica coxo-femural. O mau alinhamento articular só é suportável graças ao equilíbrio das duas tensões opostas: a dos rotadores internos e a dos rotadores externos. Infelizmente, esse equilíbrio geralmente é perturbado. Podemos afirmar, por experiência, que 60% das pessoas têm uma espinha ilíaca ântero-superior mais anteriorizada que a outra, sinal de uma rotação horizontal pélvica.

Já examinamos o ilíaco menor, o glúteo menor, o piriforme. Vejamos rapidamente os pelvitrocanterianos.

O endireitamento humano modificou a função dos pelvitrocanterianos, assim como modificou toda musculatura do quadril. Excluímos daquele grupo o piriforme, que é um sacrotrocanteriano e cuja fisiologia já examinamos. *A fisiologia dos pelvitrocanterianos, músculos curtos tônicos, é a coaptação articular da articulação coxofemural*. Considerando que o endireitamento enrolou as estruturas articulares em torno do colo femural, essa coaptação costuma ser exagerada, e esse exagero é uma das razões da coxartrose, tão freqüente.

— *O obturador interno* se insere na face interna da membrana obturatória e no contorno do forame obturatório, dobra-se no bordo ósseo, na incisura isquiática menor, depois vai para cima e para fora, cobrindo a articulação e se fixando na face interna do trocânter maior (Fig. 73).

— *O obturador externo* se insere na face externa, no contorno do forame obturatório e na membrana obtu-

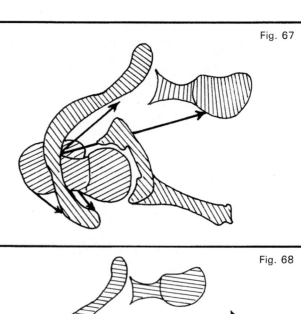
Fig. 67

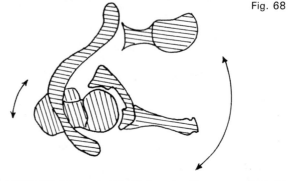
Fig. 68

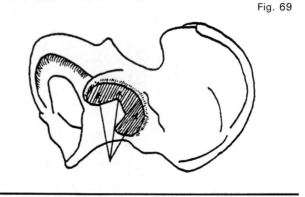
Fig. 69

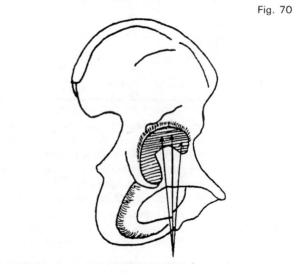
Fig. 70

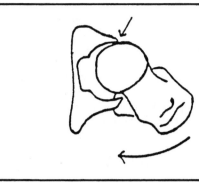

Fig. 71

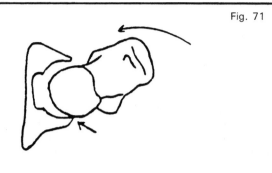

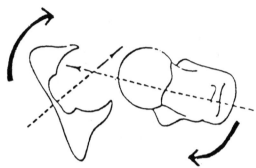

Fig. 72

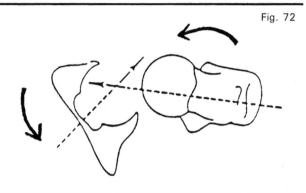

ratória, enrola-se em torno do colo do fêmur para ir se fixar na face interna do trocânter maior (Fig. 73).

Quando recolocados na situação quadrúpede com a bacia deitada horizontalmente, esses dois músculos deixam de se enrolar em torno do colo, mas ficam perfeitamente transversais acima desse colo (Fig. 74). Nessa posição, eles são abdutores, e os glúteos deixam de sê-lo. No homem em pé, os dois músculos se tornaram rotadores externos, especialmente o obturador externo, mecanicamente melhor situado.

A função do *quadrado da coxa* foi também modificada pela posição ereta. No quadrúpede, a tuberosidade isquiática é alta e posterior. O músculo é rotador externo e extensor (Fig. 74). No homem em pé, a tuberosidade isquiática é baixa e mais anterior, o quadrado da coxa conserva uma função de rotador externo muito reduzida, mas se torna adutor (Fig. 75).

REGIÃO DORSAL

É fácil entender a manutenção estática da região dorsal. A tendência gravitacional nesse âmbito é o desabamento da cifose fisiológica. Essa curva é controlada por um músculo posterior ou, mais exatamente, por uma sucessão de pequenos músculos posteriores dispostos em leques sucessivos ao longo de toda coluna: *os transversos-espinhais dorsais*.

Anatomicamente, duas teorias se confrontam: a de Trolard, em que as fibras musculares partem de uma apófise transversa e sobem até as quatro vértebras superiores; e a de Winckler, em que as fibras musculares partem da lâmina e da espinhosa e descem até as transversas das quatro vértebras inferiores. Nunca pudemos compreender essa controvérsia. Se desenharmos em um

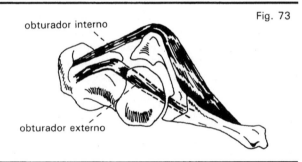

Fig. 73

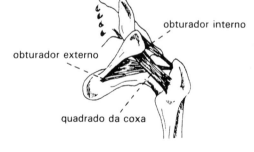

Fig. 74

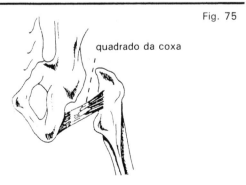

Fig. 75

papel os transversos-espinhais de toda a coluna, chegamos praticamente aos mesmos desenhos, nas duas teorias. Se bem compreendemos as duas descrições, a diferença está no ponto fixo: embaixo para Trolard, em cima para Winckler. Para nós, isso está fora de discussão. Os transversos-espinhais são músculos tônicos controladores da estática. É evidente que seu ponto fixo só pode ser a inserção mais inferior.

Cada *transverso espinhal* é constituído de quatro feixes que saem da vértebra abaixo. O primeiro, o *rotador curto*, sobe e se fixa na porção externa da lâmina da vértebra imediatamente acima. O segundo, o *rotador longo*, vai à porção interna da lâmina da segunda vértebra acima; o terceiro, *multífido*, à base da espinhosa da terceira vértebra acima, e o quarto, o *semi-espinhal*, à ponta da espinhosa da quarta vértebra acima (Fig. 76). Cada vértebra recebe assim quatro tensões tônicas que têm origem em quatro músculos diferentes. Em sinergia bilateral, os quatro feixes controlam o fechamento da cifose fisiológica.

Fisiologicamente, em sua função unilateral, eles controlam a látero-flexão do lado oposto e a rotação de seu próprio lado. Olhando um desenho de perfil (Fig. 77), que não encontramos em nenhum manual, percebemos que cada feixe tem diferentes orientações para cima. *Os dois rotadores, muito laterais, inseridos superiormente no âmbito das apófises articulares, controlam, sobretudo, a látero-flexão oposta. Os dois espinhais, inclinados para trás e fixos na espinhosa, controlam, sobretudo, a rotação de seu próprio lado.* O controle estático de cada vértebra é, assim, realizado por dois músculos curtos — os rotadores, na látero-flexão — e por dois músculos longos — o multífido e o semi-espinhal, na rotação. Isso leva a várias observações práticas. *Os dois parâmetros das deformações escolióticas são totalmente independentes e sua evolução não é paralela.* Na evolução retrátil, os dois rotadores mais curtos se retraem mais rápida e precocemente do que os multífidos e os semi-espinhais mais longos. **A inclinação lateral de uma escoliose em geral precede a rotação.** Isso tem um corolário prático: **quando, em um raio X, a rotação parece preceder a inclinação lateral, a escoliose certamente é evolutiva.**

ADAPTAÇÃO ESTÁTICA DESCENDENTE

Já nos referimos à adaptação estática descendente. A adaptação da cabeça é imperativa, tanto na imobilidade quanto no movimento. Isso faz da tonicidade da região cervical a chave desta função. Ela está, como vimos, sob o controle direto de três sistemas neurológicos reflexos. *Infelizmente, a posição bípede desequilibrou por completo a musculatura tônica e dinâmica da região cervical.*

No quadrúpede que o ser humano já foi, a cintura escapular apóia-se no chão por intermédio dos membros anteriores. Ela é, assim, o ponto fixo sólido de toda musculatura cervical. O homem se endireitou e sua cintura escapular não está mais apoiada, *está suspensa pela coluna cervical e pela base do crânio*. O endireitamento fez aparecer uma nova necessidade tônica: a suspensão da cintura escapular, da caixa torácica e dos membros superiores. Para essa nova função tônica, o ponto fixo muscular deve ser acima, no âmbito cervical e cefálico, e o ponto móvel, embaixo, no âmbito dos segmentos suspensos. Como as inserções dos músculos cervicais não podem ser ao mesmo tempo fixas e mó-

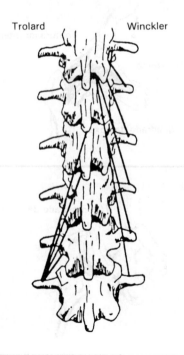

Fig. 76

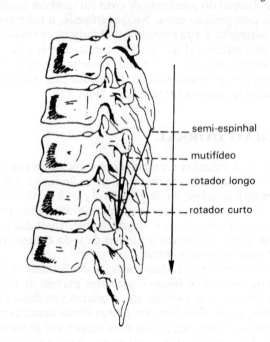

Fig. 77

veis, a musculatura cervical não tem um ponto verdadeiramente fixo. A tonicidade postural está ativa vinte e quatro horas por dia, e sua tensão permanente resulta, necessariamente, em retrações. Como a verticalidade da cabeça e a horizontalidade do olhar são imperativos estáticos, a coluna cervical deve ficar livre para garantir estas necessidades. **É sempre a cintura escapular que suporta as retrações**.

Suspensão escapular

A suspensão escapular é realizada por dois músculos: o trapézio superior na região externa e o suspensor da escápula na região interna.

O *trapézio* é composto por três músculos de funções diferentes (Fig. 78).

As fibras do deltóide profundo têm as mesmas implantações no acrômio que as fibras acromiais do trapézio, que elas prolongam para baixo. O *conjunto realiza a suspensão da cintura escapular e do membro superior na coluna cervical e na dorsal alta*.

— As fibras inferiores são no homem apenas uma fina formação muscular. Elas nascem nas espinhosas dorsais, até D10, e terminam acima e levemente para fora da porção interna da espinha da escápula, deslizando sob o trapézio médio. *São praticamente a única fixação tônica da escápula para baixo*.

O elevador da escápula suspende o ângulo superior da escápula à coluna cervical. É formado por quatro ou cinco feixes distintos que vêem dos tubérculos posteriores das transversas de C2,C3,C4,C5. Esses feixes se reúnem embaixo e vão se fixar na porção superior do ângulo súpero-interno da escápula (Fig. 79).

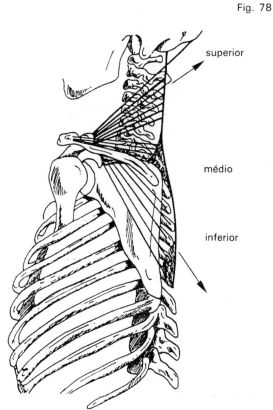

Fig. 78

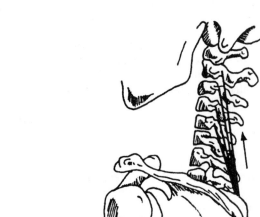

Fig. 79

— As fibras superiores, oblíquas para baixo, para fora e para frente, saem do terço interno da linha curva occipital superior e bordo posterior do ligamento cervical posterior. Embaixo, se inserem no bordo posterior e na face superior da clavícula. *Sua função é suspender a porção externa e anterior da cintura escapular*.

— As fibras médias são horizontais. Elas se implantam no losango aponeurótico, nas espinhosas de C7, D1, D2 e D3. As fibras superiores se inserem no acrômio, as inferiores na face posterior da espinha da escápula.

Suspensão toráxica

A suspensão toráxica é realizada por dois sistemas tônicos: os escalenos e os intercostais.

Em fisiologia, os *escalenos* são geralmente considerados músculos inspiratórios. Costumamos dizer que, provavelmente, é porque nos impedem de inspirar. As primeira e segunda costelas, nas quais eles se inserem embaixo, são menos móveis do que a cervical, na qual se inserem acima. Mesmo se fossem dinâmicos, dificilmente poderiam ser inspiratórios. Em contrapartida, por serem músculos tônicos, com freqüência retraídos, eles puxam o gradeado costal para uma permanente posição alta, limitando consideravelmente as possibilidades inspiratórias.

— O *escaleno anterior* começa acima, por quatro tendões prolongados por quatro feixes musculares independentes, nos tubérculos anteriores das transversas de C3, C4, C5 e C6. Esses feixes se reúnem abaixo e o corpo muscular acaba no tubérculo do músculo escaleno anterior, lábio anterior da goteira subclávia da face superior da primeira costela (Fig. 80).

— O *escaleno médio* começa em cinco tendões das transversas de C2, C3, C4, C5, C6. Ele se implanta no bordo posterior da goteira subclávia da face superior da primeira costela. Assim, se afasta do escaleno anterior e forma uma passagem para a artéria subclávia e o plexo braquial (Fig. 81).

— O *escaleno posterior* começa em três tendões seguidos de três feixes musculares nos tubérculos anteriores e nos bordos externos das goteiras das apófises transversas de C4, C5, C6. Ele termina no bordo superior e face externa da segunda costela (Fig. 82).

Por meio das duas primeiras costelas e dos músculos intercostais, os escalenos suspendem a caixa toráxica na coluna cervical.

Os *intercostais* são a ligação tônica entre as costelas. Os intercostais externos, de fibras oblíquas para frente, controlam os espaços intercostais na subida do gradeado costal, e os intercostais internos, oblíquos para trás, os controlam na descida.

Equilíbrio cervical

A função tônica puramente cervical é assegurada pelos músculos longos do pescoço. A manutenção tônica da lordose solicita suas duas porções tônicas oblíquas externas, superior e inferior.

— O *longo do pescoço* é um músculo particular. Ele é constituído de três músculos separados: dois tônicos — *as duas porções oblíquas externas* — e um fásico — *a porção longitudinal mediana* (Fig. 83).

— A porção tônica, que controla a flexão da coluna cervical (póstero-flexão), é composta de dois músculos.

Porção oblíqua ínfero-externa, cujo corpo é fixo no corpo das três primeiras vértebras dorsais, se prolonga por três feixes tendinosos até os tubérculos anteriores das transversas de C7, C6 e C5. *Porção oblíqua súpero-externa,* cujo corpo é fixo nos tubérculos anteriores das transversas de C5, C4, e C3, e termina em um tendão que vem aderir ao tubérculo central do arco posterior do atlas. Na manutenção tônica dessa região, os transversos espinhais, muitos diminuídos, são apenas ligamentos ativos.

Equilíbrio da cabeça

O equilíbrio da cabeça é a parte capital do equilíbrio estático. É realizado por dois sistemas tônicos com fisiologias um pouco diferentes. A coluna cervical superior tem amplitudes relativamente pequenas. Sua mus-

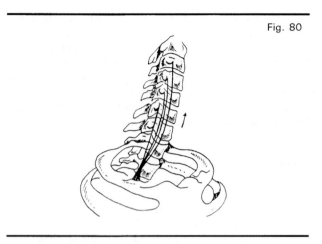

Fig. 80

Fig. 81

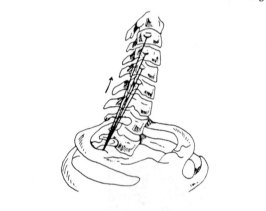

Fig. 82

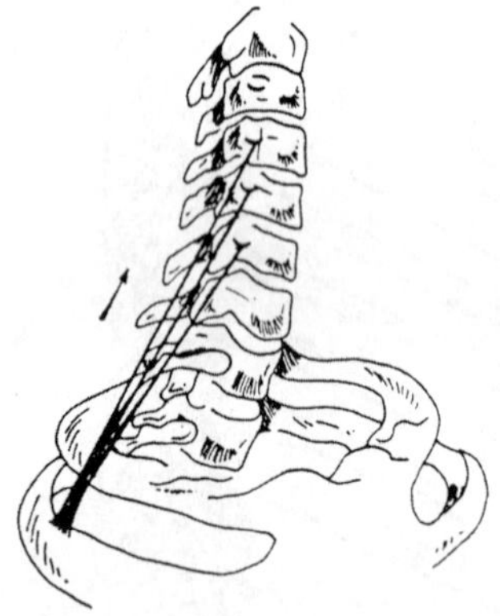

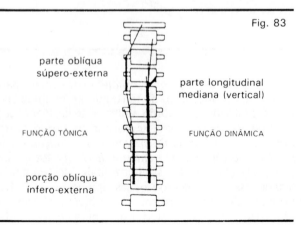

Fig. 83

culatura mantém a verticalidade da cabeça nas oscilações do tronco e nos deslocamentos do corpo. A musculatura que chamaremos de "dorso-cérvico-cefálica" controla os desequilíbrios importantes, que os gestos e posições da vida cotidiana requerem.

A. — *Toda a musculatura da coluna cervical superior é tônica.* Os pequenos movimentos dessa região não demandariam uma musculatura dinâmica. Por outro lado, a cabeça é mobilizada por uma potente musculatura fásica. O controle da posição da cabeça é a função maior das duas articulações C0/C1 e C1/C2. Neste mecanismo, o atlas é um menisco ósseo entre o occipital e a coluna cervical inferior. Uma das funções da musculatura suboccipital é manter a posição do atlas nos movimentos simultâneos das duas articulações.

1º) Na frente:

— *O longo da cabeça* vai dos tubérculos anteriores das transversas de C6, C5, C4 e C3 à apófise basilar do occipital (Fig. 84). Com seu homólogo contralateral, ele forma uma banda muscular anterior, destinada a controlar a póstero-flexão da cabeça e a flexão occipital.

— *O reto anterior da cabeça* vai da massa lateral do atlas à apófise basilar. Ele controla os movimentos de deslizamento anterior do occipital, mas, principalmente, o deslizamento posterior do atlas (Fig. 84).

— *O reto lateral da cabeça* é o último elo dos músculos intertransversários. Ele controla os deslizamentos laterais do occipital, mas também os do atlas. Ele vai da massa lateral do atlas à apófise jugular (Fig. 84).

2º) Atrás:

Atrás se localizam os músculos chamados de suboccipitais. Sendo o desequilíbrio da cabeça anterior, esses músculos posteriores são os verdadeiros reguladores do equilíbrio cefálico. Eles são quatro:

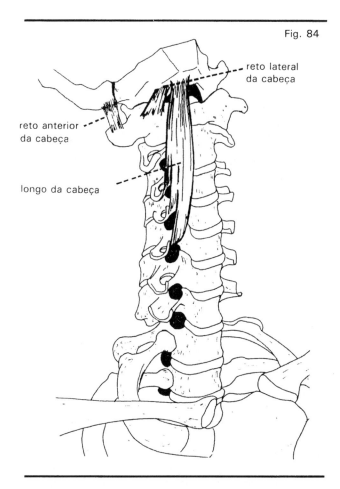

Fig. 84

— *O reto posterior maior da cabeça* (Fig. 85), da espinhosa de C2, vai para cima e para fora até a linha curva occipital inferior; o *reto posterior menor da cabeça* (Fig. 85) vai do arco posterior do atlas para cima e para trás até o terço interno da linha curva occipital

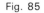

Fig. 85

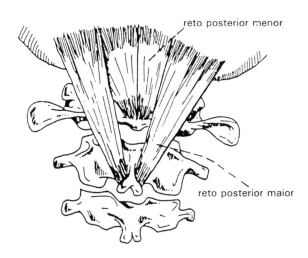

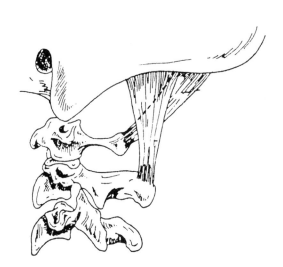

51

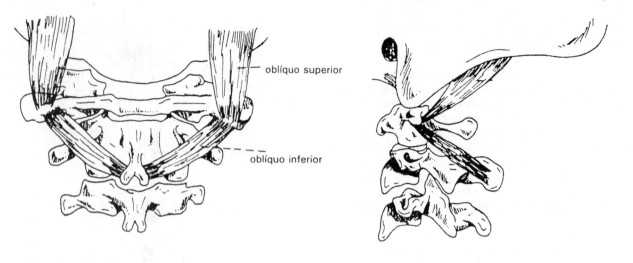

Fig. 86

inferior; *o oblíquo inferior da cabeça* (Fig. 86) vai da espinhosa de C2 para cima, para frente e para fora até a massa lateral do atlas; *o oblíquo superior da cabeça* (Fig. 86) vai da massa lateral do atlas para cima e para trás até o terço externo da linha curva occipital inferior.

Esses quatro músculos controlam a anteflexão da cabeça, isto é, o desequilíbrio anterior permanente. Considerando essa hipersolicitação, esta é uma região costumeiramente contraturada. O oblíquo inferior da cabeça é especialmente solicitado na estabilização anterior do atlas, cujo deslizamento anterior ele impede, protegendo assim o ligamento transverso e a articulação atlas-odontoidiana.

A látero-flexão é igualmente controlada pelos quatro músculos: o reto posterior menor da cabeça e o oblíquo superior da cabeça, na articulação occipito-atloidiana; o reto posterior maior da cabeça e o oblíquo inferior da cabeça, na articulação atlas-áxis. Todos estes músculos se equilibram entre si.

Os quatro músculos realizam, enfim, o controle das rotações, mas aqui sua ação é diversificada. O oblíquo superior da cabeça e, sobretudo, o reto posterior menor da cabeça, situados lateralmente e orientados de trás para frente, controlam a rotação de seu lado. O reto posterior maior da cabeça, orientado de dentro para fora, controla a rotação do lado oposto. Nessa função, o oblíquo inferior pode ser sinérgico, controlando junto a própria rotação do atlas sobre o áxis, mas sendo antagonista, fixando o lado oposto (Fig. 87).

B. — A defesa tônica da cabeça é orientada, sobretudo, contra a anteflexão e a látero-flexão. A tonicidade do longo do pescoço é suficiente contra a póstero-flexão. Mas a rotação cérvico-cefálica é muito mal protegida. Os golpes mortais de jui-jitsu provocam rotações brutais da cabeça. Nosso endireitamento bípede, uma vez mais, é o responsável por essa deficiência.

Todas as apófises espinhosas cervicais acabam em uma bifurcação óssea, com dois ramos orientados para baixo. Em póstero-flexão, todas essas apófises poste-

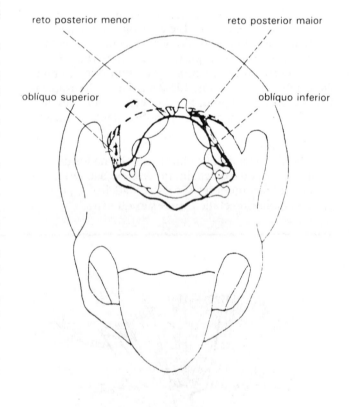

Fig. 87

riores vêm se encaixar umas nas outras, impossibilitando qualquer movimento de rotação da coluna cervical inferior. Em seu posicionamento normal de cabeça, o quadrúpede, cuja lordose cervical é considerável, não tem rotação inferior. Só as rotações de sua coluna cervical superior permitem a orientação da visão. Devido ao endireitamento de nossa coluna cervical, perdemos essa defesa.

O controle da anteflexão é a principal função dos *semi-espinhais da cabeça* (Fig. 88). Seu íntimo contato com o ligamento cervical posterior, aliás, confirma essa função de manutenção. Além disso, sua anatomia particular, com sua banda fibrosa que os separa transversalmente, dá bem a imagem de uma mola dupla de tensionamento, de um tirante solidamente ancorado na coluna dorsal superior e destinado a sustentar o occipital. Como o desequilíbrio da cabeça é permanente, eles são músculos potentes, em geral retraídos e dolorosos, em grande parte responsáveis pela lordose cervical. Eles são os remanescentes dos enormes músculos responsáveis pela manutenção da cabeça no quadrúpede.

— *O semi-espinhal da cabeça* começa embaixo, no ápice das transversas das cinco ou seis primeiras vértebras dorsais, na base das transversas das quatro últimas cervicais, nas espinhosas de C7 e D1. Cada uma de suas duas partes, interna e externa, são separadas por um tendão intermediário transversal, que faz dele um músculo digástrico. Elas vão para cima e terminam nas linhas curvas occipitais. Os dois músculos semi-espinhais da cabeça são reunidos no centro pelo ligamento cervical posterior (Fig. 88). São eles que controlam a anteflexão e as látero-flexões da cabeça. No entanto, a constituição digástrica lhes permite um tensionamento no sentido da extensão da coluna dorsal alta. A retração tão freqüente desses músculos é responsável pela lordose cervical que, em geral, se prolonga até D4 ou até D6 por uma lordose dorsal alta. Vamos voltar ao assunto com a patologia.

— O *longuíssimo da cabeça* é uma formação muito mais frágil. Liga-se embaixo à base das transversas das 4 ou 5 últimas cervicais e da primeira dorsal. Suas fibras vão se fixar ao longo do bordo posterior da apófise mastóide, sendo que as fibras inseridas mais inferiormente se fixam mais superiormente na mastóide, e vice-versa. Dessa forma o músculo se torce, e isso lhe permite controlar rotações e látero-flexões da cabeça ao mesmo tempo (fig 88).

Fisiologia global descendente

A fisiologia global da adaptação estática descendente é comparável à do equilíbrio segmentar ascendente. Em uma, as compensações eram ascendentes, na outra, serão descendentes.

A. — Os desequilíbrios da cabeça têm origens as mais sutis, nem sempre evidentes para o terapeuta não experiente.

Em primeiro lugar, devemos citar a má posição da cabeça no atlas, que os osteopatas tendem a ver como causa de todas as escolioses. É verdade que constatamos enorme freqüência de lesão anterior do côndilo occipital direito em portadores de escolioses. No entanto, essa lesão osteopática é encontrada tanto nas escolioses ascendentes quanto nas descendentes. Pensamos, então, que ela pode tanto ser causa quanto compensação dessa deformidade estática.

O esterno-cleido-occipito-mastóideo, embora seja um músculo da dinâmica, pode também estar envolvido. Uma ruptura importante de um esternocleido é uma afecção bastante comum em partos difíceis, sendo responsável pelo "torcicolo congênito", que a honestidade médica deveria chamar "torcicolo obstétrico". Paralelamente a esta importante ruptura, muitas pequenas lesões passam despercebidas. Sua cicatriz fibrosa faz com que não apenas o crescimento muscular se retarde pouco a pouco, mas também perca sua elasticidade. A tensão permanente que disso resulta leva a cabeça a uma inclinação do lado do músculo lesado e a uma rotação do lado oposto (Fig. 89).

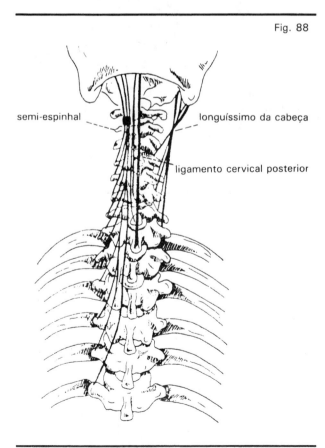

Fig. 88

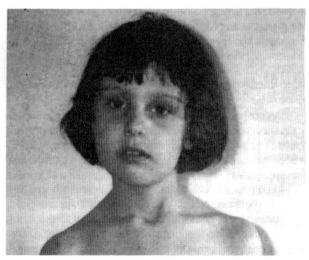

Fig. 89

A causa direta mais sutil é, certamente, a falta de simetria da visão ou da audição. É fácil compreender: a pessoa, apresentando uma dominância de visão de um olho ou de audição de um ouvido, leva esse órgão para frente, para recentrá-lo, isso com uma rotação da cabeça para o lado oposto. *Em escolioses descendentes sem sinal preciso de desequilíbrio, sempre solicitamos um exame da visão e da audição.*

Os desequilíbrios da cabeça não podem ser compensados no âmbito cervical. Vimos o quanto o equilíbrio deste segmento, que condiciona a posição da cabeça, é superprotegido. Por outro lado, sendo sua mobilidade indispensável aos movimentos da cabeça e à orientação do olhar, que são o ponto de partida de todos nossos gestos, ela deve permanecer íntegra. Por causa disso tudo, não pode haver escoliose estática cervical. De qualquer maneira, como o movimento das vértebras cervicais só pode ser de inclinação e rotação para o mesmo lado, a escoliose estática é impossível nessa região. Os únicos desequilíbrios estáticos cervicais a serem tratados se localizam no plano sagital. Nós os veremos com a fisiopatologia. As compensações dos desequilíbrios da cabeça em rotação ou inclinação lateral ocorrem na dorsal, por desequilíbrios inversos.

B. — Os desequilíbrios da cintura escapular são praticamente herança de todos os humanos. É raro não encontrar numa pessoa um ombro mais alto do que o outro, um ombro enrolado, um ombro mais estreito etc., anomalias que sempre correspondem a uma retração muscular tônica precisa, que veremos no exame estático. Da mesma forma que a coluna lombar é solidária com os movimentos pélvicos, a coluna dorsal é solidária com os movimentos escapulares. Sabemos (sistema cruzado) que o tórax participa de todos os movimentos do ombro. No entanto, embora essa sinergia seja, nos desequilíbrios estáticos, inelutável no segmento fêmur-tronco, onde a musculatura é comum aos dois segmentos, as coisas são menos sistemáticas na região escapular, onde as musculaturas são independentes. No entanto, não é raro que um ombro mais alto acarrete uma concavidade do lado oposto, que um ombro enrolado leve a coluna dorsal a uma rotação oposta. Além disso, sabemos que o equilíbrio das dorsais (movimento em S.R.) sempre associa a látero-flexão a uma rotação oposta, a rotação a uma látero-flexão oposta (ver *Fisiologia da Terapia Manual/* M. Bienfait; São Paulo: Summus, 1989).

Ventilação toráxica

A este processo estático descendente devemos acrescentar a fisiologia da ventilação toráxica. Suas perturbações ocupam um lugar importante na reeducação estática. A mecânica respiratória nos parece bastante mal compreendida. Por isso nos permitimos retomá-la aqui.

O centro ativo é o diafragma. Ele, sozinho, é responsável pela respiração corrente, a única que devemos verdadeiramente considerar em patologia. Como todos os músculos, para ser mecanicamente eficiente, o diafragma ou, mais exatamente, os músculos diafragmáticos devem ter um ponto fixo e um ponto móvel. Como a fisiologia do diafragma é a elevação do gradeado costal, o ponto móvel está, evidentemente, na periferia toráxica. Assim, o ponto fixo da contração está, obrigatoriamente, no centro. Considerando as deformações que os movimentos do tronco impõem ao tórax, esse ponto fixo deve ser suficientemente flexível e elástico para se adaptar a todas as circunstâncias da mobilidade. *É a razão de ser do centro fibroso diafragmático.* A hipótese de que o tórax e coluna possam se deformar por desequilíbrios do diafragma é ridícula. *O diafragma é feito para adaptar-se às deformações do tórax; não pode ser o tórax que se adapta às deformações do diafragma.*

O diafragma não é um músculo, mas um conjunto de músculos digástricos. Cada um é formado por dois corpos musculares situados nas duas extremidades e reunidos por um tendão central que constitui o ponto fixo mecânico. São todas essas lâminas tendinosas que, cruzando-se no meio, formam o centro fibroso diafragmático (Fig. 90).

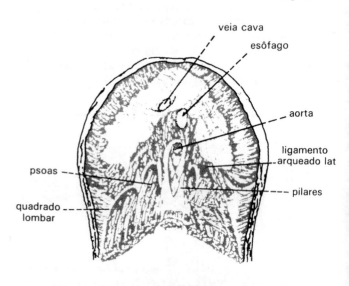

Fig. 90

Para formar um ponto fixo sólido, mas adaptável, esse centro fibroso é mantido entre duas tensões relativamente elásticas, que se equilibram entre si. O ligamento anterior do mediastino o suspende à base do crânio, isto é, ao occipital; os pilares do diafragma, essencialmente fibrosos, fixam-no à coluna lombar (Fig. 91). Essas duas formações pouco elásticas o impedem de subir e descer, mas permitem que se adapte às látero-flexões e às rotações do tronco. Na vertical, os movimentos do centro diafragmático são pequenos (Rouvière). Lateralmente, uma fixação sobre o fígado à direita (ligamento falciforme) e sobre o estômago à esquerda (ligamento do estômago) o impede de subir e permite a flexão dos dois folículos laterais (Fig. 92).

Apoiando-se neste centro fibroso solidamente fixado, os músculos digástricos costais elevam lateralmen-

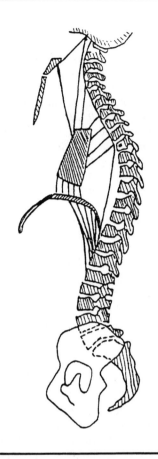

Fig. 91

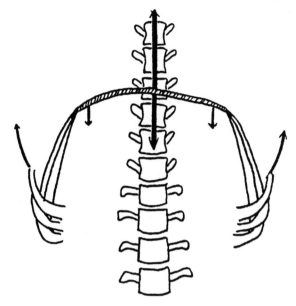

Fig. 92

te os seis últimos pares de costelas. Nessa região, eles aumentam o diâmetro transversal. Ao mesmo tempo, os feixes anteriores elevam o esterno e os seis primeiros pares de costelas. O diâmetro toráxico ântero-posterior é assim aumentado em sua porção superior. Enfim, o achatamento dos dois folículos laterais aumenta os dois diâmetros verticais laterais (Fig. 93).

A velha noção de uma compressão da massa visceral para baixo, na inspiração, é completamente errada. Infelizmente, ela deu origem a uma pretensa respiração abdominal e a uma ginástica respiratória completamente antifisiológica. E ainda tem seus adeptos. Mecanicamente ilógica, ela resulta de uma má observação radiológica. *Na inspiração, não é o centro tendíneo que desce, mas o gradeado costal que sobe.* A extensão cervical e o endireitamento da coluna dorsal alta impossibilitam a descida do centro fibroso. A mecânica tóraco-abdominal na inspiração é bem outra. *Ela é feita da sinergia de dois sistemas musculares: o diafragma e transverso do abdome.*

Vamos rever rapidamente nossa anatomia: os dois sistemas musculares se inserem lateralmente nas faces

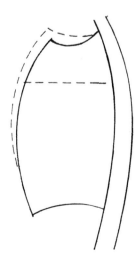

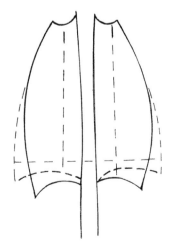

Fig. 93

55

internas dos seis últimos pares de costelas. Nos sétimo, oitavo e nono pares de costelas, as digitações do diafragma e os fusos musculares do transverso se imbricam uns nos outros, fixando-se nas costelas por inserções comuns. Nos décimo, décimo primeiro e décimo segundo pares de costelas, as duas massas musculares se confundem. *Elas são indissecáveis.*

Fisiologicamente, devemos considerar que diafragma e transverso são um único conjunto muscular. A contração do diafragma eleva as costelas lateralmente e, por reflexo miotático, acarreta a contração do transverso. Nessa sinergia, a elevação do gradeado costal é seguida de uma compressão visceral possibilitada pela flexão dos folículos laterais sobre o estômago e o fígado. Em afecções graves de poliomielite, se uma paralisia do diafragma requeria pulmão de aço, o mesmo ocorria com uma paralisia abdominal. *A inspiração corrente é uma sinergia diafragma-transverso, sendo ambos os músculos indispensáveis à função.*

Acabamos de lembrar o mecanismo da inspiração, para poder entender a expiração. *A inspiração é a fase ativa da respiração.* O corpo se abre na inspiração e o sistema fascial leva todos os segmentos para a rotação externa. Contrariamente do que leva a supor a maioria das ginásticas respiratórias, com exceção dos bloqueios toráxicos, ela raramente é causa de insuficiências. O mesmo não ocorre com a expiração. *A expiração corrente é uma fase passiva de relaxamento. O "retorno da inspiração"* é devido ao relaxamento muscular, ao qual se associam o retorno da torção das cartilagens costais e o tensionamento do transverso do tórax. Por uma rotação interna passiva dos segmentos, a fáscia volta à sua posição neutra. *É esse relaxamento global respiratório que procuramos em nosso trabalho.* Não se trata de uma expiração forçada voluntária mobilizando a musculatura dinâmica (oblíquos), mas de um relaxamento passivo do conjunto do corpo. Ela requer um aprendizado especial do paciente.

A fisiologia classicamente ensinada distingue três tipos respiratórios: respiração costal superior, costal inferior e abdominal. Se é verdade que os movimentos destes três segmentos participam juntos da ventilação fisiológica, aceitá-los separadamente é fazer de um tipo respiratório patológico um tipo fisiológico normal.

Isso levou às teorias de ginástica respiratória aberrantes das quais a mais utilizada é a ginástica abdominal. Embora esta ginástica respiratória abdominal tivesse sua razão de ser no tratamento das afecções pulmonares, ela é totalmente estúpida nos outros casos. O diafragma é feito para elevar as costelas, não para mobilizar a cavidade abdominal. Constatar em uma pessoa um tipo respiratório isolado é o sinal de uma deficiência.

— A respiração *costal superior* é sinal de uma rigidez das articulações costo-vertebrais. As últimas costelas, especialmente sétimas, oitavas, nonas e décimas, que demandam um movimento lateral amplo, chamado "em alça de balde", não podem subir suficientemente sob a influência dos feixes transversos do diafragma. Só os dois músculos sagitais elevam o esterno e as seis primeiras costelas, em seu movimento de "braço de bomba" (Ver *Fisiologia da Terapia Manual* / M. Bienfait; S.Paulo, Summus, 1987).

— A respiração *costal inferior* é a de uma pessoa em "inspir". Ela se deve quase sempre a uma retração dos escalenos, algo muito comum no homem. Estes músculos puxam as duas primeiras costelas para cima e fazem o esterno subir. Este, já em posição de inspiração com as seis primeiras costelas, não participa mais da inspiração, que se reduz à abertura das seis últimas costelas.

— A respiração *abdominal* é, para nós, totalmente antifisiológica. Ela assinala uma insuficiência do transverso do abdome, cuja aponeurose anterior, sendo a mais fina, deixa partir a massa visceral para frente na inspiração. É a respiração dos bêbes, que ainda não estabeleceram suficientemente seu tônus, e dos velhos, que já o perderam.

C. — As compensações descendentes seguem o caminho inverso daquele que vimos no sistema ascendente e chegam aos mesmos resultados.

Os desequilíbrios da coluna dorsal se compensam na coluna lombar por desequilíbrios inversos, envolvendo globalmente todo o segmento. A coluna lombar, cuja rotação total não ultrapassa 6 a 8°, leva rapidamente a cintura pélvica na mesma rotação horizontal que, por sua vez, modifica os apoios dos pés no chão.

LIVRO II

A PATOLOGIA

As Deformidades

Deformidade é um termo que usamos com freqüência em patologia estática. Há, no entanto, várias formas de deformidades, e isso, às vezes, leva nossos colegas a confusões quanto à gravidade da afecção e, principalmente, quanto às possibilidades de tratamento a seu alcance. No termo ''deformidade'', vamos distinguir o que é estático daquilo que não o é, o que podemos tratar daquilo que não podemos. Como todas as especialidades médicas, a reeducação estática tem seus limites.

A. — O termo deformidade está ligado, com freqüência, à ortopedia. É concernente a deformidades estruturais, em geral ósseas. Normalmente, são congênitas: hereditárias, ligadas a uma disfunção do núcleo de ossificação, ou resultantes de uma tensão do conjuntivo, que o alongamento ósseo de crescimento não pôde vencer. Não podemos nos propor a um estudo dessas deformidades, que não são de nossa competência. Para exemplificar, vamos tomar alguns exemplos clássicos que têm algum interesse para nós.

I. — A escoliose congênita é uma anomalia de uma ou mais vértebras, no mais das vezes dorsais. Esta escoliose, contra a qual deve ficar claro que nada podemos, embora sempre importante, é, em princípio, bem equilibrada e não evolutiva. É acompanhada, em geral, de anomalias toráxicas.

Luxações ou subluxações do quadril são anomalias congênitas hereditárias. Elas afetam o acetábulo ilíaco, algo que é sempre citado, mas também afetam a orientação do colo femural, algo que nem sempre é lembrado. No entanto, para nós, isto é muito importante. De fato, podemos distinguir três formas dessa deformidade ósteo-articular.

— A luxação verdadeira afeta tanto o acetábulo quanto o colo femural. A zona de apoio da cabeça femural no acetábulo — o ''teto do acetábulo'' — é oblíqua para fora e para cima. O colo femural é deformado em ''coxa valga'', e isso acentua a possibilidade de deslizamento da cabeça para fora e apresenta um exagero do ângulo de anteversão que permite à cabeça sair da cavidade pela região anterior.

— A subluxação só afeta o acetábulo. Seu plano inclinado para fora faz com que a cabeça possa deslizar progressivamente para fora e ligeiramente para cima, sem, no entanto, sair da cavidade.

— A terceira forma só afeta o colo femural. Como isso parece não comprometer a articulação coxofemural, não a associamos à luxação congênita. *No entanto, é evidente que o processo congênito é o mesmo nos três casos.* Essas modificações da orientação do colo são de três tipos: a coxa valga (ângulo de inclinação acima de 125° — verticaliza o colo femural) e a coxa vara (ângulo de inclinação abaixo de 125° — horizontaliza o colo femural); esses dois tipos de deformidades criam

apoios ruins no acetábulo, em geral levando a uma coxoartrose. O terceiro tipo de deformação é o aumento mais ou menos importante do ângulo de anteversão, normalmente de 15 a 20°. Essa deformidade, quando isolada, parece não interessar a ninguém. É, no entanto, relativamente freqüente. Realizamos pessoalmente uma pequena experiência radiográfica pesquisando os ângulos de anteversão em alguns casos de escoliose. A obtenção da medida deste ângulo é atualmente fácil e precisa, graças à tomografia computadorizada. Ela possibilitaria uma pesquisa em larga escala, que pensamos ser de grande importância. Pelas seguintes razões:

Com a fisiologia, vimos que o quadril em apoio não suporta rotações, que fazem uma parte da cabeça femural salientar-se para frente ou para trás. Também vimos que esses apoios inadequados são automaticamente compensados por uma rotação horizontal pélvica, homolateral à rotação externa, contralateral à rotação interna, e por uma anteversão da bacia nas rotações bilaterais. **O aumento do ângulo de anteversão do colo femural é, na articulação do quadril, uma rotação externa, que tende a fazer a cabeça femural sair para frente, e isso a articulação não suporta em apoio. Nas escolioses ascendentes, sempre encontramos uma rotação horizontal pélvica.** A experiência tem confirmado que a grande maioria das escolioses ascendentes, as mais numerosas, vêm de um aumento do ângulo de anteversão de um dos colos. Também temos certeza de que um grande número de anteversões pélvicaslordoses lombares são compensação de uma deformidade bilateral.

Com base nisso, seria possível proceder ao seguinte estudo: examinar os ângulos de anteversão de muitas escolioses ascendentes. Estamos convencidos de que esse estudo muito viria a acrescentar. Caso confirmasse nossa hipótese, um teste simples permitiria não prever uma escoliose, mas alertar para um sério risco. Por outro lado, nos casos de leves escolioses ascendentes, ele mostraria que, sendo impossível anular a causa inicial, os riscos de evolução passam ao primeiro plano do tratamento. O teste ao qual aludimos consiste em comparar as duas espinhas ilíacas ântero-superiores. A anteriorização de uma delas assinala uma rotação horizontal pélvica do lado oposto.

II. — A deformidade do pé em equino-varo (pé torto congênito) é o exemplo mais recorrente de uma disfunção dos núcleos de ossificação. Com certeza, muitas outras pequenas deformidades têm a mesma origem.

III. — As deformidades por tensão do conjuntivo também são bem freqüentes. Todas originam-se na infância, até mesmo no período fetal, como a tíbia vara, por exemplo. Já falamos do geno valgo, com a fisiologia. Veremos a escoliose dorsal com a patologia. Insistiremos aqui nas deformidades toráxicas, que muitos terapeutas, induzidos em erro por certos métodos de trabalho, pretendem poder corrigir com terapia manual.

As deformidades do tórax que nos dizem respeito são: depressões submamárias, depressão subxifóidea e pectus carinatum. É ridículo atribuí-las a desequilíbrios diafragmáticos. Elas decorrem de deformações do esterno causadas pelo crescimento da primeira infância e por tensões fibrosas. As depressões submamárias e o pectus carinatum são provocados pela abertura ou fechamento da articulação entre manúbrio e corpo esternal, que formam o ângulo esternal. O fechamento leva as sexta, sétima e oitava costelas para trás e é responsável pelas depressões submamárias. A abertura leva as mesmas costelas para frente e cria o pectus carinatum. A depressão subxifóidea decorre de um encurvamento do corpo esternal em convexidade anterior, que afunda o processo xifóide. Essas deformidades se atenuam e, às vezes, desaparecem com o crescimento. Se persistem, a terapia manual é impotente para a correção do esterno.

B. — O termo deformidade estática se aplica aos desequilíbrios articulares fixos. São a razão de ser desse livro. Embora tenham, às vezes, uma causa congênita, são quase sempre desequilíbrios adquiridos durante e pelo crescimento. Se são fixos, acabamos de dizer, são deformidades e a reeducação estática, frequentemente, não tem armas para corrigi-los. É especialmente o caso das curvas escolióticas de segundo e terceiro graus. Se forem flexíveis, são compensações contra as quais a terapia manual tudo pode. Sobre isso falaremos no Livro III.

A Evolução

A evolução das deformidades é um fator da patologia estática por demais esquecido nos tratamentos fisioterápicos. Nosso mestre, o dr. Robert Ducroquet, repetia sem cessar as seguintes frases, que gostaríamos de ver pintadas nas paredes das escolas e nas salas de ginástica:

"A gravidade da escoliose não está em sua causa, mas em seu grau de evolução. Cada escoliose grave tem atrás de si um culpado."

É preciso nunca esquecer que, em diversos graus, todas as deformidades estáticas são evolutivas, particularmente no segmento multiarticulado da coluna.

A causa mais freqüentemente citada para a evolução da escoliose é a gravidade. Não há dúvida de que o "achatamento" das curvas é um dos fatores dessa evolução. Os quadrúpedes não apresentam escoliose estática. No entanto, isso está longe de ser o fator determinante. Se fosse, todas as escolioses teriam uma evolução paralela, o que não ocorre. Aliás, não são as deformidades mais graves aquelas que apresentam segmentos muito horizontalizados, que evoluem mais rapidamente.

O crescimento é, antes de mais nada, responsável pela evolução da escoliose.

A escoliose é uma afecção de crescimento.

Na vigilância de uma escoliose, as pioras sempre correspondem a períodos de crescimento. O problema é que esse crescimento humano é anárquico e imprevisível. Uma deformidade pode ser estável durante meses ou anos, e depois evoluir de forma catastrófica em algumas semanas. É essa impossibilidade de previsão que constitui o perigo de evolução. Com freqüência, ela dá uma tranqüilidade rápida e brutalmente traída por uma evolução irreversível.

A vigilância de uma escoliose deve ser constante durante todo o crescimento. Controles regulares não são previstos em meses, mas em centímetros de altura.

As radiografias, peça principal dessa vigilância, não devem ser espaçadas de seis meses ou um ano, como é de costume, mas devem ser prescritas a cada cinco centímetros de crescimento, para uma criança pequena. Esse acompanhamento da altura é fácil. Pode ser facilmente feito pela família, em mensurações semanais. *Como o crescimento do tronco e o dos membros inferiores se alternam, estas medidas de altura são feitas em pé e sentada.* Isso permite constatar com rapidez os períodos perigosos. Exigimos dos pais um traçado em papel milimetrado, comparável ao de uma curva de temperatura: *a curva de crescimento.*

Acabamos de falar de radiografias. O controle é realizado mediante comparação das chapas radiográficas feitas ao longo do tempo. Parece bobagem dizer que, para compará-las, elas devem ser comparáveis. No entanto, raramente o são. É excepcional encontrar um dossiê radiográfico feito com esse espírito, ou seja, realmente irrefutável. Os raios X trazidos por um cliente praticamente nunca são feitos de acordo com regras rigorosas que os tornariam comparáveis. Os médicos, que são os primeiros a examinar os clientes portadores de escoliose, ignoram essa noção. Solicitam as incidências sem especificar as posições.

Apresentamos (Fig. 94), a título de exemplo, duas radiografias da mesma pessoa, uma em posição em pé, outra em posição deitada. A diferença é evidente e o aumento das curvas mostra uma deformidade forçosamente evolutiva. Suponhamos que a radiografia em pé seja anterior à da posição deitada. Esta segunda poderia fazer crer em uma melhoria absolutamente inexistente, e conduzir o tratamento por uma via catastrófica no futuro.

O raciocínio inverso pode também ser feito, caso em que o primeiro raio X seria em posição deitada. Em ambos os casos, o tratamento escolhido por comparação das radiografias será inadequado e, portanto, perigoso.

O caso precedente torna-se cada vez mais raro hoje em dia.

Tomemos, então, um outro exemplo.

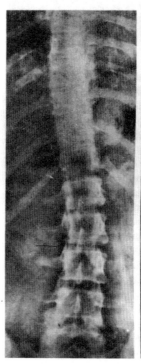 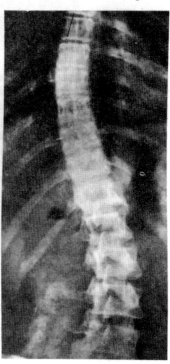

Fig. 94

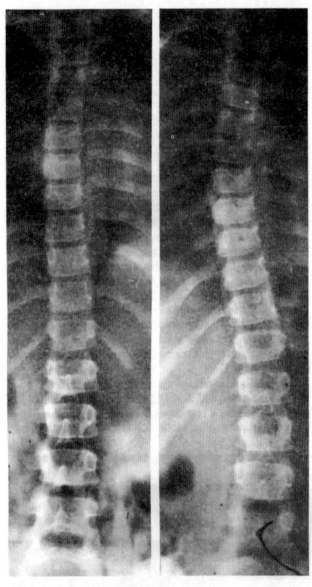

Fig. 95

Em duas outras radiografias (Fig. 95), a da esquerda foi feita pela manhã, a da direita, na noite do mesmo dia. É um caso muito freqüente na prática diária. Também neste caso a diferença é muito importante e mostra uma escoliose claramente evolutiva. A comparação só pode levar a erros de avaliação, seja em um sentido ou outro.

Encontramos muitos casos de evolução cuja causa era apenas essa: uma segunda radiografia feita pela manhã levou a uma falsa tranqüilidade quanto ao tratamento curativo.

A verdade quanto às deformidades é vista em posição em pé, em raios X feitos no fim da tarde.

Atualmente é moda o cálculo de ângulos e de raios de curvatura. Esses cálculos são sempre falsos. A radiografia é uma projeção de um volume num plano. Todas as deformidades e, em particular, as escolioses, nunca evoluem apenas em um plano. **As escolioses sempre se instalam nos três planos do espaço:** flexão lateral no plano frontal, lordose ou cifose que a acompanha no plano sagital, rotação no plano horizontal. A deformidade pode muito bem evoluir em um plano ou outro. A inclinação das superfícies dos corpos vertebrais que serve de referência para o cálculo dos ângulos das curvas nunca é apenas frontal. Ela também ocorre nos três planos do espaço, e sua projeção é só um compromisso entre esses três planos. Os cálculos de ângulos não têm nenhum valor comparativo.

A verdade do exame radiográfico está em uma chapa em pé, de frente, e outra de perfil, na mesma posição. Devem ser feitas com o paciente numa posição precisa: pés em posição fisiológica, isto é, separados de 3 a 5 cm, antepés em um ângulo de 15°; braços caídos livremente de cada lado do corpo; e a cabeça mantida em posição ereta *sem rotação. As chapas devem ser suficientemente claras para mostrar a rotação vertebral.* Isso exclui as teleradiografias, feitas de muito longe para serem nítidas.

Já dissemos o que pensamos sobre a falsa escoliose, por encurtamento de um membro inferior. Acreditamos que não é uma deformidade, mas uma simples concavidade de compensação, não fixada. É muito importante que isso seja levado em conta no caso das crianças, especialmente ao comparar chapas em posição em pé e chapas em posição de decúbito. O crescimento em comprimento dos membros é alternado. Um se alonga enquanto o outro permanece estável e vice-versa. A maioria das crianças em crescimento apresenta um encurtamento de 5 mm de um lado, encurtamento idêntico ao que constataremos do outro lado, alguns meses mais tarde. Esses encurtamentos são fisiológicos, e as concavidades que os acompanham não são, absolutamente, deformidades. No entanto, chapas radiográficas feitas nessas posições podem ser enganosas. Em ortopedia, falaram de "escolioses de báscula". Isso não existe, há apenas compensações que se alternam e correspondem a encurtamentos que se alternam. **Na criança, as radiografias em posição em pé devem ser feitas com uma compensação em caso de encurtamento**. O teste do equilíbrio frontal da bacia, que descreveremos adiante, deve preceder cada novo exame radiológico.

A chapa na posição de decúbito permite, comparando com outra em pé, julgar a flexibilidade ou rigidez das deformidades. É uma indicação muito importante. A flexibilidade permitirá uma melhoria com o tratamento, *mas fará com que a escoliose seja evolutiva.* Se, pelo contrário, não houver diferença entre os dois raios X, a deformidade é rígida, portanto estável. Nas deformidades graves do terceiro grau, é sempre útil uma outra chapa em tração nos pés e na cabeça, com ajuda de uma mentoneira de Sayre. Isso permite uma melhor constatação quanto à flexibilidade ou rigidez, portanto, das possibilidades de correção.

Para serem verdadeiramente comparáveis, as chapas radiográficas devem ser sempre feitas na mesma hora, seja manhã ou tarde, mas, de preferência, no final da tarde. A fadiga é um importante elemento na evolução das curvaturas. Diremos mais à frente que as crianças pré-escolióticas ou que apresentam uma escoliose do primeiro grau são crianças que se cansam. Os períodos de estirão são sempre para elas períodos de muito cansaço. A diferença entre uma chapa feita de manhã e a mesma, feita à tardinha, é sinal de fadiga e evolução. Seria até desejável que, nesse espírito, as chapas comparativas sejam realizadas no mesmo dia da semana.

O crescimento do tecido conjuntivo é uma das principais causas da evolução. O esqueleto se alonga ineluïavelmente pela atividade das cartilagens de conjugação. Tensiona o tecido fibroso que, por sua vez, também se alonga. Isso explica as dores noturnas de crian-

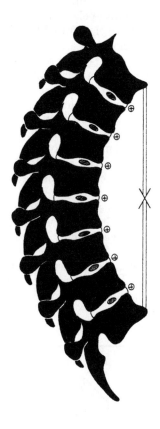

Fig. 96

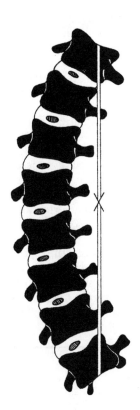

Fig. 97

FISIOLOGIA DA EVOLUÇÃO

A evolução das deformidades vertebrais está na fisiologia do crescimento do tecido conjuntivo e na fisiologia da musculatura tônica.

O tecido conjuntivo

Vimos que o crescimento do tecido conjuntivo, das aponeuroses, dos tendões, dos ligamentos etc. se deve à tensão do alongamento ósseo. O processo de crescimento do tecido muscular é o mesmo: um músculo que trabalha a partir de um estado de tensionamento alonga-se por adição de sarcômeros, um músculo que trabalha a partir de um estado de relaxamento aumenta em espessura por formação de novas fibras. As duas fisiologias que acabamos de lembrar fazem com que **a tensão do alongamento ósseo seja responsável pelo crescimento em comprimento do conjunto músculo-aponeurótico.**

ças em fase de crescimento. Este crescimento conjuntivo não traz problema algum para os ossos longos. O tecido fibroso é obrigado a seguir o alongamento ósseo. É ainda mais provável que sua resistência seja responsável pelas deformidades diáfisárias congênitas. Da mesma forma, não é duvidoso que certas deformidades articulares sejam uma falta de crescimento do tecido fibroso. Citamos, como exemplo, o genovalgo.

As coisas são diferentes com o longo segmento articulado constituído pela coluna vertebral. Levando em consideração a resistência conjuntiva, o alongamento ósseo pode ter aí características diversas.

— A coluna se alonga normalmente e vence a resistência fibrosa. Este tecido se alonga nas mesmas proporções: é a fisiologia normal.

— O alongamento raquidiano é incapaz de vencer a resistência fibrosa ou só o faz insuficientemente. Então, as curvas se inclinam. A doença de Scheuerman, no plano sagital (Fig. 96), a escoliose, no plano frontal e horizontal (Fig. 97), evoluem por este mecanismo. É preciso estar consciente de que, quanto mais importantes forem as curvaturas, maior será a resistência fibrosa e mais rápida a evolução.

Esse mecanismo de evolução é concernente a dois grandes sistemas fibrosos: a cadeia cérvico-tóraco-abdomino-pélvica e a lâmina fibrosa pré-vertebral.

1º) A cadeia fascial anterior (Fig. 98) não é, em absoluto, uma visão moderna da fáscia. Um fisiologista cujo nome nos escapa e a quem peço desculpas, há muitos anos, chamou sua porção superior de *ligamento anterior do mediastino*.

— Ela começa no âmbito occipital, pela fáscia *peri e intrafaringeana* que, ao descer, transforma-se na *bainha visceral* que envolve a traquéia e o esôfago, e depois, mais abaixo, na *fáscia peri-esofageana* que se implanta no centro fibroso diafragmático. Forma também, de cada lado, *as duas bainhas vasculares* que se reúnem ao pericárdio. Ainda originária do occipital, a aponeurose cervical média dá origem, na base do pescoço, ao *ligamento cérvico-pericárdico* e ao *ligamento esterno-pericárdico superior*. Da mesma forma, a aponeurose cervical profunda começa na lâmina pré-vertebral, que vamos rever. Ela envia pequenas expansões para o pericárdio: *os ligamentos vertebrais pericárdicos*.

— No centro do mediastino, por seus *ligamentos freno-pericárdicos*, o pericárdio faz a ligação entre estas formações descendentes e o centro fibroso diafragmático. Ele também recebe, além disso, os ligamentos dos pulmões, que também se fixam no centro tendíneo.

— Sob o diafragma, essa longa cadeia superior prossegue pelos *pilares*, cuja importante formação fibrosa liga o centro diafragmático à coluna lombar. As duas *fáscias ilíacas* fazem a junção entre a coluna lombar e os membros inferiores.

2º) A *lâmina fibrosa pré-vertebral* ocupa um lugar muito importante na evolução da escoliose e na doença de Scheuerman. Como acabamos de lembrar, ela começa no occipital, pela aponeurose cervical profunda. No mediastino, ela é formada pelo espessamento posterior da fáscia endocárdica. Colada na porção anterior da coluna até D4, dela se separa em seguida, permanecendo ligada a ela apenas através de finos tratos fibrosos portadores de receptores sensitivos, até L1, onde se une novamente à coluna lombo-sacra. Na região abdominal e pélvica, ela continua até o sacro, pelo espessamento da fáscia parietal (ligamento arqueado medial, sob o qual passa o psoas; ligamento arqueado lateral, sob o qual passa o quadrado lombar; ligamento lombocostal, que vai da costela 12 até a apófise costiforme de L1) (Fig. 99).

Dessa forma, essa sólida formação fibrosa acompanha a coluna em todo o seu comprimento, **mas tensiona a região compreendida entre D4 e L1, como a corda de um arco**.

Se lembrarmos que essa mesma região foi, com justa razão, chamada de zona ingrata da escoliose, entendemos a importância da lâmina pré-vertebral na evolução dessa deformidade.

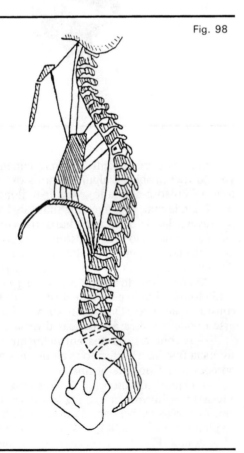

Fig. 98

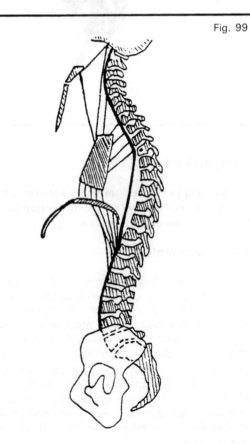

Fig. 99

A musculatura tônica

Os trabalhos dos irmãos Tardieu, nos Estados Unidos, mostraram que os músculos que trabalham sob tensão se alongam, com os sarcômeros desenvolvendo-se em série; que os músculos que trabalham a partir de um relaxamento se espessam, com os sarcômeros instalando-se em paralelo. Parece, então, que o crescimento em comprimento da musculatura segue as mesmas leis que o tecido conjuntivo: a tensão óssea acarreta o crescimento muscular. Tudo isso, aliás, parece adaptar-se à lógica das coisas: músculos e aponeuroses sendo funcionalmente inseparáveis.

Por outro lado, sabemos que o tônus não é uma função inata. Ele só é adquirido progressivamente, na medida das necessidades estáticas. É fácil entender que, se a musculatura tônica se forma em condições normais na maioria das crianças, ela também pode formar-se sobre desequilíbrios.

Ao lado da falta de crescimento em comprimento, ou seja, do encurtamento muscular que pode intervir em todos os músculos, a retração muscular, que é a patologia dos músculos tônicos, é também um elemento importante na evolução da escoliose e até das causas dessa deformidade.

Vamos rever rapidamente a fisiologia da contração. Para simplificar, diremos que ela é devida ao trajeto dos miofilamentos secundários de *actina* entre os miofilamentos primários de *miosina* (Fig. 100). Fixados por suas extremidades externas a duas membranas Z, eles as atraem para o centro. Quando o sarcômero está em repouso, as duas extremidades internas estão separadas pela zona H, e essa distância H diminui progressiva e proporcionalmente ao encurtamento do sarcômero, ou seja, proporcionalmente à intensidade da contração. É fácil compreender que se, de início, as miofibrilas de actina já estão imbricadas entre as miofibrilas de miosina, quanto mais a zona H for reduzida, menor será o encurtamento, menos potente será a contração. Esta é a fisiologia da contração.

A musculatura tônica está em constante atividade (atividade espontânea). Isso quer dizer que uma formação tônica puxa suas inserções incessantemente, com mais ou menos intensidade. Apenas o peso do segmento por ela controlado se opõe ao encurtamento. Isso também quer dizer que, nessas condições, esse encurtamento pode ser fácil e tornar-se permanente. Por outro lado, muitas deformidades aproximam as inserções musculares (concavidades). Todos esses encurtamentos se traduzem numa imbricação mais importante das miofibrilas de actina. As grandes retrações podem até chegar a uma sobreposição central (Fig. 101), com os filamentos de actina sendo atraídos em direção contrária. Este fenômeno extremo resulta numa verdadeira paralisia.

Sobre qual musculatura tônica se exercerá a retração, na escoliose?

— Na região lombar, já vimos as razões, a escoliose é uma lordose em rotação. É evidente que as retrações se localizam nos músculos lordosantes, ou seja, na massa lombar, mas, sobretudo, no psoas e freqüentemente de forma assimétrica. Essa retração nunca é excessiva, e a região lombar, muito móvel, é a que pode apresentar uma melhora ortopédica mais facilmente.

— A região dorsal evolui diferentemente. Envolvida com o sistema ascendente e descendente, é ela a região das maiores deformidades. Zona rígida e de poucos movimentos, é a que mais rápida e gravemente evolui. Ao contrário da região lombar, onde as deformidades são globais, no âmbito dorsal, as deformidades ocorrem vértebra por vértebra. Já vimos as razões disso com a fisiologia do transverso espinhal. A retração ou encurtamento deles fixam rapidamente as vértebras em sua deformidade: látero-flexão para um lado e rotação para o outro. Vimos também que a retração dos rotadores, por serem eles mais curtos, precedia a dos multífidos e semi-espinhais.

Os riscos de evolução sempre devem ser levados em consideração quando se estabelece um tratamento estático para uma criança. No adulto, eles devem trazer ao espírito do terapeuta a noção de que **há deformidades irreversíveis, que nenhuma técnica manual é capaz de fazer desaparecer, mas que um tratamento e, sobretudo, uma flexibilização intempestivos podem tornar evolutivas.**

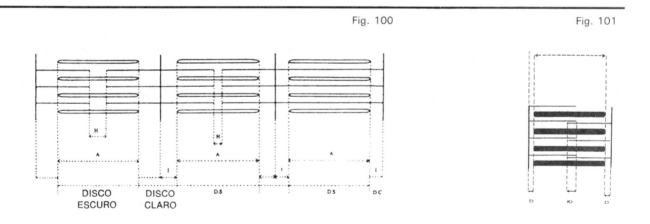

Fig. 100   Fig. 101

Fisiopatologia

As deformidades estáticas sempre seguem princípios fisiológicos. Por isso este capítulo se intitula "Fisiopatologia".

Seria ridículo querer sistematizar as coisas por cadeias musculares ou cadeias de deformidades. Os problemas estáticos podem assumir formas diversas e, sobretudo, evoluir diferentemente. Entretanto, vimos na fisiologia que, em um sentido ou outro, todos os desequilíbrios estáticos, por intermédio das duas cinturas, passam pela coluna do tronco. De fato, nessa patologia estática, podemos afirmar que não há nada de local ou segmentar. *A correção de uma deformidade só é possível depois de tornarmos as compensações impossíveis.* É uma das bases da reeducação estática. *Mas as compensações só podem desaparecer se a correção da deformidade torná-las inúteis.* É um círculo vicioso, e por isso o tratamento estático só pode ser uma ação global. Ação global que sempre remete às cinturas e ao tronco; assim, as perturbações vertebrais estão sempre envolvidas. Estas podem ser classificadas em dois grandes esquemas: o das lordoses e o das escolioses.

AS LORDOSES

"Tudo é lordose": esta é uma expressão atribuída à F. Mezières, e que podemos comprovar diariamente. Ela foi demonstrada por T. E. Hall, em um trabalho de Little John sobre as linhas de gravidade, antes da última guerra. Para este autor, em uma boa estática, a sínfise mentoneira deve estar no alinhamento da sínfise pubiana. Isso corresponde ao alinhamento occipital-escápula-sacro de Mezières (Fig. 102).

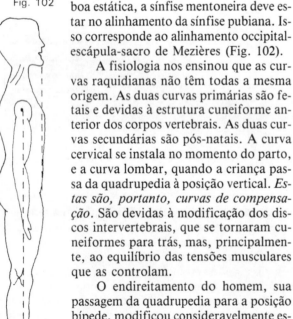

Fig. 102

A fisiologia nos ensinou que as curvas raquidianas não têm todas a mesma origem. As duas curvas primárias são fetais e devidas à estrutura cuneiforme anterior dos corpos vertebrais. As duas curvas secundárias são pós-natais. A curva cervical se instala no momento do parto, e a curva lombar, quando a criança passa da quadrupedia à posição vertical. *Estas são, portanto, curvas de compensação.* São devidas à modificação dos discos intervertebrais, que se tornaram cuneiformes para trás, mas, principalmente, ao equilíbrio das tensões musculares que as controlam.

O endireitamento do homem, sua passagem da quadrupedia para a posição bípede, modificou consideravelmente esse equilíbrio e criou nessas duas regiões uma instabilidade que nos persegue.

Deve haver consenso sobre o termo lordose. *A lordose é um exagero permanente da curva fisiológica das colunas cervical e lombar, mas é uma correção da curva na região dorsal. Vamos encontrar aqui os dois casos.*

A. — Com a fisiologia, vimos que a posição pélvica e a curva lombar são inseparáveis. É isso que chamamos de "segmento fêmur-tronco". No exame estático, sempre constatamos a associação de uma anteversão pélvica e uma postura em lordose lombar. Muito mais raro é encontrarmos retroversões pélvicas associadas a posturas em cifose lombar. Em ambos os casos, um dos desequilíbrios é a compensação do outro. Vamos deixar de lado a retroversão-cifose que, com raras exceções, é sempre uma deformidade estrutural.

A anteversão pélvica e a lordose lombar podem se inscrever em um processo ascendente ou em um descendente. Num dos casos, a anteversão pélvica é primária, no outro, a lordose lombar é primária.

I. — No processo ascendente, como a anteversão pélvica é primária, a lordose lombar é uma flexão lombar de compensação. *Não é uma lordose.*

A anteversão pélvica costuma ser a compensação de um desequilíbrio bilateral dos membros inferiores. Esse desequilíbrio pode ser uma dupla modificação do ângulo de anteversão dos colos femurais, pode ser devido a apoios inadequados dos pés no chão. Dois pés planos-valgos levam os apoios para os bordos internos, e isso leva os membros inferiores a uma rotação interna. Dois pés em apoio nos bordos externos, mais raro, levarão os membros inferiores a uma rotação externa. Duas rotações patelares externas das tíbias, nada raro, são compensadas, inevitavelmente, por duas rotações internas dos fêmures.

A anteversão pélvica pode ser uma fraqueza de sustentação dos músculos tônicos retroversores. Também vimos esse mecanismo com a fisiologia. Ela sempre participa de uma postura astênica, que pode ter diversas causas: astenia moral, astenia de fadiga, astenia de envelhecimento, sobrecarga abdominal etc. Como essa tonicidade não é uma função consciente, a falta de tonicidade das fibras oblíquas do glúteo maior e dos piriformes é sempre difícil de combater.

II. — A lordose lombar, responsável por uma anteversão pélvica de compensação em um processo descendente, pode ter diversas causas. Citaremos aqui aquelas que consideramos principais.

No quadrúpede, como as duas coxofemurais estão em uma posição de 90°, a bacia está em uma posição horizontal. Nosso endireitamento para a posição bípede se fez, sobretudo, por uma verticalização da cintura pélvica, que colocou os dois quadris em posição de extensão. Conseqüência disso foi o relaxamento dos extensores, mas com tensionamento dos flexores. A lordose fisiológica é assim devida à tensão desses flexores, ou seja, dos iliopsoas. Na estática, o ponto frágil do homem ereto é a falta de tonicidade dos glúteos e a tensão dos psoas. Sua tendência é a anteversão pélvica e a lordose lombar.

A essa tendência congênita pode-se acrescentar facilmente uma contratura das massas lombares e, sobretudo, uma retração da porção tônica do psoas. O músculo psoas, que já examinamos com a fisiologia, é bastante particular. Suas longas aponeuroses descendentes fazem dele um músculo de drenagem das toxinas e das reações infecciosas das cavidades abdominal e pélvica. Os abcessos tuberculosos lombares (Mal de Pott), por exemplo, não são puncionados na lombar, mas na dobra inguinal, na região do trocânter menor. Isso costuma ser a causa de um estado inflamatório do músculo: a psoíte. A porção tônica do músculo, chamada de "porção transversa," é constituída por um longo tendão localizado no interior da massa muscular. Ele recebe, a cada nível lombar, um feixe muscular da apófide transversa correspondente. A retração dessa porção tônica puxa assim as tranversas para baixo, imbricando as articulações interapofisárias localizadas no mesmo nível. Dessa forma, é fácil compreender que uma retração dos dois psoas resulta numa lordose.

A lordose lombar pode também ser devida a uma anomalia da transição da dobradiça lombo-sacra. Neste caso, ela é praticamente sempre dolorosa. A mais clássica é a espondilolistese por ruptura dos istmos (porção entre a lâmina e apófise articular superior) de L5. Como estas rupturas são quase sempre congênitas, a terapia manual não pode grande coisa nesses casos.

B. — No quadrúpede, a lordose cervical é maior, a cabeça fica em grande desequilíbrio anterior. Inversamente à coluna lombar, o endireitamento do homem reduziu essa curva. Isso resultou no desequilíbrio da musculatura cervical. Os semi-espinhais da cabeça, músculos tônicos póstero-flexores, foram tensionados, os ante-flexores foram relaxados. A tendência do homem ereto é sempre aumentar a lordose cervical. 80% dos seres humanos têm os semi-espinhais da cabeça muito encurtados.

A essa lordose cervical devemos sempre acrescentar aquilo que chamamos de "lordose occipital". A tensão dos semi-espinhais da cabeça, que sempre estão envolvidos, puxa o occipital e faz seus côndilos deslizarem para frente, para uma posição de flexão. Essa flexão leva o queixo e a linha do olhar para frente e para cima. Pela nossa experiência, podemos afirmar sem temor que de 80 a 85% das mulheres apresentam essa deformidade e sua conseqüente compensação, que veremos mais adiante. Ela costuma ser acompanhada da retração dos pequenos músculos suboccipitais, tornando essa região especialmente dolorosa.

Como se equilibrarão essas duas lordoses?

Antes de mais nada, é preciso abandonar a idéia estúpida que ainda encontramos em muitos livros: a lordose é compensada por uma cifose e vice-versa. Nada pode ser mais falso. **Veremos que, pelo contrário, uma lordose é compensada por uma outra lordose.**

Para entender as coisas, devemos lembrar o que recapitulamos no capítulo da fisiologia. O homem é um corpo sólido ereto e, como tal, está submetido às leis da gravidade. Para estar em equilíbrio, a vertical traçada do centro de gravidade do corpo deve incidir em sua base de sustentação. Na posição em pé, os pés estão apoiados no chão e transmitem este apoio à cintura pélvica. *Na posição ereta, não é o centro de gravidade no espaço (L3) que devemos considerar, mas o do tronco e dos segmentos superiores em equilíbrio sobre as coxo-femurais.* Marey denominou-o "centro do equilíbrio". Está ligeiramente situado à frente do corpo da quarta vértebra dorsal. **Todos os problemas estáticos são condicionados pela posição desse centro de gravidade acima da base de sustentação.**

1º) — Não há lordose lombar sem anteversão pélvica; não há anteversão pélvica sem postura lordótica. As duas deformidades fazem com que, anteriorizado

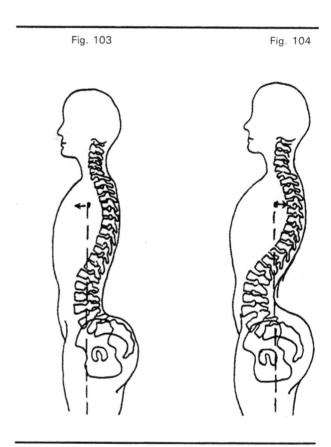

Fig. 103   Fig. 104

o centro de gravidade, o tronco fique em desequilíbrio para frente (Fig. 103). Para reencontrar sua posição de equilíbrio, no prumo de sua base de sustentação, a pessoa tem que jogar para trás seu centro de gravidade (Fig. 104), de forma tanto mais drástica quanto mais acentuada for a lordose-anteversão pélvica. Esse mecanismo é radical no andar do miopata, por exemplo. Esse lançamento do tronco para trás só pode ocorrer na região superior, ou seja, acima das inserções dos psoas, por uma póstero-flexão (extensão) da coluna dorsal inferior. A lordose lombar se prolonga assim até D9 ou D8. A vértebra de transição dorso-lombar é D12. Suas articulações são dorsais em cima, mas lombares embaixo. Nem sempre ela pode participar totalmente nessa lordose dorsal. Assim, ela às vezes fica saliente, dando a impressão de duas lordose sucessivas. Mas isso é raríssimo. É o mecanismo da clássica "**lordose dorsal baixa**".

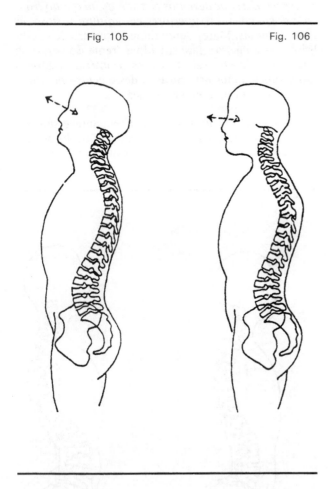

Fig. 105   Fig. 106

2º) — O problema da lordose cervical é um pouco diferente, apesar de comparável. Ela é acompanhada por uma flexão occipital por tensão dos semi-espinhais da cabeça. As duas deformidades conjugadas basculam a cabeça para trás e levam a linha do olhar para cima (Fig. 105). A horizontalidade do olhar é um imperativo, e então a pessoa é obrigada a "deitar" a lordose, com um avanço da cabeça, que desce para frente. Como esse movimento, obviamente, não pode ocorrer na cervical, ele é realizado por uma extensão da porção dorsal alta (Fig. 106). Aqui, novamente, a vértebra de transição D1 não pode participar da lordose dorsal, permanecendo saliente, dando a impressão de duas lordoses sucessivas. É o mecanismo da "**lordose dorsal alta**" e da deformidade de D1 saliente. Embora a saliência de D12, vértebra de grande mobilidade, seja excepcional na região dorso-lombar, a de D1, vértebra de mobilidade ínfima, é quase constante na lordose cérvico-occipital.

3º) — Com freqüência nos contrapõem o argumento de que as cifoses também existem. Não pretendemos discordar disso, mas, neste caso, as coisas são bem diferentes.

As lordoses que acabamos de descrever são comuns na estática. Até poderíamos afirmar que são fisiológicas. Elas derivam do fato de nossa mutação para a condição de bípede ser ainda incompleta. São deformidades de equilíbrio estático.

As cifoses são quase sempre patológicas. Assim como as escolioses, podem ser ascendentes ou descendentes.

— As cifoses lombares, em um processo descendente, compensam a deformidade em dorso plano quando, congenitamente, as vértebras dorsais são insuficientemente cuneiformes. Em um processo ascendente, elas compensam uma retroversão pélvica, com freqüência devida a uma anomalia coxo-femural. Elas acompanham as fraturas com achatamento anterior, clássicas das vértebras lombares (L2) etc.

— As cifoses dorsais resultam de uma artrose vertebral, de uma espondilartrite, senilidade, Scheuerman, problemas toráxicos etc.

A moléstia de Scheuerman merece aqui algumas considerações.

Se, pessoalmente, nos insurgimos contra a indiferença que parece envolver a escoliose, o que dizer da doença de Scheuerman?

Descrita por Calvet, 50 anos antes de Scheuerman, com o nome de "epifisite da adolescência", ela é hoje completamente negligenciada. O mundo médico parece ignorá-la, embora seja muito freqüente em crianças.

Falaremos sobre seu mecanismo quando abordarmos a escoliose. Ela é uma afecção totalmente mecânica, decorrente do crescimento. Os problemas epifisários da porção anterior dos corpos vertebrais que lhe são característicos, são devidos a uma compressão (Lei de Delpech) provocada pela falta de alongamento daquilo que chamamos de "cadeia fascial cérvico-tóraco-abdomino-pélvica" e da lâmina fibrosa pré-vertebral. Vamos descrevê-la junto com a escoliose.

Em seu estágio inicial na criança pequena, a doença de Scheuerman é facilmente previsível nas radiografias (Fig. 112). Por outro lado, a criança se posiciona mal e costuma se queixar de dores. Deve-se sempre levar a sério as queixas de uma criança, quando repetidas. Raramente são psicológicas. Nesse estágio precoce, o problema pode ser completamente resolvido e desaparecer para sempre. Ele passa geralmente despercebido pelos radiologistas, médicos de família e até pelos ortopedistas.

Há uma ignorância a respeito, contra a qual nos revoltamos. Ignorada, sem falar do lado humano do problema, a doença de Scheuerman leva, na idade adulta, a verdadeiros inválidos, dos quais a sociedade deverá (ou deveria) ocupar-se.

— As cifoses cervicais são, em geral, resultado de uma má posição articular: anteriorização de uma vértebra, occipital em extensão etc.

A ESCOLIOSE

A escoliose é uma afecção de crescimento.

Gostaríamos que esta frase fosse inscrita em todos os consultórios de fisioterapeutas, médicos, médicos escolares, clínicos gerais, **sobretudo nos dos médicos conselheiros dos seguros sociais** e em todas as salas de ginástica.

Escrever ou falar sobre escoliose é um grande risco. Tanto se falou a respeito, tantas idéias foram emitidas, tantos remédios, tantas técnicas foram propostas que estamos certos de nos chocarmos contra uma parte dos leitores. Assumiremos o risco: para nós a escoliose é um grande problema. Ela atinge mais de 20% da população infantil. A opinião pública é facilmente sensibilizada em relação a certas doenças que atingem alguns e ignora completamente vários milhões de doentes cuja vida social é comprometida desde a infância. A escoliose não se "pega", não é contagiosa. Só interessa àqueles que por ela são atingidos. A medicina só se interessa pelas escolioses graves e negligencia o início. Aliás, o mesmo acontece com a terrível doença de Scheuerman. "Seu filho se posiciona mal. Aqui está um pedido para vinte sessões de ginástica" e não se fala mais no assunto.

Temos certeza absoluta de que, atualmente, nenhum tratamento pode curar uma escoliose instalada. Temos a mesma certeza de que, em 75% dos casos, um tratamento reeducativo bem conduzido, iniciado precocemente, poderia tê-la evitado.

Pensamos que na base disso tudo está a ignorância do problema global. Muito conversamos sobre o assunto com especialistas médicos. Lemos grande parte da literatura referente ao assunto. Quase sempre, apenas uma parte do problema é considerada. Para os médicos e cirurgiões, ele começa com a escoliose já confirmada. Os únicos remédios são o endireitamento ortopédico e a fixação cirúrgica, que é sua conseqüência lógica. Antes desse estágio, a escoliose é apenas uma postura. O fisioterapeuta só vê a ginástica, sem pensar nos perigos da evolução, que freqüentemente ignora. Ele não pode admitir que, a partir de um certo estágio, o tratamento não mais lhe concerne. Os coletes atrofiam, os aparelhos de endireitamento são bárbaros, a cirurgia uma agressão etc. São conceitos estúpidos, correntes na profissão. O ortopedista costuma conhecer apenas o colete, sem saber que este deve ser acompanhado de um tratamento que minimize seus efeitos nefastos, que ele nunca pode ser um fim em si. Cada um vê sua especialidade, só aquilo que crê poder fazer. Essa foi outra razão que me levou a redigir esse livro.

Antes de abordarmos a escoliose e seus problemas, é necessário se compenetrar de duas coisas fundamentais. A muitos elas parecerão obviedades, mas nem por isso deixam de ser esquecidas, para não dizer ignoradas.

A primeira é que a escoliose não é uma doença, mas uma deformidade estática. *Não se tem escoliose, mas uma escoliose.* Isso tem, como corolário, que não pode haver uma patologia única, que aplica-se a todas as escolioses. As causas podem ser muito diversas, poderíamos até dizer que há tantas causas quanto escolioses. Uma única coisa é certa: *a escoliose provêm sempre de um desequilíbrio segmentar, que a fisiologia estática deve compensar.* Muitas hipóteses foram propostas quanto à causa da escoliose. Acreditamos que muitas são corretas. Por que haveria uma só causa para a escoliose? **Qualquer perturbação da fisiologia estática pode ser uma.** Elas são múltiplas.

A segunda é que, sendo a escoliose um desequilíbrio estático, ela é terrivelmente evolutiva. Por causa dessa evolução, ou melhor, desses riscos de evolução, o tratamento da escoliose é, com mais freqüência, o do desequilíbrio e de suas conseqüências, mais do que o da causa em si.

A gravidade da escoliose em geral não está em sua causa inicial, mas em seu grau de evolução. É algo a se ter sempre presente. **Não se deve esperar que a escoliose esteja instalada para tratá-la.**

É preciso compenetrar-se do fato da escoliose ser sempre uma deformidade de crescimento, ou seja, em graus diversos, ela se instala sempre durante os estirões de crescimento. Já vimos as razões disso com a evolução: há uma causa inicial, em geral quase insignificante, e a evolução devida ao crescimento faz o resto.

Desde nossa especialização em terapia manual, fazemos, sistematicamente, um exame estático em todos os nossos pacientes. A muitos informamos que eram portadores de uma leve escoliose, que ignoravam e que as radiografias confirmaram. Acreditamos que as escolioses descobertas após um parto, um período de anemia, uma grande fadiga, na menopausa etc. eram a evolução de uma leve escoliose ignorada, mas já existente desde a infância. *Não acreditamos na escoliose do adulto.*

FISIOLOGIA DA ESCOLIOSE

Entender o encadeamento do processo escoliótico é relativamente fácil. Nossa estática é controlada por dois sistemas fisiológicos: um sistema ascendente, o "equilíbrio estático", e um descendente, a "adaptação estática". É fácil entender que uma perturbação em um sistema ou outro resultará em um processo patológico ascendente ou descendente.

Processo ascendente

1º) Os apoios do pé no chão condicionam ou são condicionados pela estática dos segmentos superiores. Não há boa estática sem bons apoios, sejam as deformidades dos pés causa ou conseqüência.

O equilíbrio da perna sobre o pé é um dos pontos fracos do homem, no que diz respeito à estática. Ele é responsável por toda uma patologia, da qual não se exclui a escoliose. Esse equilíbrio é perfeito nos planos sagital e frontal, inexistente no horizontal. A posição em pé fez aparecer um requisito de rotação que não existia no quadrúpede. **Falta ao homem uma articulação no tornozelo.**

No tarso, as articulações sub-astragalianas permitem um equilíbrio lateral, e na tibiotársica, o equilíbrio sagital (Fig. 35). **Nada equilibra as rotações da perna e do membro inferior**. Essa falta de articulação horizontal é a razão de praticamente todos os apoios inadequados do pé.

— Quando a perna é forçada em rotação externa, ela leva o astrágalo e o calcâneo em uma báscula externa em varo. Esse varo do retropé provoca, na articulação astrágalo-navicular, uma rotação externa da cabeça do astrágalo sobre o navicular, ou seja, uma rotação interna do navicular sobre o astrágalo (Fig. 36). O antepé se posiciona assim em inversão. **O pé torna-se cavo e o peso do corpo incide em seu bordo externo**.

— Inversamente, uma solicitação em rotação interna leva o astrágalo e o calcâneo para uma báscula interna em valgo. O navicular gira em rotação externa sobre o astrágalo e o antepé posiciona-se em eversão (Fig. 37). **O pé se achata e o peso do corpo incide em seu bordo interno**.

Um apoio lateral do pé é sempre sinal de uma rotação do membro inferior. Em um processo ascendente, o apoio do pé é responsável pela rotação, e em um processo descendente, ele é sua vítima. Um apoio no bordo externo do pé corresponde a uma solicitação para a rotação externa da perna; um apoio no bordo interno, a uma solicitação para a rotação interna.

Vimos que no quadril, **esses apoios e essas rotações do membro inferior sempre correspondem a desequilíbrios em rotação horizontal pélvica**.

2º) O equilíbro horizontal pélvico parece muito negligenciado pelos terapeutas, inclusive aqueles que se julgam especialistas em estática. Eles se interessam pelos planos sagital e frontal, mas costumam negligenciar as rotações. Temos certeza de que uma rotação horizontal pélvica é o ponto de partida de todas as escolioses ascendentes.

O estudo da estática do pé nos mostrou que um apoio no bordo externo desequilibra o membro inferior correspondente para a rotação externa, e que um apoio no bordo interno desequilibra-o para a rotação interna.

O estudo da estática da cintura pélvica nos mostrou que uma rotação externa do membro inferior em apoio levava a bacia para uma rotação horizontal deste lado, que uma rotação interna levava-a para o lado oposto. Ambas as coisas são facilmente perceptíveis em si mesmas. Basta, em pé, forçar um membro inferior em rotação externa, e depois, em rotação interna, para sentir a deformação do pé e o deslocamento da cintura pélvica. *Um mau apoio do pé em varo ou valgo é sempre compensado por uma rotação pélvica horizontal e vice-versa*.

Como sua rotação é ínfima, a coluna lombar acompanha rapidamente a rotação da cintura pélvica.

É claro que ela é compensada por uma rotação inversa da dorsal.

Relembrando que a rotação vertebral de equilíbrio sempre é acompanhada por uma látero-flexão oposta (movimento em S.R.), aí está o mecanismo escoliótico ascendente estabelecido. Ele parte sempre de uma rotação pélvica, seja qual for a causa.

Processo descendente

A posição bípede desequilibrou por completo a musculatura tônica cervical: isso já discutimos em fisiologia. *É sempre a cintura escapular que suporta as retrações cervicais*.

O processo descendente é comparável ao ascendente.

Os desequilíbrios da cabeça são de dois tipos: articulares, no âmbito da coluna cervical superior, nas lesões do occipital ou do atlas; musculares, no âmbito dos músculos suboccipitais, nos desequilíbrios da visão e audição. A coluna cervical inferior, que só tem, lateralmente, possibilidades de rotação-látero-flexão para o mesmo lado, não pode compensar esses desequilíbrios. *Além disso, e aí está o mais importante, ela deve permanecer íntegra para permitir os movimentos descontínuos dos deslocamentos visuais indispensáveis a todos nossos gestos*. Todas as compensações estáticas dos desequilíbrios cefálicos ocorrem na dorsal alta. Com exceção das escolioses estruturais, não encontramos escoliose estática cervical. Além disso, acabamos de ver que todos os desequilíbrios musculares da região cervical repercutem na cintura escapular e na caixa torácica.

No processo da escoliose descendente, reencontramos o mesmo esquema que no processo ascendente. O conjunto pode resultar num apoio inadequado do pé, que nada deve a um problema dele próprio.

OS ESTÁGIOS DA EVOLUÇÃO

Atualmente é moda classificar as escolioses por graus de gravidade. Dissemos o que pensamos dos ângulos radiográficos que servem para essa classificação. Pessoalmente, preferimos de longe a antiga classificação, aquela que nos foi ensinada há mais de cinqüenta anos. Ela parece simples, para muitos até simplista, mas, aplicada aos modernos procedimentos de investigação, ela situa exatamente os diferentes estágios de evolução e do tratamento, o que pensamos ser indispensável. Ela permite, sobretudo, raciocinarmos sobre o tratamento em função da evolução e das possibilidades de invertê-la. Ela fixa, de fato, o lugar exato de cada profissional no tratamento.

Nessa velha classificação, distinguia-se, do melhor para o pior:

- Postura escoliótica que chamaremos pré-escoliose.
- Escoliose do primeiro grau, que só aparece na posição em pé.
- Escoliose do segundo grau, que só desaparece sob tração.
- Escoliose do terceiro grau, que não desaparece mais, podendo ser rígida ou flexível.

Pré-escoliose

A postura escoliótica era uma má posição: a criança se posicionava mal. Devemos dizer que para os terapeutas as coisas nunca eram muito precisas; para uns tratava-se de uma simples postura, para outros, uma leve escoliose já aparente. Falaremos pré-escoliose, que não se presta a nenhuma confusão.

"**A pré-escoliose é o primeiro estágio de evolução de uma verdadeira escoliose. É nesse estágio que devemos prevê-la, é nesse estágio que devemos evitá-la.**" Em radiografias feitas no final da tarde, não se distingue nenhuma curva patológica, mas o exame estático constata anomalias importantes.

Neste caso, as radiografias nem sempre são o reflexo da verdade estrita. Não há deformidade instalada e, para o radiologista, a criança retifica sua posição por uma reação voluntária. Em posição "astênica", leves curvaturas aparecem às vezes.

O dr. Balland, que muito admiramos, denominava esse período de "atitude astênica". Um ombro é mais alto, mais estreito, enrolado para frente. Ele pode ser mais anterior ou mais posterior. A escápula é basculada para fora ou para dentro. O tórax está em posição de inspiração permanente, em geral mais de um lado que de outro.

Um exame preciso pode mostrar uma má posição do occipital sobre o atlas. A bacia está em rotação horizontal etc. É para esse grupo de crianças que o exame que descreveremos mais adiante tem a maior importância.

Com precisão relativa, o exame estático permite determinar a causa de uma possível escoliose, saber se ela será descendente ou ascendente. Todas as pequenas deformidades constatadas prefiguram uma eventual futura evolução.

Em nossa opinião, este é um período de extrema importância. Infelizmente, é dele que menos se ocupam. A criança é muito pequena, não parece ter uma deformidade radiograficamente visível e todo o resto é negligenciável. Ela se posiciona mal? Isso melhora quando cresce. Quando se recomenda alguma coisa para satisfazer a família, ela é encaminhada a uma ginástica geral ou esporte, que não apenas nada podem, mas, às vezes, desequilibram um pouco mais. Que erro! Todas as pequenas deformidades denunciam retrações que estão se instalando e que só precisam de uma chance para se agravarem.

O tratamento geral da pré-escoliose pode ser resumido em quatro pontos, que separamos com objetivo didático, mas que estão intimamente ligados: a vigilância, a higiene de vida, a luta contra as retrações, a condução do crescimento.

1º) É evidente que nem todas as crianças que apresentam, no exame, pequenas anomalias estáticas, desenvolverão escolioses. Nossa experiência até nos permite dizer que há crianças predispostas à escoliose. São as crianças astênicas, que não gostam de esforços físicos, que se refugiam em atividades sedentárias, que são comportadas. Estamos certos que há um terreno para a escoliose. De qualquer forma, *toda criança que apresenta anomalias estáticas merece uma vigilância atenta.*

A vigilância da pré-escoliose tem por base mensurações repetidas do tamanho, cuja freqüência é inversamente proporcional à idade da criança. Quanto mais jovem, menores os intervalos. Os períodos perigosos da pré-escoliose estão entre 7 e 10 anos. Temos o hábito de exigir da família mensurações semanais. Essas medidas, tomadas nas posições sentada e em pé, são cuidadosamente anotadas em papel milimetrado. Elas permitem traçar uma curva de crescimento. Qualquer aumento rápido de altura, de 4 a 5 cm, deve ser seguido de um exame, e até de chapas de frente e perfil feitas à tarde, em posição em pé. Essa vigilância deve prosseguir até que tenhamos a certeza de que todo perigo foi afastado, ou seja, antes de mais nada, até o desaparecimento das anomalias estáticas. A pré-escoliose é um período crucial, para o qual deve-se sensibilizar os pais, os educadores, os médicos, que em geral não se interessam por ela.

2º) Por higiene de vida entendemos aquilo que mais falta às crianças modernas: um ritmo regular e, principalmente, sono suficiente. Desde o advento da televisão, a grande maioria das crianças não dorme o bastante. A escola os obriga a acordar cedo, os programas os fazem deitar tarde. Há nisso uma grande responsabilidade dos pais. Uma criança entre 8 e 10 anos deve dormir 10 horas. É necessário para seu equilíbrio nervoso, é necessário para seu equilíbrio físico. Como dissemos, os que mais correm perigo são os astênicos. São sempre fatigáveis. Não devem ser forçados a atividades físicas de que não gostam e que os esgotam física e moralmente. Os esportes que demandam corrida e, sobretudo, saltos, devem ser evitados. Como são crianças muito jovens, isso nunca é um problema. A natação, que se realiza em ausência de gravidade, é recomendada: *no entanto, não é um tratamento.*

3º) **O tratamento das retrações musculares é capital nesse estágio.** É seu desaparecimento definitivo que trará segurança. Aqui não se trata de ginástica, mas de uma verdadeira fisioterapia. Esse tratamento será objeto do próximo capítulo. *Ele só tem verdadeiro valor em retrações que se iniciam.* Devemos repetir: **a partir de um certo estágio, elas são irreversíveis, porque tornam-se encurtamentos.** É contra isso que se chocam todos os tratamentos ortopédicos. Eles ganham na "flexibilidade" das deformidades, raramente em retrações fixadas, jamais em encurtamentos.

4º) Com a fisiologia da evolução, vimos os efeitos do crescimento sobre a gravidade da deformidade. No tratamento da pré-escoliose, é indispensável acompanhar esse crescimento, em particular nos períodos de estirão. É preciso ajudar a coluna em sua luta contra a resistência fibrosa, sobretudo no alongamento da lâmina pré-vertebral. É o tensionamento que acarreta esse alongamento, por uma secreção de colágeno em série. É, portanto, por um tensionamento que vamos conduzir essa parte do tratamento. Ela deve ter duas características: *ser moderada, de forma a não provocar reações de defesa, ser prolongada ao máximo.* Acreditamos que isso seja perfeitamente possível pela prática do plano inclinado, que descreveremos ao discorrermos sobre as possibilidades técnicas.

Escoliose do primeiro grau

A escoliose do primeiro grau é o estágio seguinte de evolução. As retrações se firmaram. As deformidades escolióticas estão em seu primeiro grau de fixação. Elas ainda não aparecem em posição de decúbito, em que a musculatura tônica não é solicitada, mas são constatadas na posição em pé, visto as necessidades estáticas (Fig. 107). Ao lado dessas radiografias em pé e em decúbito, costuma ser útil comparar chapas feitas pela manhã e à tardinha. Em geral, são crianças que se cansam com facilidade, ainda mais por estarem em um período de crescimento. Um aumento das curvaturas nas chapas da tarde mostra a influência da fadiga sobre a evolução, mas, sobretudo, denuncia uma deformidade, mais evolutiva quanto maior for a diferença entre as duas imagens.

"**É o período da evolução, em que podemos esperar curar uma escoliose**". É capital não deixar que passe.

Nesse estágio, duas situações muito diversas podem ocorrer.

1. *No raio X em pé, aparece uma leve flexão lateral, sem rotação* (fig. 107).

O conjunto é bem equilibrado, e, à tarde, as curvas aumentam pouco ou não aumentam. É um estágio passageiro, certamente pouco evolutivo. Tudo que vimos em relação à pré-escoliose continua válido. A criança será observada atentamente, e isso será o importante. Higiene de vida rigorosa, com proibição de esportes, em especial os que comportam saltos e corridas. À tarde, a criança adotará, de preferência, a posiçao deitada. O tratamento postural será uma das bases dos procedimentos. Suspensão em plano inclinado deverá ser uma prática diária. Em escolioses no limite da pré-escoliose, o prognóstico será dos mais favoráveis se o tratamento estático for seguido rigorosamente.

2. *No raio X em posição em pé, já aparece uma rotação. Pior, essa rotação parece mais importante do que a flexão lateral* (Fig. 108).

Se as deformidades aumentam nitidamente à tarde, **é uma escoliose grave.** É uma escoliose em plena evolução. Antes de mais nada **devemos deter essa evolução.** Não importa que as curvas sejam pequenas. **Todas as escolioses graves passaram por esse estágio.** Em geral, é a ignorância ou a negligência que as conduziram a essa gravidade. *É para essas escolioses do primeiro grau que se deve prever um colete de manutenção. É para esse tipo de escoliose que ele é o mais indicado.* Ele não é necessário em escolioses fixas e não evolutivas, mas é uma obrigação no tratamento de uma escoliose evolutiva, **seja qual for o grau dessa evolução.** É um péssimo raciocínio e uma ignorância prescrevê-lo em função da gravidade das curvaturas.

O princípio dos coletes de manutenção é muito mal compreendido por muitos fisioterapeutas, sem falarmos nos professores de educação física, ou até mesmo nos médicos especialistas. Nao é correto que sejam atrofiantes. Certamente, eles atrofiam alguns músculos da dinâmica, cuja função é provisoriamente suprimida,

Fig. 107

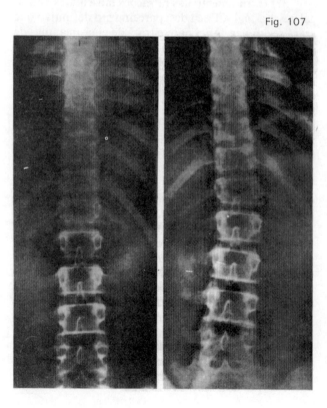

Fig. 108

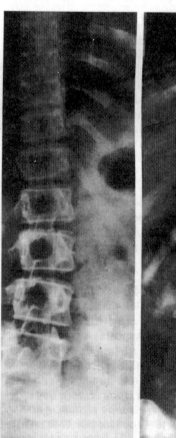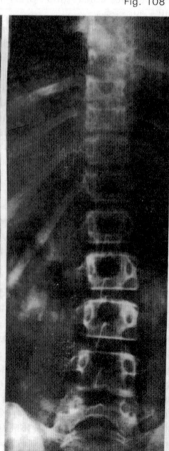

mas não atrofiam, em absoluto, os músculos tônicos; eles não suprimem as necessidades estáticas. *De qualquer forma, não são um fim, mas um meio.* Devem sempre ser acompanhados de um tratamento curativo, como estudaremos a seguir. Devemos entender que, ao contrário dos coletes de endireitamento ortopédicos, o colete de manutenção não é um tratamento. *Seu único objetivo é evitar a evolução.* Sua utilização pode ser facilmente modulada: o dia todo, em períodos de alto risco; a partir do meio-dia, depois, a partir das quatro da tarde, à noite, nos dias de maior fadiga etc. Uma progressão pode ser estabelecida, de acordo com uma evolução positiva ou agravante. Uma vez passado o perigo de evolução, ele deve ser paulatinamente suprimido, dando lugar à vigilância e ao tratamento corretivo.

O colete de manutenção é sempre feito em uma posição de hipercorreção. Nas escolioses do primeiro grau, ele imobiliza a criança em uma posição normal, isenta de qualquer deformidade. É feito um molde da pessoa, em suspensão pela cabeça (Fig. 2). Esse molde permitirá que seja feito um positivo, em gesso, sobre o qual se moldará a matéria plástica do colete. Existem atualmente numerosas matérias plásticas relativamente baratas e fáceis de serem trabalhadas.

Outro ponto importante é mal compreendido no que se refere ao colete de manutenção. Para ser eficiente, ele deve ser adaptado. Isso parece óbvio e, no entanto... Ele deve evoluir com a evolução. Principalmente, deve seguir o crescimento da criança. A atitude do Serviço de Saúde Pública, por exemplo, que só concede um colete de manutenção por ano é de uma estupidez lamentável! O colete é feito em uma posição de hipercorreção. Que utilidade ele pode ter depois que a criança cresceu 10 cm? Citam com freqüência casos de evolução que o uso do colete não pôde evitar. Inúmeras vezes tivemos a comprovação de que essa evolução só era devida a uma má adaptação do colete e à falta de uma terapia curativa associada. Na maioria dos casos, não se havia levado em conta o crescimento.

Escoliose do segundo grau

A escoliose do segundo grau é um período fugaz, geralmente curto e difícil de ser diagnosticado. É um rápido período de evolução. As deformidades são máximas em pé, atenuam-se em decúbito, desaparecem com uma tração entre pés e cabeça (Fig. 109). Nesse estágio da evolução, a manutenção deve ser total, dia e noite. As retrações estão bem instaladas. Não é de todo seguro que o tratamento fisioterápico possa vencê-las. No entanto, é a última oportunidade.

O tratamento fisioterápico é aquele que examinaremos mais à frente, o da luta contra as retrações.

Se o tratamento curativo for eficiente, as retrações fibrosas e musculares cedem progressivamente, a cadeia cérvico-tóraco-abdomino-pélvica e, sobretudo, a lâmina pré-vertebral se alongam. As curvaturas patológicas evoluem lentamente para o primeiro grau. Nas radiografias de controle, as deformidades se atenuam pouco a pouco e, finalmente, desaparecem na posição de decúbito. No entanto, manteremos a criança sob o maior cuidado até o fim do crescimento, modulando o uso do colete em um sentido ou outro. De fato, é mais seguro seguir até depois do fim do crescimento, até uma nítida melhora, constatada em posição em pé.

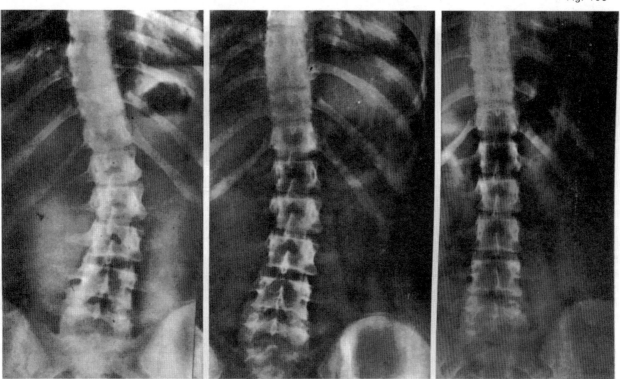

Fig. 109

Esse quadro idílico é, infelizmente, muito raro. Ele pressupõe um tratamento diário das retrações, durante longos meses, para não dizer anos. Uma parte da terapia pode ser confiada à família. Poucas famílias aceitam ou são capazes de realizá-la seriamente. Requer também grande rigor na utilização do colete. São duas coisas quase impossíveis de conseguir. As coisas se complicam com a necessidade de renovação do colete, à medida em que a criança cresce. Com mais freqüência, essas escolioses do segundo grau evoluem para o terceiro e se transformam em casos ortopédicos, nos quais o fisioterapeuta tem um papel bem secundário. O tratamento dessas escolioses só é realmente possível em um centro de tratamento.

Escoliose do terceiro grau

No terceiro grau estão classificadas todas as escolioses definitivas. As deformidades não desaparecem mais, mesmo sob tração. Máximas em posição em pé, elas podem se atenuar em decúbito e ainda mais sob tração (Fig. 110). Nesse caso, são escolioses chamadas de flexíveis, sendo seu grau de flexibilidade concretizado por diferenças maiores ou menores entre as três posições. Quando as curvaturas são estáveis nas três posições, a escoliose é chamada de rígida (Fig. 111).

O terapeuta manual tem pouco a fazer nessas deformidades. Recomendar algum tipo de ginástica não tem sentido. As retrações fibrosas e musculares tornaram-se encurtamentos irreversíveis. Com freqüência, a Lei de Delpech modificou as peças ósseas, particularmente a orientação das facetas articulares vertebrais posteriores. O fisioterapeuta que recebe tais pacientes deve ter muita modéstia em suas pretensões terapêuticas. Principalmente, não deve fazer promessas que não é capaz de cumprir.

O tratamento dessas escolioses é essencialmente ortopédico e cirúrgico. Em geral, são deformidades ainda evolutivas e devem ser tratadas pelo resto da vida, por meio de um colete, ou melhor, por uma artrodese. O tratamento mais lógico é um endireitamento ortopédico, contando com sua flexibilidade, seguido por uma artrodese que fixará definitivamente as curvaturas nas correções obtidas. As escolioses rígidas raramente são evolutivas, sobretudo quando equilibradas. Pensamos que, no plano fisioterápico, o mais sábio é deixá-las em paz. No entanto, eles requerem um mínimo de observação. Deve-se lembrar que certos fatores de fadiga ou de enfraquecimento, tais como anemia, maternidade, menopausa etc., são causas de evoluções secundárias.

Infelizmente, muitas dessas escolioses são, apesar de tudo, encaminhadas ao fisioterapeuta. Para nós, é sempre um dilema quando nos confrontamos com tal situação. A terapia manual pode ajudar muito essas pessoas, sob a condição de ser seguida por um tratamento ortopédico. Em hipótese alguma o fisioterapeuta deve agir sozinho. Com *pompages*, posturas, sessões diárias de plano inclinado, reeducação respiratória, equilíbrio postural, ele pode esperar tornar as curvaturas mais flexíveis e dessa forma facilitar o endireitamento ortopédico. **Mas não deve nunca esquecer que:**

- Uma escoliose flexível sempre é evolutiva, tanto no sentido da melhora quanto no do agravamento.
- Uma escoliose evolui até o final do crescimento, e mesmo além, se estiver mal equilibrada.
- **Uma escoliose do terceiro grau não deve ser trabalhada para aumentar a flexibilidade se o objetivo final do tratamento não fôr a fixação das curvaturas.**

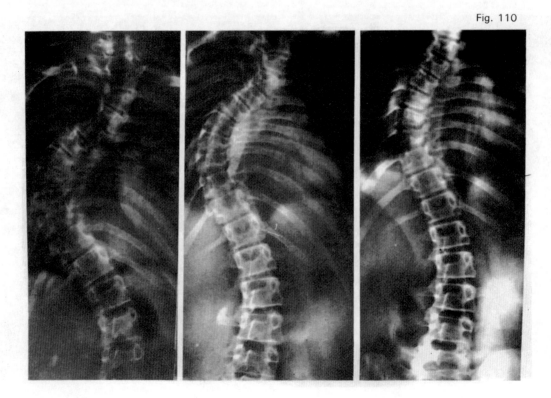

Fig. 110

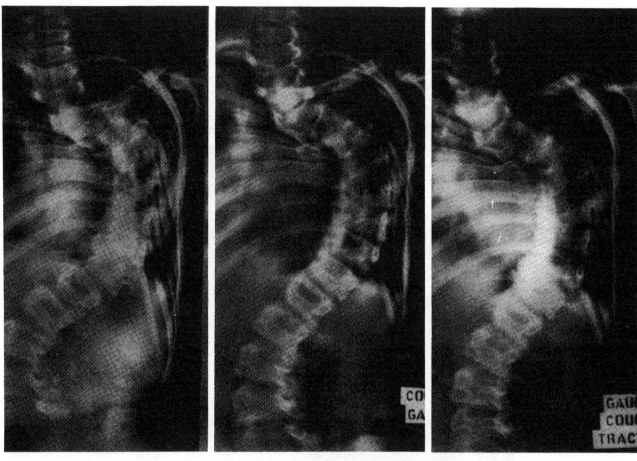

Fig. 111

MOLÉSTIA DE SCHEUERMAN

Já abordamos o problema da moléstia de Scheuerman quando falamos sobre lordoses e cifoses. Estamos nos repetindo, mas para nós isso é importante.

A "**epifisite da adolescência**", em nossa opinião, deve ser classificada entre os desequilíbrios de crescimento. Ela se caracteriza por uma deformidade *evolutiva* da porção anterior do corpo vertebral e por uma irregularidade dos platôs vertebrais. É uma grave afecção, ainda mais negligenciada do que a escoliose. Ela leva a cifoses dorsais graves e, sobretudo, às artroses vertebrais do adulto, que às vezes fazem de um homem de 40 ou 50 anos um enfermo. Por termos encontrado muitos desses casos em nosso serviço da fundação M. e H. Rothschild, em Paris, e visto como muitos evoluíram, nos sensibilizamos com esse tipo de moléstia tanto quanto com a escoliose. O fato de estarem freqüentemente associadas nos levou a pensar que têm o mesmo mecanismo. **Consideramos ambas como afecções de crescimento.**

No início deste livro, lembramos a grande cadeia fascial cérvico-tóraco-abdomino-pélvica. No capítulo sobre a evolução, também lembramos que o crescimento em comprimento do tecido fibroso conjuntivo era devido ao alongamento ósseo, e que, se esse alongamento ósseo fosse insuficiente para vencer a resistência fibrosa, era o osso que se deformava. É no âmbito vertebral que essa fisiologia é mais aguda. É um segmento multiarticulado, que pode se adaptar a uma tensão muito forte. Por outro lado, a lâmina fibrosa pré-vertebral, muito potente, tensiona a curva dorsal entre D4 e L1 como a corda de um arco. É fácil entender que o crescimento em comprimento da coluna pode ser insuficiente para vencer totalmente a resistência de todo esse conjunto fibroso. Ele se alonga insuficientemente e é o segmento raquidiano que se curva (Fig. 96). Se ele curva-se lateralmente, as vértebras escapam em látero-flexão-rotação: é a escoliose. Se a tensão é perfeitamente sagital, a coluna se deforma em cifose, e isso leva à compressão anterior dos corpos vertebrais. Essa compressão esteriliza as cartilagens de crescimento (Lei de Delpech), esterilização que resulta numa deformidade ântero-lateral das vértebras e dos platôs vertebrais. É a doença de Scheuerman.

A epifisite é relativamente previsível. A criança tem má postura, às vezes apresenta um tórax plano ou afundado, um movimento respiratório reduzido. Com freqüência, queixa-se de dores nas costas. Nas radiografias de perfil (Fig. 112) aparecem os primeiros sinais de epifisite: vértebras em cabeça de serpente, platôs vertebrais irregulares e, sobretudo, apresentando uma condensação óssea anormal.

O tratamento da doença de Scheuerman, quando no início, é estritamente o mesmo que descrevemos para a escoliose do primeiro grau: higiene de vida rigorosa, evitar fadiga, não praticar esportes, observação atenta da evolução dos estirões de crescimento, eventualmente um colete de manutenção nos períodos de risco etc.

O trabalho em postura será o que descreveremos para a cifose.

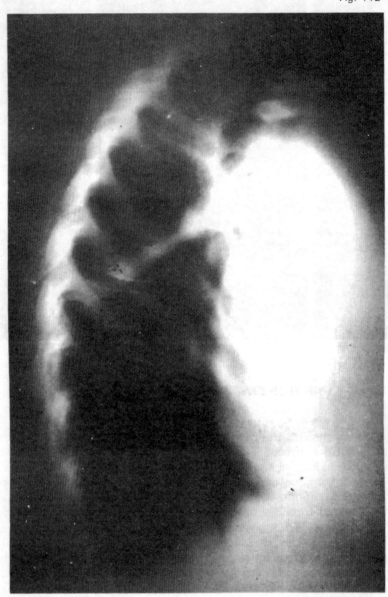

Fig. 112

LIVRO III

A PRÁTICA

Entre os tratamentos dos desequilíbrios estáticos, há verdadeiras tradições em fisioterapia. A mais marcante é a ginástica chamada de "corretiva". Apesar de acharmos que sua utilização não mais seja defensável atualmente, ela continua sendo o tratamento de base para o fisioterapeuta que nela ainda acredita, visto ser ainda ensinada na escola que o formou. Ela também continua sendo prescrita por médicos que assim se desembaraçam de um problema difícil. A noção de fraqueza muscular é persistente.

Em tudo que acabamos de dizer, há uma anomalia que sempre nos surpreendeu. As técnicas de endireitamento ortopédico, existentes desde Hipócrates, nunca foram discutidas. Embora atualmente tenham perdido muitos adeptos para a cirurgia, na escoliose elas são ainda atuais. Para corrigir uma deformidade, é necessário forçar progressivamente a articulação deformada no sentido da correção. Simplificando, diríamos que *é preciso abrir as concavidades para alongar os tecidos muito curtos*. É precisamente isso que faz o colete de correção progressiva, cujo modelo básico, muito imitado, foi o colete lionês. Como imaginar que aquilo que é válido para as escolioses importantes não o é para as escolioses do 1? grau? Como não entender que a lógica não é, no pretexto de aumentar a tonicidade, o que agora sabemos ser impossível, encurtar a musculatura das convexidades, mas ao contrário alongar a das concavidades?

Estamos certos de que Françoise Mezières, que construiu um nome em nossa profissão, procedeu da forma que acabamos de sugerir. Nós a conhecemos há mais de 50 anos. Além de ser professora de "ginástica médica" na escola onde nos preparamos para o diploma de fisioterapeuta, após a guerra, ela muito se interessou pelos trabalhos da equipe ortopédica na qual, como jovem fisioterapeuta, iniciávamos nossa carreira. Não temos nenhuma dúvida de que os endireitamentos ortopédicos aos quais ela freqüentemente se referia, muito influenciaram sua forma de trabalhar. Ela que preconizava exercícios de auto-endireitamento com peso sobre a cabeça — auto-endireitamentos paradoxalmente adotados por muitos que se atribuem seu método —, ela própria os abandonou pelos endireitamentos manuais. *"Puxar as cavidades e empurrar as saliências"*, expressão muito usada por ela, é uma das bases da ortopedia. A expressão, ao que parece, é de Broca.

A técnica que desenvolveremos neste livro segue a linha de pensamento de Françoise Mezières. Devemos confessar que não éramos adeptos incondicionais de F. Mezières. Com uma diferença de aproximadamente dez anos, tivemos a mesma formação de base. Sei o que pertence a seus próprios conceitos e o que não pertence. Como todos aqueles que, na época, tinham o título de "massagistas médicos", ela sabia usar as mãos. A falta de radiografias sistemáticas requeria boa palpação e grande conhecimento de morfologia, algo que falta aos fisioterapeutas atuais. Acreditamos que um de seus primeiros méritos é o de ter devolvido as mãos a seus alunos. Ela teve também o imenso mérito de não se acomodar na rotina. Apaixonada pelo que fazia, teve também o mérito de ter pesquisado, refletido, sem medo de abalar idéias consagradas — acredito que fez isso com muito prazer —, mas que era impensável nessa época distante, quando um professor sempre tinha razão. Ela soube pôr em prática aquilo que a lógica fisiológica aconselhava, fisiologia ainda distante dos conhecimentos atuais. Ela entendeu que era indispensável coordenar todos conflitos da época e encontrar uma linha de conduta terapêutica. E sobretudo, em seus últimos anos, ela trouxe a seus alunos e imitadores a noção de globalidade e de progressão, a mesma da Educação Física preconizada por Georges Hebert (*La Méthode Naturelle*) de quem, como nós, ela era adepta. Creio que seu caráter intransigente e rancoroso privou-a de uma carreira de direção de escola. Toda a técnica que se segue deve-lhe muito indiretamente. Não é específica para a escoliose, mas é uma reeducação da função estática.

Contrariamente à parte osteopática da terapia manual, a reeducação estática é sempre um tratamento longo. Ela pode prolongar-se por meses ou até anos, como nas afecções de crescimento, das quais a escoliose é o melhor exemplo. Ela não se restringe aos tratamentos da coluna, aos quais costuma ser relegada. Ela tem muitas outras indicações, que os terapeutas ignoram ou interpretam mal. O método "Mézières" é atualmente utilizado por muitos psicólogos, que muito o elogiam, utilizando-o a seu modo. Deploramos isso. É normal que a harmonização postural acarrete ao mesmo tempo um equilíbrio psíquico. As coisas estão intimamente ligadas e ninguém pode negar isso. Mas não é normal querer utilizar as reações neuro-vegetativas que um tensionamento prolongado acarreta e que o terapeuta não controla. Elas apenas assinalam que o profissional foi longe demais. A reeducação estática é uma técnica fisioterápica, que não deve ser orientada por contingências psicológicas. A harmonização postural pode ser usada para um simples reequilíbrio físico, sem verdadeira deformidade ou lesão; seu papel físico, que é nosso, deve ficar por aí.

Não se deve esquecer, e isso é muito importante para o terapeuta manual, que há dores estáticas e que elas são numerosas. O conjunto músculo-aponeurótico é um imenso receptor sensitivo da propriocepção. Milhões e milhões de tenso-receptores reagem a todas as tensões, mas todos acarretam fenômenos dolorosos quando ativados de forma prolongada. O terapeuta manual não deve confundir essas dores estáticas com as dores osteopáticas, embora tenham a mesma fisiologia. Um mesmo desequilíbrio tanto pode ser compensado, no âmbito de uma articulação, por uma lesão, quanto, no nível de um segmento, por um desequilíbrio estático. O mecanismo fisiológico das compensações é sempre o mesmo. Um pé plano valgo, por exemplo — que tanto pode ser um desequilíbrio estático como uma lesão osteopática do cubóide baixo —, levará o pé a apoiar-se no bordo interno. Este apoio levará a cintura pélvica em rotação horizontal. Já vimos as razões disso em fisiologia. Na criança, a rotação pélvica levará a uma compensação lombar e dorsal em escoliose ascendente, que se fixará pela evolução do crescimento. No adulto, o mesmo mecanismo será responsável por uma lesão em S.R. na região dorsal.

Para estabelecer um tratamento, o terapeuta manual deve fazer um diagnóstico preciso. Nós misturamos o exame estático e o osteopático, para todos os nossos pacientes. Com o hábito, esse exame de conjunto não leva mais do que dez minutos. Sem sistematizar, diremos que as dores recentes ou aquelas que reaparecem vez por outra, que aumentam com um movimento determinado, em geral são dores osteopáticas. Em contrapartida, dores de longa duração, nunca agudas, mas que aumentam com o passar dos meses, que se exacerbam em posição em pé prolongada, têm todas as chances de serem de origem estática.

Como acabamos de lembrar, a reeducação estática é sempre um tratamento longo, duração essa que sempre devemos convencer a família a aceitar, quando se tratar de uma criança. Isso conduz a uma primeira regra de trabalho: *não se deve multiplicar o número de sessões.* Para serem plenamente eficazes, elas devem ser de cerca de uma hora. Claro que são cansativas. Desde o início, o ritmo ideal de uma sessão por semana é bem aceito pelo paciente. **O erro é sempre o de querer ir rápido demais.** Os desequilíbrios estáticos se instalam lentamente, e não podem desaparecer rapidamente. No intervalo entre as sessões, o terapeuta poderá dar ao paciente um pequeno trabalho pessoal diário. Ele deve ser curto, não deve ultrapassar 5 a 6 minutos. Nesse caso, na maioria das vezes é feito seriamente. Se for mais longo, o paciente se cansa rápido e o abandona. Também não se deve dizer que está iniciando um trabalho de longa duração. Mas ele deve saber que os resultados não são instantâneos e que deve prever umas vinte ou trinta sessões. Uma coisa é muito importante: as dez ou quinze primeiras sessões devem ser realizadas de forma regular, sem faltas. Se esse ritmo for respeitado, os pequenos resultados iniciais fazem com que o tratamento evolua bem. Caso contrário, é bem provável que a causa esteja perdida de antemão.

O Exame Estático

Na introdução, dissemos que queremos abordar neste livro apenas os tratamentos dos problemas estáticos do primeiro grau. O tratamento das deformidades ortopédicas mais graves, cujo exemplo mais importante é a escoliose, não nos diz respeito. Assim como nossa intervenção é insubstituível nas más posturas e nas pré-deformidades, no caso dos problemas ortopédicos, ela é secundária ao tratamento ortopédico. O exame estático que vamos descrever aplica-se, antes de mais nada, à rearmonização postural.

Dizer que o tratamento decorre do exame é óbvio. No entanto, quanto se negligencia atualmente este princípio básico de toda medicina! A maioria dos fisioterapeutas perderam até a noção do exame. Hoje, muitos métodos globais nos são apresentados, e não conhecemos nenhum que se apóie num exame estático bem feito. Mas esse exame não é nenhuma novidade. Em suas linhas gerais, o aprendemos há 47 anos em nossos estudos de fisioterapia. Não acreditamos que qualquer tratamento válido seja possível sem esse exame prévio.

EXAME PÉLVICO

O exame da cintura pélvica nos três planos do espaço é o ponto de partida do exame estático. Os desequilíbrios da bacia nunca são primários. São sempre conseqüência de uma causa, localizada abaixo ou acima. Se a causa localizar-se acima, o desequilíbrio pélvico compensa um desequilíbrio lombar, é um processo descendente. Se localizar-se abaixo, o desequilíbrio pélvico é conseqüência de um desequilíbrio de um ou de ambos os membros inferiores. É um processo ascendente, inevitavelmente acompanhado de uma compensação lombar. Assim, **um desequilíbrio pélvico está sempre casado com um desequilíbrio lombar**; uma anteversão, com uma postura lordótica; uma retroversão com uma postura cifótica; uma obliqüidade frontal, com uma concavidade do lado mais alto; uma rotação horizontal, com uma rotação lombar do mesmo lado, uma coisa compensando a outra. Em um processo descendente, a bacia equilibra a coluna lombar; em um processo ascendente, a coluna lombar equilibra a bacia. Como a compensação só é necessária na posição em pé, ela desaparecerá na posição de decúbito, em que apenas a deformidade se manterá. **A comparação do exame feito na posição de decúbito com o exame na posição em pé, nos permitirá julgar o sentido do processo, e dirigirá nossa busca do desequilíbrio inicial.**

Exame em pé

I. — Pessoalmente, achamos indispensável realizar este exame com os dois membros inferiores equilibrados. Como se está à procura, antes de mais nada, das deformidades, sabemos que um encurtamento acarreta inevitavelmente compensações, que vão mascará-las. **Manteremos esse equilíbrio durante todo o exame na posição em pé.**

— O paciente fica em pé, na posição fisiológica: calcanhares levemente afastados de 3 a 5 cm e pés abertos cerca de 15°, cabeça ereta, sem rotação.

— O terapeuta fica sentado atrás do paciente, afunda suas duas mãos horizontalmente estendidas na região da cintura do paciente, depois, apóia fortemente seus indicadores nas cristas ilíacas e *desce o olhar até o nível de seus indicadores e compara suas alturas respectivas* (Fig. 113).

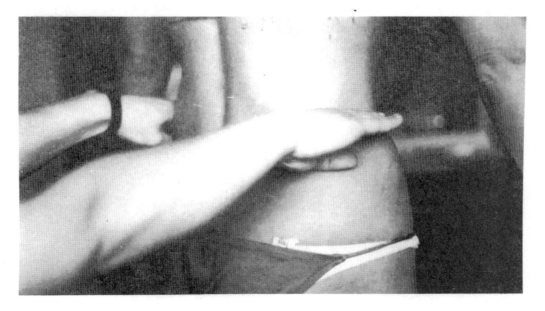

Fig. 113

— Se necessário, coloca-se uma compensação sob o pé do membro inferior mais curto e um novo exame verifica a exatidão desta compensação.

II. — No plano sagital, a fisiologia nos mostrou que, numa boa estática pélvica, as E.I.A.S. e as E.I.P.I. se situam no mesmo plano horizontal.

1º) A E.I.A.S. é facilmente palpável. Mas é preciso estar atento. Ela está no final da crista ilíaca, *mas cerca de 2 cm antes de seu final, esta crista apresenta uma mudança de curvatura e forma um ângulo freqüentemente confundido com a E.I.A.S.* Na palpação, este ângulo é seguido de uma pequena parte vertical que termina em uma depressão. A E.I.A.S. é o ângulo superior desta depressão.

Para localizá-la com precisão, o terapeuta segue a crista ilíaca com seu indicador anterior, até que este dedo caia na depressão.

2º) A E.I.P.I. recoberta pela massa glútea só é palpável em casos excepcionais. No entanto, ela se localiza a três dedos da pessoa examinada, sob a E.I.P.S., fácil de ser localizada. O terapeuta coloca três dedos de seu paciente sob a E.I.P.S., e isso permite que avalie a posição da E.I.P.I. com seu indicador posterior (Fig. 114).

3º) Os dois indicadores, orientados perpendicularmente, são comparados (Fig. 115).

— Se eles estiverem no mesmo plano, a bacia está equilibrada, isso com uma tolerância de 1 cm para a anteversão, na mulher, cuja bacia é larga, e 1cm de retroversão no homem, cuja bacia é alta. Para crianças até 13 anos, não há tolerância.

— Se a E.I.A.S. for mais baixa do que a E.I.P.I., a cintura pélvica está em anteversão e a coluna lombar está em lordose (lordose ou flexão).

— Se a E.I.A.S. for mais alta do que a E.I.P.I., a cintura pélvica está em retroversão e a coluna lombar em cifose (cifose ou extensão).

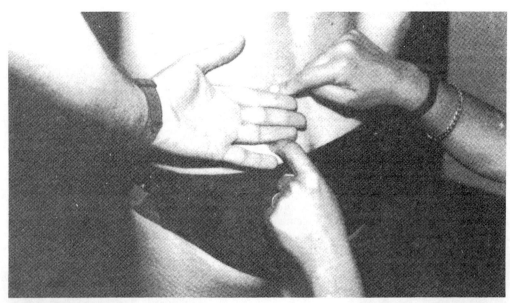

Fig. 114

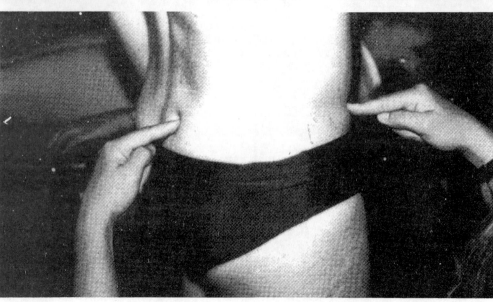

Fig. 115

III. — O equilíbrio frontal pélvico é, em posição em pé, inteiramente condicionado pelo comprimento dos membros inferiores. Se os dois membros forem perfeitamente simétricos, a bacia será forçosamente horizontal, mas um encurtamento de um lado é inevitavelmente compensado por uma concavidade lombar do outro. Essa compensação originou a "escoliose por encurtamento", que para nós não existe. Nessa posição em pé, com a cintura pélvica bem equilibrada, se aparecer uma concavidade de um lado, ela é seguramente uma deformidade permanente. As importantes concavidades escolióticas visíveis a olho nu não constituem problemas para o examinador. Elas são evidentes. Não ocorre o mesmo com as pequenas concavidades mascaradas por uma pequena rotação que levou as espinhosas de volta para a linha mediana. O teste de "flexão dos joelhos" permite detectá-las.

A flexão de um joelho provoca um encurtamento funcional, que é compensado por uma concavidade do lado oposto. Se a coluna lombar estiver perfeitamente ereta, as duas concavidades provocadas pela flexão alternada dos joelhos terão o mesmo valor. Todo nosso teste encontra-se nesta fisiologia.

— O terapeuta senta-se atrás do paciente e lhe pede que, com os pés apoiados totalmente no chão, flexione um joelho, depois o outro, deixando cair o quadril bem deste lado (Fig. 116). Se as duas concavidades forem iguais, podemos considerar que a coluna lombar é normal no plano frontal. Se aparecer uma concavidade nítida de um lado, mas não do outro, é porque há uma concavidade permanente deste lado. Ela foi exagerada pela flexão do joelho oposto, mas corrigida pela flexão do joelho homolateral. Associada a uma rotação oposta, ela é um sinal de uma leve escoliose.

IV. — Nos exames, o plano horizontal costuma ser esquecido. Na estática ele é capital, porque é o plano das rotações. Na cintura pélvica, ele é dos mais fáceis de examinar.

— O terapeuta fica em pé diante do paciente. Coloca seus dois polegares nas E.I.A.S. e, olhando de ci-

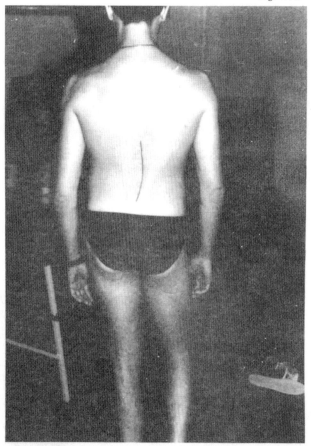

Fig. 116

ma para baixo, julga se uma é mais anterior que a outra (Fig. 117). A anteriorização de uma E.I.A.S. assinala uma rotação pélvica horizontal do lado oposto, rotação proporcional à importância desta anteriorização. Sabemos que a coluna lombar só tem uma ínfima possibilidade de rotação (5° a 8°). *Uma rotação horizontal pélvica além de 5° sempre é acompanhada de uma rotação lombar no mesmo sentido.*

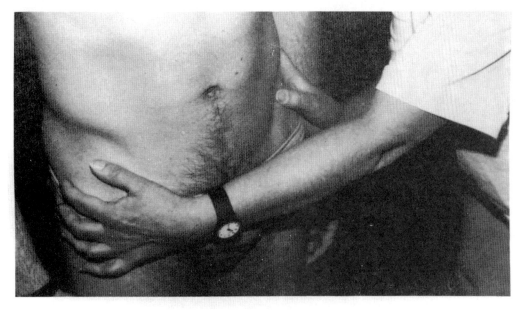

Fig. 117

Exame em posição de decúbito

Em decúbito, a coluna lombar se coloca em uma posição lordótica fisiológica, que a massa glútea torna ainda mais importante (Fig. 118). Quando, com os joelhos em flexão, flexionamos as duas coxas sobre a bacia, cerca de 110°, essa lordose desaparece, as espinhosas lombares repousam na mesa de exame.

I. — Em pé, o exame mostrou uma anteversão pélvica.

— O terapeura fica em pé ao lado do cliente. Desliza sua mão cefálica sob a lombar do cliente, com as segunda e terceira falanges fletidas e as polpas dos dedos contra as espinhosas. A mão caudal toma os joelhos e traz as coxas para a flexão (Fig. 119).

— Se, a partir de uma flexão de 90° a 110°, o terapeuta sente seus dedos progressivamente amassados pelas espinhosas, não há lordose fixa. Na posição em pé, ela era apenas uma compensação da anteversão pélvica. *Trata-se de um processo ascendente.*

— Se, na flexão, a lordose não desaparece completamente a 110°, certamente ela é uma deformidade responsável pela anteversão pélvica. *Trata-se de um processo descendente.* De qualquer maneira, além de 110°, a lordose desaparece por causa da extensão da coluna lombar.

No primeiro caso, o terapeuta procurará no âmbito dos membros inferiores a causa da anteversão; no segundo, procurará na coluna vertebral a causa da lordose.

II. — Em pé o exame mostrou uma retroversão pélvica.

— Se, na posição de decúbito, a lordose fisiológica aparece e o terapeuta passa com facilidade sua mão sob a lombar, a retroversão era primária, e a cifose, uma compensação. *Trata-se de um processo ascendente.*

— Se, ao contrário, a coluna lombar fica achatada contra a mesa de exame, a cifose era primária. *Trata-se de um processo descendente.*

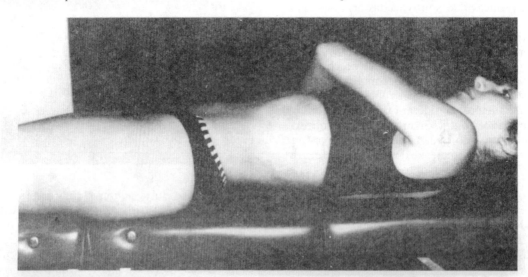

Fig. 118

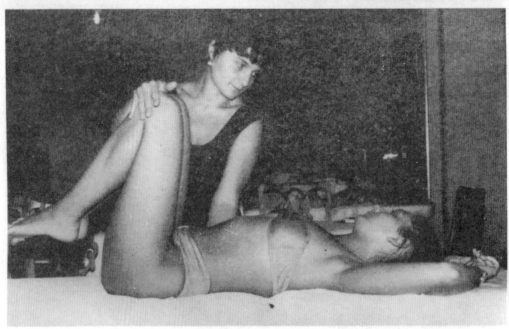

Fig. 119

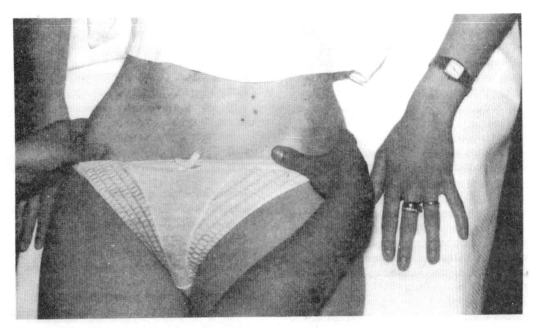
Fig. 120

III. — Já evocamos o plano frontal, dizendo que uma concavidade lombar ascendente só poderia ter uma causa: o encurtamento de um membro inferior, seja ele funcional (adução de um quadril, flexo ou recurvatum de um joelho) ou anatômico. O teste de flexão dos joelhos nos permitiu suspeitar de uma concavidade fixa. Um teste na posição de decúbito virá confirmar esta suspeita, pois uma concavidade nesta posição acarreta uma obliqüidade pélvica. Na posição em pé, como a cintura pélvica é mantida horizontal pelo comprimento dos membros inferiores, é o tronco que se inclinará lateralmente, para compensar a concavidade lombar. Na posição de decúbito, com o tórax bem apoiado na mesa, é a cintura pélvica que compensa a concavidade.

1º) Paciente fica em decúbito dorsal, terapeuta em pé na altura da bacia. O terapeuta coloca, perpendicularmente ao corpo, seus dois polegares sobre as E.I.A.S. e os desliza para baixo, até que caiam nas depressões subjacentes. Ele apóia fortemente os polegares nestas espinhas assim localizadas (Fig. 120) e compara suas alturas respectivas, anotando qual a mais cefálica.

2º) Na mesma posição, seja diretamente ou com seus polegares, o terapeuta avalia a altura dos maléolos internos. Um eventual encurtamento, comparado com o teste na posição em pé, mostrará se há uma diferença entre as duas posições.

3º) Em decúbito ventral, comparar as posições das E.I.P.S.

Uma E.I.A.S. mais cefálica de um lado, a E.I.P.S. igualmente cefálica do mesmo lado e o membro inferior encurtado também deste mesmo lado, são os três sinais de uma obliqüidade pélvica, portanto, de uma concavidade lombar.

IV. — No plano horizontal das rotações, as coisas são extremamente simples. A anteriorização de uma E.I.A.S. foi constatada em pé.

— Se ela desaparece em decúbito, a rotação pélvica é primária. *Trata-se de um processo ascendente.*
— Se ela persiste na posição de decúbito, é a rotação lombar que é primária. *Trata-se de um processo descendente.*

As conclusões desse exame pélvico são evidentes. Se for um processo ascendente, as causas do desequilíbrio pélvico serão procuradas nos membros inferiores. Se for um processo descendente, as causas do desequilíbrio lombar serão procuradas na coluna vertebral ou na cintura escapular. É possível que os desequilíbrios constatados nos três planos sejam todos ascendentes ou descendentes. *Mas não é raro que o desequilíbrio seja ascendente em um plano e descendente em outro.* Cada plano será então objeto de uma pesquisa diferente.

EXAME DOS MEMBROS INFERIORES

Exame dos pés

Acreditamos que o exame dos pés tem grande importância. Não é possível ter uma boa estática sem bons apoios no chão. No entanto, pés perfeitos são algo raríssimo, para não dizer impossível. Isso quer dizer que, em nossa terapia, o trabalho com os pés ocupará um lugar muito importante. Isso quer dizer também que o exame dos pés e seus apoios será capital. As anomalias encontradas aí são sempre um sinal de um desequilíbrio suprajacente, freqüentemente localizado no âmbito do tronco.

I. — O exame começa com uma conscientização do paciente de seus apoios plantares. Esta consciência trará informações úteis para o tratamento, e também prepara o cliente para um trabalho futuro. Esta prática originou uma reeducação proprioceptiva já antiga.

Para este exame, o cliente fica em pé, na posição fisiológica anteriormente descrita. Por razões que já explicamos, conservaremos a compensação de um encurtamento, se tal for o caso. Durante todo o exame, a cabeça deve permenecer ereta, sem inclinação e, sobretudo, sem rotação. Para ajudá-lo a manter tal posição, fixamos, na parede diante do cliente, uma marca na altura de seus olhos.

Nesta posição, com intervalos de repouso, a pessoa analisa seus apoios no chão através de cinco pequenos testes de percepção. Eles requerem uma certa concentração, por isso é necessário alguns instantes de repouso entre cada um deles.

Nesta análise, a percepção correta nem sempre é fácil para o cliente, sobretudo no caso de uma criança. O procedimento que nos traz os melhores resultados é fazer o cliente sentir os apoios extremos, depois, por oscilações cada vez menores, fazê-lo voltar à posição habitual.

1º) Ele tenta perceber se apóia mais em um pé do que em outro. Uma assimetria dos apoios é sinal de um desequilíbrio lateral, que pode se localizar em diversos níveis.

— No âmbito do joelho, por um genovalgo ou genovaro unilateral: um genovalgo levará o peso para o pé oposto, um genovaro, para o pé correspondente.

— No âmbito da pelve, a abdução de um quadril levará o peso para o lado oposto, a adução leva-lo-á para o mesmo lado.

— O desequilíbrio lateral do tronco é o caso mais freqüente. É devido tanto a uma translação lateral quanto a uma concavidade lombar. A translação lateral do tronco é algo freqüente. Os anglo-saxões chamam-na de "Side chief". Na maioria das vezes, é devida a uma retração do psoas homolateral. A concavidade lombar pertence a um processo escoliótico, e o desequilíbrio do tronco, em geral, denuncia uma escoliose desequilibrada, portanto evolutiva. Reencontraremos estes dois casos no exame do tronco.

2º) Em seguida ele tenta perceber se os apoios estão mais no antepé ou mais no calcanhar. Um apoio nos antepés é resultado claro de um desequilíbrio anterior, um apoio nos calcanhares, de um desequilíbrio posterior. Assinala em geral um desequilíbrio do tronco.

— Se o desequilíbrio anterior (flexão dos joelhos) ou posterior (recurvatum) se localiza nos membros inferiores, em geral ele é compensado por um desequilíbrio inverso no tronco. Neste caso, a diferença entre os apoios dos pés no chão nem sempre é facilmente perceptível.

— O desequilíbrio sagital no tronco é imperfeitamente compensado nos membros inferiores. O desequilíbrio anterior, com muita freqüência devido a uma anteversão-lordose, é sempre nítido nos pés. O desequilíbrio para trás, difícil de suportar por causa da alavanca mínima que representa o calcâneo, é compensado por uma flexão dos joelhos, mas essa flexão é, certamente, muito limitada.

3º) Ele tenta analisar os apoios de cada pé separadamente. Em um primeiro estágio, esta análise leva novamente aos apoios sagitais.

— A simetria dos dois pés confirma o teste precedente.

— Um apoio anterior ou posterior unilateral leva a uma pesquisa no membro inferior correspondente: flexão ou recurvatum de um joelho.

— Um apoio anterior de um lado e posterior do outro será sinal de um giro pélvico horizontal, sendo que o apoio anterior corresponde à E.I.A.S. anterior.

4º) Ele tenta perceber, em cada pé, se o apoio é no bordo interno ou no externo. Vimos, com a fisiologia, que a menor rotação do membro inferior em apoio deformava o pé no chão. Vimos também que esta mesma rotação levava inevitavelmente a um giro horizontal pélvico quando unilateral, e a uma anteversão, quando bilateral. Assim, há um paralelismo entre a deformidade do pé e o giro pélvico.

— Um apoio no bordo externo de um lado corresponde a um giro pélvico horizontal do mesmo lado.

— Um apoio no bordo interno de um lado, corresponde a um giro pélvico do lado oposto.

— Apoios simétricos nos bordos externos ou internos correspondem a uma anteversão-lordose.

5º) Ele tenta perceber os quatro apoios de cada pé no chão: atrás, as tuberosidades dos calcâneos posteriores interna e externa, na frente as cabeças do primeiro e do quinto metatarsianos.

— Um apoio na tuberosidade do calcâneo interno é sinal de um valgo do retropé, um apoio na tuberosidade externa é sinal de um varo.

— Um apoio na cabeça do primeiro metatarsiano é sinal de uma eversão do antepé; um apoio na cabeça do quinto, é sinal de uma inversão. Claro que este último teste virá confirmar o teste precedente, dos apoios laterais. No entanto, ele mostrará com freqüência uma aparente anomalia, estando normais os apoios posteriores, mas os apoios anteriores desequilibrados de um lado ou do outro, em geral maior apoio na cabeça do primeiro metatarsiano (em eversão). Uma inversão ou uma eversão não acompanha necessariamente um varo ou valgo do pé. É freqüente encontrarmos pés em torção, especialmente nas crianças.

II. — A segunda parte do exame dos pés é a feita pelo terapeuta. Ao contrário do que se poderia pensar, em geral, com raras exceções, ele confirma as sensações do paciente. O exame do tendão de Aquiles permite julgar com facilidade os apoios do retropé. Normalmente, essa saliência tendinosa é perfeitamente retilínea, levemente inclinada para baixo e para dentro (Fig. 121 dir.). Um desequilíbrio frontal do retropé faz aparecer um ângulo aberto para fora, no desequilíbrio em valgo (Fig. 121 esq.), e uma inclinação mais importante para dentro, no varo.

A avaliação dos calos ou das calosidades plantares dá uma idéia exata das zonas de apoio e seus desequilíbrios. É fácil compreender que a espessura dessas formações é proporcional à importância do apoio.

Em um pé bem equilibrado, os dois bordos laterais, interno e externo, são retilíneos, o bordo externo diverge de 10 a 13° do interno (Maurice Ledos). O primeiro artelho fica no prolongamento do bordo interno; o quinto, no prolongamento do bordo externo. Uma saliência da tuberosidade do quinto metatarsiano, no meio do bordo externo, é sinal de uma adução do antepé, em geral acompanhando uma inversão. A convexidade do bordo interno é, ao contrário, sinal de uma abdução do antepé e de uma eversão.

A saliência do sustentaculum tali sob o maléolo interno é sinal de um valgo do retropé, a da tuberosidade do escafóide é sinal de um desabamento plantar. A saliência dos cuneiformes na face dorsal é sinal de um equino do antepé, com ou sem pé cavo.

As deformidades dos artelhos costumam ter origem em retrações ou encurtamentos musculares ou foram fixadas por eles. O hálux valgo é acompanhado de uma tensão retrátil do extensor do primeiro artelho; o quinto varo, por uma tensão do extensor do quinto. Os artelhos em martelo são em geral devidos à retração do extensor curto dos dedos, enquanto que os artelhos em garra são devidos à retração do flexor plantar curto.

O exame do pé deve também considerar a mobilidade articular. Vimos que ele devia se adaptar aos movimentos do andar e aos deslocamentos do corpo, às desigualdades do chão, às oscilações da estática e, eventualmente, às deformidades dos segmentos suprajacentes. Esta adaptação, cuja finalidade é manter bons apoios, requer articulações perfeitamente móveis, nos três planos. A menor rigidez é uma causa de deformidade e maus apoios. As subastragalianas são examinadas em abdução e adução; a astrágalo-navicular, em flexo-extensão; abdução-adução, rotações interna e externa, a calcâneo-cubóide, sobretudo em rotação externa e interna. Enfim, os movimentos dos metatarsianos e das falanges são avaliados em flexão, extensão, abdução, adução e rotações.

Exame do joelho

O exame dos joelhos é também feito em posição em pé, com compensação sob o pé, se necessário. Trata-se de um exame de observação nos três planos do espaço, realizado pelo terapeuta.

I. — No plano sagital, o joelho ou os joelhos podem apresentar-se em flexão ou recurvatum. A flexão pode ser flexível e corrigir-se passivamente. É então uma compensação, em geral descendente. Ela pode ser rígida e ser uma impossibilidade de extensão. Neste caso, é sempre traumática ou reumática. O recurvatum patológico, com exceção das afecções paralíticas, que não nos concernem, é sempre devido a uma limitação de flexão tibiotársica. Pode também ser uma frouxidão articular, mas, em geral, esta é apenas secundária, sendo que a verdadeira causa é ou foi uma retração do músculo sóleo (Fig. 42).

As deformidades unilaterais neste plano acarretam um encurtamento: pequeno, no caso do recurvatum, ou proporcional à flexão. Não julgaremos as repercurssões acima deste encurtamento, porque o compensamos no início do exame. De qualquer forma, afora as deformidades traumáticas ou reumáticas, que são casos particulares, trata-se aqui de pequenos encurtamentos que raramente ultrapassam 1 cm. Junto à equipe dos doutores Ducroquet, participamos de um estudo sobre os encurtamentos. Podemos afirmar que, até 1 cm, um encurtamento não tem influência na estática acima dele. Nenhuma compensação é radiologicamente visível em um adulto. Vimos que o mesmo não ocorre em uma criança. Como o crescimento dos membros inferiores é alternado, praticamente 50% dos seres humanos têm um encurtamento de cerca de 0,5 cm. **Por outro lado, radiografias sistemáticas da coluna de adultos em pé, com e sem compensação sob o pé, nos convenceram de que a chamada escoliose de encurtamento é absolutamente livresca.** A concavidade de compensação de um encurtamento desaparece sempre que ele é corrigido.

Uma flexão bilateral dos joelhos, em geral, compensa um desequilíbrio do tronco. Ela pode compensar um desequilíbrio anterior, quando for devida a uma flexão do quadril. Com mais freqüência, compensa um desequilíbrio posterior. Ao lançar o tronco para trás, se os membros inferiores estiverem estendidos, o centro de gravidade se coloca acima dos calcanhares, o que não é confortável para o equilíbrio. A pessoa traz este apoio para frente com uma leve flexão dos joelhos. Pela mesma razão, uma flexão dos joelhos compensará uma cifose lombar com retroversão pélvica (Fig. 43).

Nos flexos traumáticos ou reumáticos, em geral unilaterais, é freqüente que o outro joelho se coloque também em flexão, para restabelecer o equilíbrio frontal. O desequilíbrio anterior assim produzido é automaticamente compensado pela flexão dos quadris, que inevitavelmente acompanha a flexão dos joelhos, e provoca um ligeiro recuo do tronco.

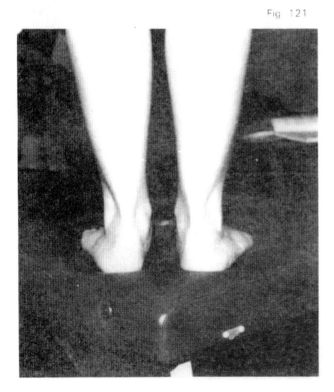

Fig. 121

Um recurvatum bilateral cria um desequilíbrio posterior e uma instabilidade estática, visto que a alavanca do calcanhar é insuficiente para o controle do equilíbrio. A compensação é sempre uma anteversão pélvica-lordose, que anterioriza o centro de gravidade.

II. — No plano frontal, os preceitos da boa estática consideram que, em um bom alinhamento dos membros inferiores, os maléolos internos, as convexidades internas das panturrilhas, os côndilos internos e o ápice dos músculos adutores devem estar em contacto (Fig. 122). Evidentemente, isso é muito teórico, pois as massas musculares dos tríceps e dos adutores são muito variáveis de uma pessoa para outra. Em nosso exame estático, consideramos sobretudo os maléolos e côndilos internos. Quando os maléolos estão em contato, mas os côndilos internos separados, o genovaro é proporcional a essa distância. Quando os côndilos estão em contato, mas os maléolos não, o genovalgo é proporcional à distância entre os maléolos.

A esse respeito, convém lembrar que o genovalgo e genovaro não são deformidades inversas. O genovalgo é uma deformidade estática, um exagero evolutivo de uma posição que já existia: o genovalgo é fisiológico. O genovaro é quase sempre uma deformidade estrutural, devida a uma tíbia vara mais ou menos pronunciada, sendo o mais clássico o varo da epífise superior da tíbia por esterilização da cartilagem interna de crescimento. Nos traumas do joelho, comuns entre os meninos, não se dá atenção suficiente às possibilidades de entorse das cartilagens de crescimento.

III. — No plano horizontal situa-se a deformação em rotação da tíbia sob o fêmur.

Como, no joelho, a rotação interna é praticamente nula, ela sempre acontece para fora. Independentemente das perturbações estáticas suprajacentes que nos interessam, a rotação externa é responsável pela artrose posterior da rótula e por certos pés planos estáticos.

É simples compreender a causa dessa rotação tibial externa. Ela se deve a uma retração do sóleo, comum na pessoa que usa salto alto e cujas posições de repouso são em equino. Devemos aqui relembrar a anatomia do sóleo. Em cima, ele se fixa na tuberosidade lateral externa da tíbia e na face posterior da fíbula. Sua tensão oblíqua para baixo e para dentro faz dele um rotador externo da tíbia sob o fêmur (Fig. 45).

A rotação externa da tíbia não pode repercutir em baixo, no ângulo do pé, que deve permanecer em sua posição fisiológica, ou seja, aberto cerca de 15°. *Ela é compensada de forma ascendente, por uma rotação interna do fêmur, que, por sua vez, é compensada por um giro horizontal pélvico do lado oposto.*

Para o exame horizontal, o paciente é colocado com os dois pés paralelos, e isso coloca os dois fêmures em uma rotação interna de 15° (ângulo do passo). Do lado da deformidade, esta rotação interna, somando-se à da compensação, torna o côndilo femural interno muito saliente para trás, e uma depressão se forma sob este côndilo, na tuberosidade tibial interna anteriorizada pela deformidade (Fig. 123).

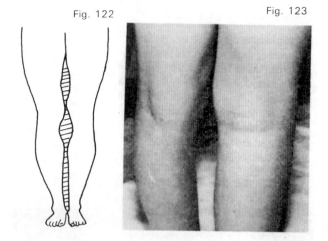

Fig. 122 Fig. 123

EXAME DO TRONCO

I. — O exame do tronco começa pela observação da caída dos braços. Como eles estão submetidos às leis da gravidade, como dois fios de prumo, a posição das mãos reflete o equilíbrio ou os desequilíbrios.

1º) Um bom equilíbrio sagital significa cinturas bem posicionadas uma acima da outra, as duas mãos caindo no meio da espessura das coxas (Fig. 124). Quando elas caem à frente das coxas, denunciam um desequilíbrio do tronco para frente (Fig. 125), em geral devido a uma anteversão-lordose. Os apoios dos pés no chão incidem nos antepés. Quando elas caem na parte posterior da espessura das coxas (Fig. 126), denunciam um desequilíbrio posterior, que é a compensação de um desequilíbrio para frente da cintura pélvica. É quase sempre uma fraqueza muscular glútea, que a pessoa compensa com o recuo do centro de gravidade do tronco ligeiramente para trás das articulações coxo-femurais. Os apoios ântero-posteriores dos pés são em geral distribuídos igualmente.

2º) No plano frontal, uma das mãos mais afastada do corpo do que a outra é sinal de um desequilíbrio lateral. Este pode ter duas causas:

— Uma escoliose desequilibrada para este lado, uma concavidade dorsal equilibrando imperfeitamente a concavidade lombar. Neste caso, a dobra da cintura é nitidamente mais marcada deste lado (golpe de machado) (Fig. 127). Escoliose desequilibrada quer dizer escoliose evolutiva.

— Uma translação lateral do tórax, com freqüência devida a uma tensão do psoas. Neste caso, a dobra da cintura é menos evidente deste lado (Fig. 128). Neste teste, não se deve confundir a dobra da cintura e o triângulo da cintura, que assinala uma concavidade es-

Fig. 124 Fig. 125 Fig. 126

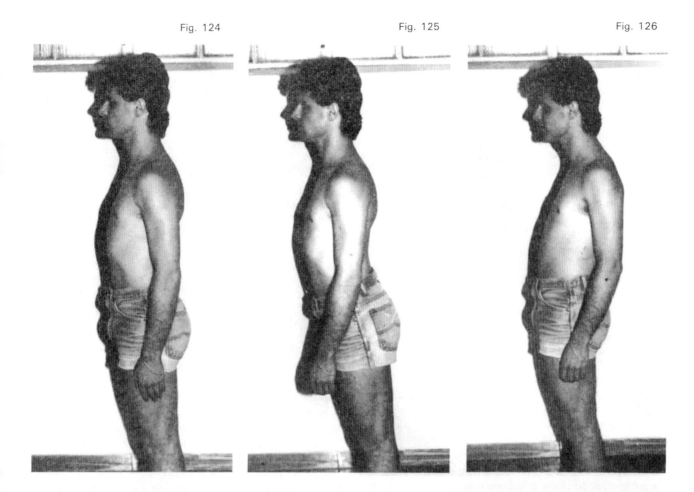

Fig. 127

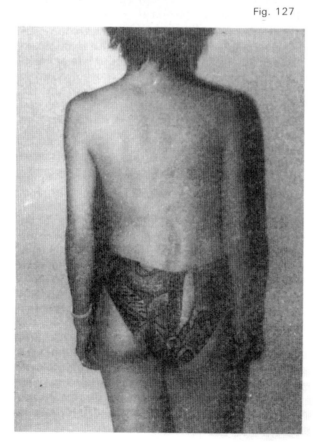

Fig. 128

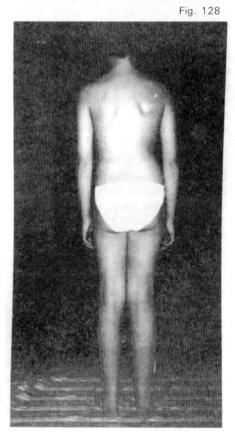

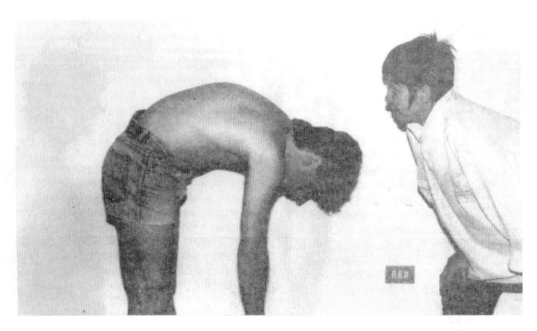

Fig. 129

coliótica homolateral. *Na escoliose, este triângulo e maior, mesmo em uma escoliose bem equilibrada.* Em nosso teste, estando o braço separado do corpo, não se trata mais do triângulo.

Nos dois casos, o apoio no pé correspondente será maior.

3?) É lógico pensar que uma das mãos mais à frente e a outra mais atrás são devidas a uma rotação do tronco. Convém ser muito prudente nessa interpretação e muito atento no exame. Nas escolioses, as duas rotações, dorsal e lombar, em geral se equilibram para recolocar ombros e cabeça em boa posição. Essa queda assimétrica dos braços raramente é sinal de uma rotação escoliótica. Seja ela devida a uma leve rotação sem escoliose de todo o tronco que acompanha um pequeno giro pélvico horizontal ascendente ou seja ela produzida por um enrolamento do ombro para fente.

II. — Em um movimento de flexão anterior do paciente, o terapeuta procura eventuais gibosidades (Fig. 129). Quanto mais o paciente ficar inclinado para frente, mais baixo é o segmento examinado. As grandes gibosidades escolióticas não representam problema. Na região dorsal, a gibosidade é produzida pelo recuo do ângulo costal posterior, na região lombar, pela posteriorização da apófise transversa (apófise costiforme), que eleva a massa muscular. Nas leves rotações, que encontramos com maior freqüência, as gibosidades são bem pequenas e um lado ligeiramente mais alto não é sempre sinal de uma rotação vertebral. Normalmente, o relevo dos dois lados da linha das espinhosas é constituído por duas convexidades: costais na dorsal, muscular na lombar. A rotação exagera a convexidade do seu lado, mas a reduz do outro.

O sinal de uma pequena gibosidade é um lado convexo homolateral à rotação e um lado plano contralateral (Fig. 130).

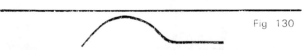

Fig. 130

É extremamente raro, mesmo em escolioses já patentes, perceber duas gibosidades opostas. Em geral, só uma é perceptível. Acabamos de lembrar que as duas rotações se equilibram para recolocar cabeça e ombros no plano frontal. Há a rotação inicial da deformação, que engendra a gibosidade, depois, uma rotação de compensação, que traz de volta as vértebras para o plano sagital e não cria gibosidade. Em uma escoliose ascendente, a rotação lombar é primária, e a escoliose está nessa região; a rotação dorsal traz de volta as vértebras dorsais. Em uma escoliose descendente ocorre o inverso, a gibosidade é dorsal. *Essa comparação das rotações permite julgar se a escoliose é ascendente ou descendente.* Também é fácil percebê-la em radiografias de frente, em que a defasagem das espinhosas só é visível em um segmento (Fig. 131).

III. — A observação do paciente de perfil muito contribui para o exame. A estática ideal foi determinada nos anos 20, por um médico osteopata americano, T. E. Hall, provavelmente aluno de John Little. Nesse tipo ideal, a sínfise mentoniana está no prumo vertical da sínfise pubiana. Esse alinhamento origina uma linha anterior paralela ao plano coronal do corpo e uma linha posterior que alinha o sacro, os ângulos inferiores das escápulas e a porção vertical do occipital. Esta última linha, do alinhamento posterior, foi retomada por F. Mezières em seu método.

Para entender essa observação de perfil, devemos separar o tronco em três blocos: um bloco abdominal, condicionado pela coluna lombar e pelo equilíbrio pélvico; um bloco toráxico, condicionado pela coluna dorsal; um bloco cervical, condicionado pela posição da cabeça. Nessa observação, as linhas morfológicas do corpo adquirem grande importância.

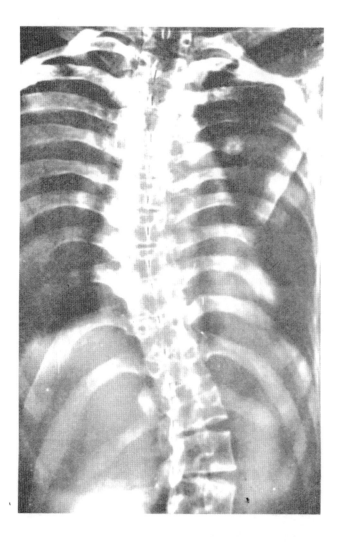
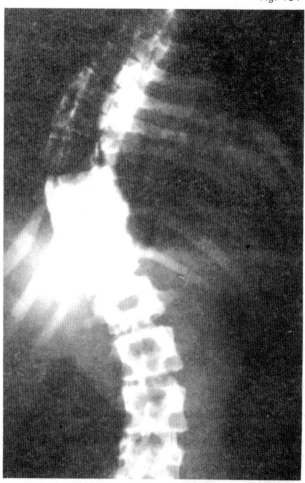

Fig. 131

1º) No tipo ideal, a sínfise mentoniana e pubiana estão no mesmo plano vertical. Atrás, o sacro, a linha que une os ângulos inferiores das escápulas, e o ápice da curva posterior do crânio estão alinhadas numa única vertical. Na região anterior, o tronco é formado por duas retas: uma superior, ligeiramente oblíqua em baixo e na frente, formada pelo esterno; uma inferior, vertical entre o processo xifóide e o púbis (Fig. 132).

2º) O bloco abdominal proeminente para frente é sinal de uma lordose lombar e, sobretudo, de uma anteversão pélvica de tipo astênico. O tórax é jogado para trás para recuar o centro de gravidade do tronco e limitar o desequilíbrio para frente. Realmente, não há uma lordose, mas uma postura lordótica de compensação. Sempre para a compensação, o bloco cervical é trazido para frente, por um avanço da cabeça, sem flexão occipital. Atrás, o pescoço parece curto. Entre os dois blocos, a coluna dorsal assume uma postura cifótica. Na frente, a linha esternal não é oblíqua, mas vertical sobre um tórax cavo, enquanto a linha abdominal é convexa, com todos os sinais de uma ptose. Os joelhos estão em ligeira flexão, para evitar o apoio dos pés nos calcanhares. O caimento dos braços é de tipo posterior (Fig. 133).

3º) O bloco toráxico para frente mostra um tórax em posição de "inspir", geralmente devido à retração ou encurtamento dos escalenos. A linha esterna é mais oblíqua do que a normal, a linha abdominal torna-se ligeiramente oblíqua para trás. Essa posição de "inspir" é acompanhada de uma extensão dorsal. O dorso é plano. Os ombros são puxados para trás. A posição anteriorizada do tórax cria um desequilíbrio para frente e uma ligeira lordose lmbar (Fig. 134).

4º) O avanço do bloco cervical é, certamente, a posição mais freqüente no mundo moderno. Achamos que atinge 70% das mulheres. Vimos com a fisiologia que o endireitamento humano desequilibrou totalmente a musculatura cervical, especialmente a musculatura tônica, que quase sempre está encurtada. *Vimos também que esse encurtamento, em especial do longo da cabeça e do semi-espinhal da cabeça, leva a uma lordose cervical acompanhada de uma flexão occipital, que é compensada por uma lordose dorsal alta.* Essa deformação quase fisiológica leva todo o tronco para a frente, e isso posiciona a coluna lombar e a dorsal inferior em uma grande lordose, e a cintura pélvica em anteversão. Todo esse desequilíbrio anterior cérvico-tóraco-pélvico só pode ser mantido por uma hipertonicidade posterior dos

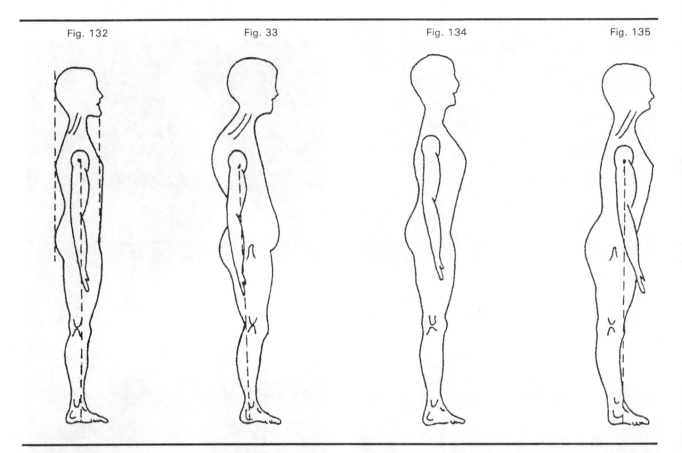

músculos vertebrais e da região glútea. Nos pés, o desequilíbrio anterior é controlado por uma hipertonicidade dos sóleos. Dessa forma os joelhos são levados para uma hiperextensão, até um recurvatum.

Hipertonicidade cervical posterior, hipertonicidade raquidiana posterior, hipertonicidade pélvica posterior, hipertonicidade posterior dos membros inferiores formam as *"cadeias posteriores"* de Françoise Mezières.

De perfil, o paciente se apresenta com o queixo para frente e pescoço alongado. A base do crânio parece perto do pescoço. A sínfise mentoniana cai para frente da sínfise pubiana. O dorso é plano por causa das duas lordoses dorsais, apenas uma pequena cifose aparece entre D4 e D8. A lordose lombar é perceptível sobretudo pela anteversão pélvica, que faz a massa glútea evidenciar-se. Como no tipo precedente, a linha esternal é mais oblíqua para frente, mas, sobretudo, é a linha abdominal que é oblíqua para trás. As duas mãos caem à frente das coxas e assinalam um tipo anterior (Fig. 135).

IV. — As deformações toráxicas deram lugar a muitas interpretações, e muitos terapeutas de métodos globais pretendem modificá-las. É muito difícil constatá-lo, visto que com freqüência elas se corrigem parcialmente por si mesmas durante o crescimento. No entanto, não pensamos, por experiência própria, que uma reeducação postural contribua muito para a correção de tais deformidades. Numerosas radiografias de perfil do esterno nos convenceram que elas eram congênitas e devidas a uma má formação do esterno. Normalmente, o manúbrio é ligeiramente oblíquo para baixo e para frente, enquanto o corpo esternal é vertical. A articulação esternal forma assim um ângulo de 5 a 10° fechado para trás: o ângulo do esterno. Nas "depressões submamilares" e nas "asas de Sigaud"*, esse ângulo é mais fechado para trás. Esse fechamento posterior afundou as costelas esternais, em especial as quintas, sextas e sétimas costelas. Nas deformações chamadas de "tórax em funil" ocorre o contrário. A abertura do ângulo do esterno levou o corpo esternal e as mesmas costelas para frente. Enfim, as "depressões xifoidianas" mostram um corpo esternal convexo para frente, que afundou o processo xifóide.

V. — O exame respiratório encerra o exame do tronco. Classicamente, são descritos três tipos respiratórios. Isso é para nós surpreendente: é transformar insuficiências funcionais em tipos fisiológicos.

A respiração chamada de "costal superior" indica rigidez das articulações costo-vertebrais, isto é, uma incapacidade dos músculos transversos do diafragma para elevar as costelas lateralmente. A inspiração é reduzida apenas à subida das costelas em seu movimento de "braço de bomba", movimento devido aos músculos sagitais diafragmáticos, que elevam o esterno.

A respiração chamada de "costal inferior" é devida a uma posição do tórax em inspiração. O esterno

---

* Asas de Sigaud: posição fixa das costelas inferiores em elevação. (N. T.).

é puxado para cima pela retração dos músculos suspensores, particularmente os escalenos. As costelas, já elevadas em seu movimento em "braço de bomba", só se movem pelo movimento lateral em "alça de balde".

A respiração chamada de "abdominal", com freqüência na vanguarda em reeducação respiratória, é sinal de uma insuficiência dos músculos transversos do abdome. Embora se justifique nos problemas pulmonares, não tem razão de ser para pessoas normais.

O terapeuta julga a ascensão ou imobilidade do esterno colocando um dedo de leve na face anterior deste. Não deve se deixar enganar pela elevação dos ombros, que com freqüência assinala uma impossibilidade de movimentação esternal. Na respiração costal superior, o esterno sobe bem, mas o ângulo infraesternal, isto é, o ângulo na extremidade do processo xifóide, formado pelas últimas cartilagens costais, não se abre. Na respiração costal inferior, o esterno não sobe, mas as costelas inferiores se abrem, e isso é fácil de perceber colocando-se um indicador de cada lado nas costelas inferiores. O ângulo infraesternal se abre.

Enfim, a respiração abdominal se constata a olho nu: o tórax não sobe e as costelas inferiores se abrem pouco.

EXAME DA CINTURA ESCAPULAR

O exame da cintura escapular permite perceber todos os encurtamentos e retrações da musculatura cervical e escapular. Os desequilíbrios dessa região são quase fisiológicos: vimos as razões com a fisiologia. É excepcional não encontrá-los em um paciente, e são quase sempre assimétricos. Sua grande freqüência na infância nos faz pensar que podem ser o ponto de partida de muitas escolioses descendentes. É preciso compreender bem essa fisiopatologia descendente. O endireitamento da cabeça e horizontalidade do olhar são imperativos estáticos garantidos pela musculatura cervical, que para isto deve ficar absolutamente livre. Como essa musculatura, em especial a musculatura tônica, não tem ponto fixo no homem ereto, é sempre a cintura escapular que suporta os encurtamentos e as retrações. Com exceção das anomalias anatômicas, não há escoliose estática cervical.

O exame da cintura escapular começa pela observação das clavículas, complementado pela das escápulas. As clavículas são bielas dos movimentos escapulares e se posicionam de acordo com seus deslocamentos. A escápula pode ser avaliada com mais precisão se observarmos as clavículas: melhor do que se observarmos o ombro. Elas são normalmente oblíquas para baixo e para dentro e as duas obliqüidades são, logicamente, simétricas.

1º) *Uma clavícula mais oblíqua é sinal de um ombro mais alto* (Fig. 136). Dois músculos podem ser a causa: trapézio superior e elevador da escápula.

— A retração do trapézio superior puxa a escápula para cima, mas, como o músculo se fixa na porção externa da clavícula, faz com que ela bascule para fora. *Assim, a escápula torna-se divergente, com o ângulo inferior mais alto e mais distanciado da linha das espinhosas* (Fig. 137). A retração do trapézio médio é em geral associada à do trapézio superior. *Dessa forma, o ombro se estreita.*

— O elevador fixa-se no ângulo supero-interno da escápula. Em sua retração, faz a escápula subir e bascular para dentro. *Assim, ela se torna convergente, com o ângulo inferior mais alto e mais próximo da linha das espinhosas* (Fig. 138).

— Com freqüência, ambos os músculos estão comprometidos e os dois parâmetros de báscula equilibram-se. *O ângulo inferior fica mais alto, mas continua em uma posição normal em relação à linha das espinhsas.*

2º) As duas clavículas conservam a mesma obliqüidade em relação ao esterno, mas se inclinam ambas para um mesmo lado, com toda a cintura escapular, em

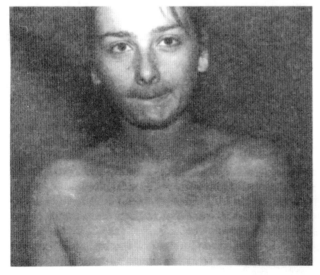

Fig. 136

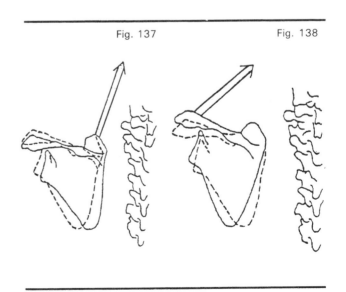

Fig. 137   Fig. 138

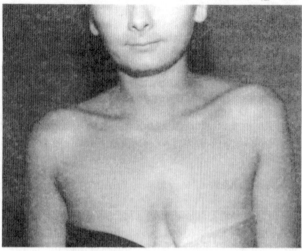

Fig. 139

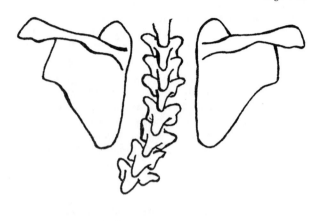

Fig. 140

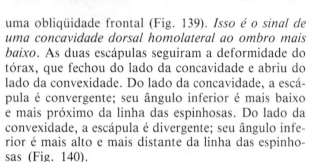

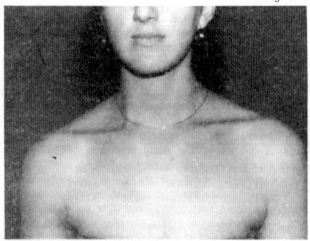

Fig. 141

uma obliqüidade frontal (Fig. 139). *Isso é o sinal de uma concavidade dorsal homolateral ao ombro mais baixo.* As duas escápulas seguiram a deformidade do tórax, que fechou do lado da concavidade e abriu do lado da convexidade. Do lado da concavidade, a escápula é convergente; seu ângulo inferior é mais baixo e mais próximo da linha das espinhosas. Do lado da convexidade, a escápula é divergente; seu ângulo inferior é mais alto e mais distante da linha das espinhosas (Fig. 140).

Neste caso, a concavidade dorsal pertence a um processo de escoliose. Se ela for acompanhada de uma gibosidade do lado convexo, faz parte de uma escoliose descendente. Se, pelo contrário, não houver gibosidade perceptível ou se esta for menor em relação à gibosidade lombar, ela faz parte de uma escoliose ascendente.

3º) As duas clavículas perderam sua obliqüidade e se alinharam horizontalmente (Fig. 141). É sinal de uma ascensão do esterno, isto é, de uma posição permanente do tórax em "inspir". Praticamente, é sempre devida a uma retração dos escalenos, provavelmente os mais atingidos da região cervical. Isso modifica muito a capacidade vital do paciente, sobretudo crianças. Pode ser a causa de vertigens ou falsas cérvico-braquialgias, que estudamos em osteopatia.

4º) Uma ou duas clavículas estão anteriorizadas e as duas depressões pós-claviculares, chamadas de "saboneteiras", são mais largas e mais profundas. Este avanço é acompanhado de um enrolamento dos ombros que pode assumir duas formas: um enrolamento lateral, que podemos atribuir a um enrolamento do peitoral maior; um enrolamento por cima, devido ao peitoral menor.

— No enrolamento lateral: a "saboneteira" é mais larga, mais profunda e mais curta, o sulco delto-peitoral é mais marcado e mais longo. Atrás, o bordo espinhal da escápula é mais distanciado da linha das espinhosas e é mais saliente se o serrátil anterior se associa ao encurtamento peitoral.

— No enrolamento por cima: a "saboneteira" é mais larga, mais profunda e longa. O sulco delto-peitoral é mais marcado, porém mais curto. Atrás, o ângulo inferior da escápula é mais alto e saliente (escápula alada).

— Ambas as deformidades costumam ser concomitantes e associadas a outras deformidades escapulares.

Estas deformidades são as mais comuns. Mas é freqüente encontrar outras, menos típicas e mais raras, que o terapeuta interpretará facilmente.

A técnica desse exame escapular não requer grande competência. Ele é feito na posição em pé, que já descrevemos, com a compensação sob o pé, em caso de encurtamento.

— Para o exame das clavículas, em geral a observação é evidente. Em caso de dúvida, o terapeuta coloca seus dois indicadores esticados nos bordos superiores das clavículas, as pontas dos dois dedos viradas para o centro e apoiadas contra os ângulos do manúbrio esternal (Fig. 142). A comparação da obliqüidade dos dois indicadores é muito mais fácil do que a visualização direta das clavículas.

— O exame da altura dos ângulos inferiores das escápulas não impõe nenhum problema. Aliás, é fácil

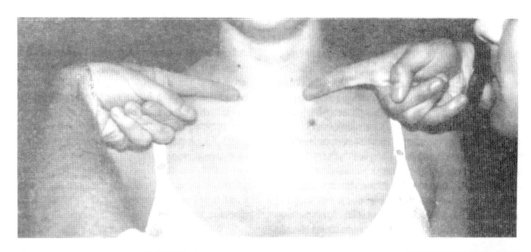

Fig. 142

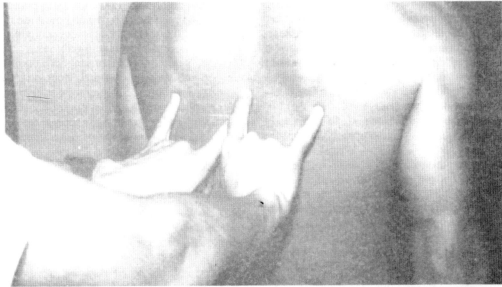

Fig. 143

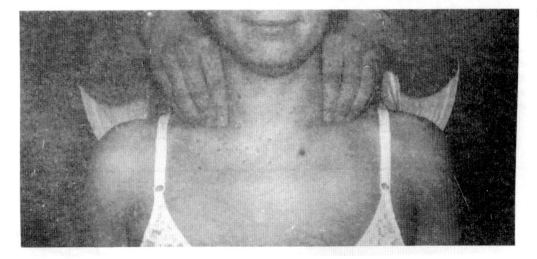

Fig. 144

comprovar uma diferença, apoiando os indicadores sob esses ângulos. A observação da convergência ou divergência é menos evidente. O melhor é colocar cuidadosamente as pontas dos dois auriculares sob os ângulos inferiores das duas escápulas e os dois indicadores sobre a linha média das espinhosas (Fig. 143). Então fica fácil comparar a distância entre os dedos, de cada lado.

— Para o exame das "saboneteiras", o terapeuta fica atrás do paciente e, depois, passando as mãos por cima dos ombros deste, afunda seus dedos atrás das clavículas (Fig. 144).

Avalia assim a largura e a profundidade de cada depressão, sendo o comprimento definido pelo número de dedos que podem entrar em cada uma delas.

EXAME CERVICAL

O exame escapular que acabamos de descrever é, de fato, o exame da musculatura cervical. Como já dissemos, as deformidades estáticas, com exceção da clássica lordose, são fisiologicamente impossíveis, porque a coluna nessa região deve ficar íntegra, para proteger a verticalidade da cabeça, a horizontalidade do olhar e permitir os movimentos intermitentes que orientam a visão foveal e, por isso, todos os nossos gestos.

Além dos dois grupos musculares já citados antes, dois outros trazem problemas particulares a esta região: os esternocleidomastóideos e os semi-espinhais da cabeça.

Os esternocleidos são lesados com freqüência no momento do parto. Conhecemos perfeitamente as grandes rupturas que resultam na deformação que a medicina, hipocritamente, chama de "torcicolo congênito". Ao lado desta lesão importante, há muitas, menores, que passam despercebidas ou são ignoradas. Um desequilíbrio se instala, assim, progressivamente durante o crescimento, a cabeça vai se inclinando para um lado e girando para o outro (Fig. 89). Não é duvidoso que estas pequenas lesões sejam o ponto de partida de escolioses descendentes.

— Já demos uma idéia da deformidade ligada à retração ou encurtamento dos semi-espinhais da cabeça.

A tensão leva o occipital para trás e para baixo, fazendo-o bascular em flexão, báscula esta acompanhada por uma lordose cervical. As duas deformações são compensadas por um avanço da cabeça e do queixo por causa de uma extensão da dorsal superior, que deita a lordose cervical e a prolonga até D4 ou D6 (lorsose dorsal alta). O paciente apresenta-se com o queixo para frente e o pescoço curto. A porção superior da coluna dorsal parece vertical, os bordos espinhais das escápulas ficam salientes para trás. Em geral, a espinhosa de D1 é muito proeminente, o que dá o aspecto de duas lordoses sucessivas.

Por fim, devemos citar a clássica lesão occipital osteopática que os osteopatas apontam como responsável pelas escolioses. Isso é um fato, pois em experimentação feita por nós e retomada por alunos italianos, foi constatado quase 60% de lesões occipitais anteriores direitas nos portadores de escolioses.

É lógico pensar que uma lesão como esta, equilibrando-se na região dorsal, bem pode ser origem de muitas escolioses. Entretanto, como encontramos tantas escolioses descendentes quanto ascendentes, concluímos que, se esta lesão pode ser a causa de uma escoliose, pode ser igualmente a conseqüência.

Recursos Técnicos

ENCURTAMENTOS E RETRAÇÕES

A compreensão dos encurtamentos e das retrações é fundamental em nossa especialidade. Elas são responsáveis pela maioria dos desequilíbrios estáticos, sobretudo por sua evolução e fixação. São responsáveis pelos desequilíbrios e pelas lesões osteopáticas articulares. São responsáveis por praticamente todas as estases dos tecidos, por impedirem a mobilidade da fáscia. São responsáveis por 70% dos problemas de artrose, pois a densificação do tecido conjuntivo leva facilmente à calcificação.

As tensões retráteis também são responsáveis pela grande maioria das dores, não das dores violentas, que são sempre fáceis de rotular, mas das pequenas dores permanentes ou semipermanentes que tornam a vida impossível; das dores que o médico não consegue diagnosticar, para as quais pode apenas prescrever um analgésico paliativo. Todas essas dores têm uma explicação simples. Nosso tecido conjuntivo fibroso não é apenas um tecido mecânico de ligação. O conjunto das aponeuroses, do sistema ligamentar e tendinoso, dos tabiques intermusculares etc., é um imenso receptor sensitivo. Encerra milhares de tenso-receptores que reagem à mínima tensão e permitem a grande função sensitiva: a propriocepção. As retrações e encurtamentos, que transmitem suas tensões à distância através de todo esse sistema fibroso, hiperativam esses tenso-receptores e os tornam rapidamente dolorosos.

Com a evolução, vimos a fisiologia dos encurtamentos e das retrações. É grande a diferença entre as duas afecções, tanto no plano fisiológico quanto no das possibilidades de correção.

1º) Os encurtamentos são uma falta de crescimento do conjunto músculo-aponeurótico. Eles se devem a uma tensão insuficiente dos tecidos durante o crescimento. É preciso saber que são rapidamente irreversíveis. Quanto mais a deformação evolui, mais a falta de tensão se torna importante. Por outro lado, um tensionamento passivo em um tratamento nunca pode ser prolongado o suficiente para inverter o processo fisiológico. Uma vez instalado, mesmo leve, a terapia manual é incapaz de vencer um encurtamento. É este o caso das concavidades escolióticas.

Em reeducação estática, com freqüência, o tratamento fisioterápico situa-se no campo da prevenção. Há quarenta anos utilizamos com sucesso o plano inclinado com mentoneira de Sayre. É um aparelho simples: uma prancha encerada, de 2,20 m de comprimento e 30 cm de largura, com 20° de inclinação da horizontal (Fig. 145). Deitada nessa prancha escorregadia, a pessoa é suspensa pela cabeça pela mentoneira. Nessa posição, pode ter várias ocupações: ler, estudar lições, ouvir música, ver televisão etc. *Essa ocupação secundária é indispensável.* A tensão assim obtida é quase imperceptível e pode prolongar-se por muito tempo. O que conta não é a intensidade da tensão, mas sua duração. Para ser eficaz, deve durar de uma hora e meia a duas horas por dia. É um tratamento que pode ser facilmente realizado em casa.

2º) A retração é sempre muscular e quase sempre no âmbito das unidades motoras tônicas. Vimos que se deve ao embricamento excessivo dos miofilamentos de actina. Ao contrário do encurtamento, ela é facilmente reversível. Se tratada a tempo, antes do aparecimento da densificação do conjuntivo, o terapeuta manual pode fazê-la desaparecer por completo. Esse trabalho vai constituir a parte mais impotante da sessão de reeducação estática.

AS TENSÕES

O que acabamos de lembrar sobre encurtamentos e retrações nos leva a falar sobre tensões. São a origem de 80% de nossas dores. Ora, para o tratamento estático, utilizaremos os "tensionamentos". Isso quer dizer que, se há tensões maléficas, há também tensões benéficas.

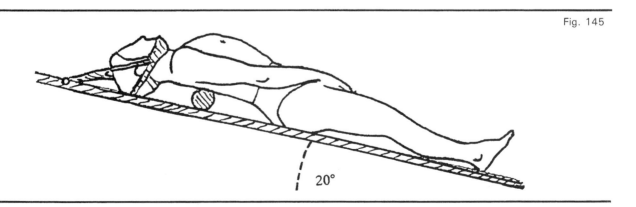

Fig. 145

A. — As tensões maléficas são as tensões patológicas prolongadas do tecido conjuntivo fibroso, ou seja, essencialmente, da fáscia: aponeuroses, tendões, ligamentos, cápsulas articulares etc. Todas essas tensões vêm de um desequilíbrio que pode ser segmentar ou articular. Françoise Mezières fez disso um elemento de progressão em seu método. Sendo um desequilíbrio compensado por um desequilíbrio inverso, a tensão do primeiro é dessa forma anulada antes de tornar-se dolorosa. É o que ela chamava de "reflexo antálgico a priori". Se corrigirmos a compensação, fazemos reaparecer a primeira tensão e sua dor. Dessa forma, basta ir de dor em dor para encontrar a deformidade inicial. Esta explicação é muito sedutora, e a imagem do reflexo a priori é muito bonita, mas nos parecem muito livrescas.

— Nem todos os desequilíbrios, nem todas as deformidades são acompanhadas de tensão, particularmente quando provocados por encurtamentos. Tanto o desequilíbrio quanto o encurtamento se instalam paralela e progressivamente, sendo um o resultado do outro. Além disso, um encurtamento de um lado, em geral, é acompanhado de um alongamento do outro. Na escoliose, por exemplo, as aponeuroses e os músculos são mais curtos na concavidade, mais longos na convexidade. Uma curvatura escoliótica não é em si mesma dolorosa. As raras dores de um portador de escoliose se localizam sempre acima ou abaixo das deformidades.

— As compensações que equilibram as deformidades nem sempre fazem as tensões desaparecerem, particularmente as tensões ligamentares. Por exemplo, a anteflexão pélvica-lordose lombar coloca sob tensão dolorosa os ligamentos ílio-lombares, a compensação em lordose dorsal baixa não faz desaparecer essa tensão de jeito nenhum. Por outro lado, uma lesão articular osteopática, mesmo equilibrada por outra lesão, permanece uma lesão.

— Enfim, é freqüente que um tensionamento terapêutico leve a uma dor localizada, sem que, por isto, essa dor corresponda a um estado patológico estático nesse âmbito. É, com freqüência, devida a um bloqueio da mobilidade fascial (estase) ou a uma pequena inflamação.

Embora não acreditemos que as dores provocadas por um tensionamento terapêutico levem a uma progressão segura até a deformidade primária, ou seja, embora não acreditemos na existência de uma cadeia álgica sistemática, isso não quer dizer que as consideremos inúteis em um raciocínio terapêutico. *Elas denunciam sempre uma tensão ou bloqueio e, importante, trata-se quase sempre de um bloqueio ou de uma tensão que podemos esperar que desapareça.* As retrações graves e os encurtamentos irreversíveis praticamente perderam a elasticidade e são em geral insensíveis a um tensionamento postural.

B. — As tensões que chamaríamos de benéficas não são do mesmo tipo. Elas são desejáveis para o tratamento, quer dizer, elas são dosadas e controladas de acordo com sua localização e o objetivo terapêutico. A propósito, é preciso compreender bem o termo tensão.

Não significa tração, e muito menos alongamento. A tração e, ainda mais, o alongamento, ultrapassam as possibilidades fisiológicas dos tecidos. Quer dizer, para o sistema músculo-aponeurótico que nos concerne, elas vão além de suas possibilidades de elasticidade. Longe de vencer as retrações e os encurtamentos, provocam reações de defesa: densificação do tecido conjuntivo, hipertonicidade dos elementos contráteis etc.

A tensão terapêutica é outra. Vai até o limite da elasticidade do tecido, sem ultrapassá-la. Ela fica em um estado fisiológico normal que obriga o tecido, cuja tendência é o retorno a seu ponto neutro de tensão, a vencer as barreiras que impedem esse retorno. *Nessas tensões terapêuticas, há um limite que devemos atingir, mas não ultrapassar*. Toda a dificuldade técnica está no que acabamos de enunciar. Requer um treino e um hábito que apenas a prática pode dar.

Para combater as retrações ligeiras e as contraturas musculares, os tensionamentos serão lentos, progressivos e mantidos de 15 a 20 segundos, para obter a desembricação dos filamentos de actina dos filamentos de miosina nos sarcômeros. É o que faremos com a técnica das *pompages*. Em todos os casos, é necessário respeitar o princípio que já lembramos: **para corrigir uma deformidade, deve-se evitar as compensações**. A única forma de evitar as compensações é um tensionamento geral de todo o corpo. **Uma tensão corretiva sem tensionamento global leva, com freqüência, a novas compensações sem correção**.

Para esse tensionamento geral, realizamos o que Françoise Mezières chamava de "postura", ou seja, um posicionamento geral do corpo que coloca sob tensão toda a musculatura posterior, isto é, toda musculatura antigravitária. Em uma postura ideal, o paciente é instalado da seguinte forma: os dois membros inferiores estendidos, 90° em relação ao tronco, os pés em talo (tensionamento dos sóleos, semitendíneos e semimembranáceos). A cintura pélvica é levada dessa forma a uma retroversão (extensão lombar, tensionamento do quadrado lombar, da massa lombar e dos músculos da goteira vertebral). No âmbito cervical, o occipital é puxado em extensão, levando a uma extensão da coluna cervical (tensionamento dos trapézios superiores, dos escalenos, do semi-espinhal da cabeça) (Fig. 146). Nessa postura ideal, a curva occipital, os ângulos inferiores

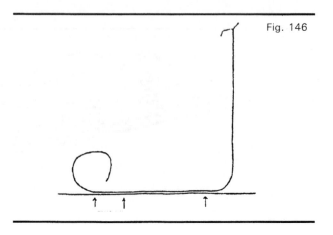

Fig. 146

das escápulas e a convexidade do sacro ficam no mesmo plano. É o alinhamento descrito por T. E. Hall, em seu tipo estático perfeito. Em nossa opinião, achamos que a única lacuna dessa postura é a falta de tensionamento do psoas. A porção tônica desse músculo é constituída por um longo tendão central que recebe, a cada estágio lombar, um feixe muscular proveniente da apófise transversa correspondente. A fisiologia dessa porção tônica é a proteção da lordose lombar fisiológica, mas sua retração costuma ser responsável pela lordose patológica. O relaxamento do músculo nem sempre corrige completamente a lordose. De qualquer forma, veremos que o papel da postura não é corrigir, mas evitar as compensações. Mesmo que a postura não corrija a lordose, evita que ela se exagere.

No estabelecimento da postura, da mesma forma que nos tensionamentos corretores, divergimos totalmente das idéias de F. Mezières. Para nós, essa postura deve ser conseguida progressivamente e passar por diversos estágios, antes que seja ideal. Não deve despertar ou provocar dores insuportáveis. Françoise Mezières, ao contrário, ignora a dor em sua ação e a mantém, até que a retração "solte". Quando o paciente é heróico e a retração não é muito importante, ela acaba efetivamente por "soltar". Mas com freqüência ela não solta. Os encurtamentos, por sua vez, nunca soltam. Independentemente do fato de que poucos pacientes suportam esse tratamento, achamos que ele comporta muitos riscos. Como todas as tensões, a postura deve ir até o limite da elasticidade, mas não ultrapassá-lo, ou seja, freqüentemente parar no limite da dor. Pouco a pouco a elasticidade aumenta. Isso só pode ser conseguido com uma progressão lenta e prudente, que às vezes pode durar meses.

Essa postura em esquadro, retomando a imagem de Nicole Verkimpe-Morelli, pode ser realizada em três posições fundamentais do homem ereto: deitado, sentado, em pé (Fig. 147). Para nós, a posição deitada domina as duas outras. É ela que permite menos compensações, a mais fácil de vigiar e controlar, a mais fácil para o paciente manter. **Deve-se entender que a postura não é corretiva no sentido próprio do termo.** Antes de mais nada, ela é uma forma de evitar as compensações nas manobras de correção. Quanto mais fácil de ser realizada, mais eficiente. Por isso preferimos a primeira. Pessoalmente, só utilizamos as duas outras em auto-alongamentos de manutenção, no final do tratamento, ou para exercícios de alongamento, ao mesmo tempo que se trabalha para a conquista da primeira postura. Enquanto a correção da ou das deformidades não for obtida, achamos que sua utilização traz mais compensações do que correções. Nós as evitamos em trabalhos com escolioses.

Essa noção de tensionamento terapêutico nos leva a um esclarecimento. Muito se falou sobre "fluagem do músculo", até de "desfluagem". **Em primeiro lugar, aquilo que em fisiologia é chamado de "fluagem muscular" é um estado fisiológico que não é para ser modificado.** No músculo tônico, objeto de nossa atenção, ela é devida à atividade constante da formação reticular e centro vestibular. Essa fluagem, que precedentemente foi chamada de visco-elasticidade muscular, é um estado de tensão permanente, que faz com que, nos sarcômeros, os filamentos de actina estejam todos imbricados nos filamentos de miosina. Este estado de pequena tensão permite uma elasticidade própria dos sarcômeros, elasticidade lenta, que junta-se à elasticidade rápida do tecido conjuntivo. Sabemos agora que essa elasticidade é um elemento importante do tônus direcional. Na musculatura lisa, para a qual a palavra fluagem é utilizada (enquanto que em química aplica-se normalmente aos materiais plásticos), ela permite uma elasticidade ativa, isso é, retornos progressivos e lentos após a dilatação de um órgão.

No que concerne a retrações e encurtamentos, não podemos falar de fluagem. **A fluagem é um estado fisiológico, a retração é um estado patológico.** Na retração dos elementos contráteis (sarcômeros), os filamentos de actina estão imbricados demais, mas não é um fenômeno mecânico: ou o músculo deve aumentar sua tensão por causa de uma hiper-solicitação, ou deve recuperá-la após um encurtamento. Nosso tensionamento terapêutico não intervém na fluagem, mas na retração.

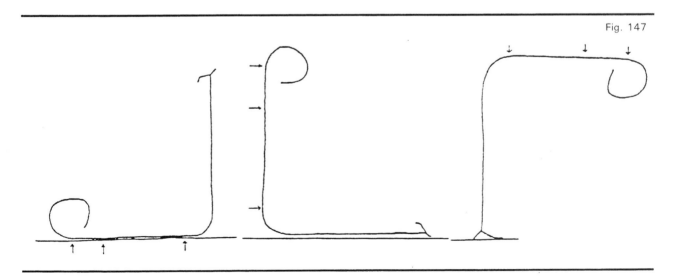

Fig. 147

Bases Técnicas

Nem é preciso lembrar que a finalidade do trabalho prático é a correção da deformidade ou do desequilíbrio primário. No entanto, ele só pode ser estabelecido em função do exame estático que acabamos de descrever. É esse exame que vai ditar suas diversas fases. Elas constituirão um tratamento específico para cada pessoa. Aqui só podemos abordar um tratamento geral, que o leitor terá que adaptar, regulando a duração de cada fase de acordo com os problemas determinados no exame. Nisso uma noção domina. Infelizmente, é difícil traduzi-la com precisão em um livro. Ela pode ser resumida em uma única palavra, perdida no meio da obra e entre muitas explicações técnicas. Essa palavra é PROGRESSÃO. **Ela deve estar sempre presente no espírito**. O erro, em reeducação estática, é sempre querer ir rápido demais. É o desejo do paciente, da família e do terapeuta. Deve-se saber resistir a ele. As correções só podem ser obtidas progressivamente. Uma nova fase só pode ser iniciada quando a precedente foi vencida.

Também deve-se ter consciência de que um grande número de deformidades são fixas e é impossível corrigi-las, ou até melhorá-las. Pessoalmente, acreditamos que o paciente deve ser informado de maneira inteligente. As falsas promessas são mais traumáticas do que a verdade. Além disso, levam o paciente ao desânimo e o impedem de procurar um tratamento válido.

Vamos desenvolver aqui nossa forma de trabalhar em reeducação estática. **Ela não constitui nosso método**. Ao longo dos anos, à medida que nossa experiência profissional avançou, ela foi se impondo e hoje nos satisfaz plenamente. Nós a devemos a nossos professores, a todos nossos amigos e às suas idéias, a todos os cursos que fizemos, a todas as conferências e congressos que assistimos, freqüentemente, às observações de um aluno ou estagiário. **Não é um método, é a fisioterapia estática**. Segue as leis da reeducação estática que enunciamos:

— **Para corrigir uma deformidade, é preciso evitar as compensações**.

— **Quando uma compensação estiver fixada, é preciso corrigir a compensação, antes de corrigir a deformidade**.

— **Para corrigir, é preciso abrir as concavidades, alongar o que está curto demais**.

Em nosso trabalho, o desenrolar da sessão é sempre o mesmo, qualquer que seja o estágio do tratamento. Só variam a duração e a técnica utilizada em cada parte da sessão, de acordo com os progressos já obtidos. Esse plano da sessão nos servirá de suporte para nossas explicações técnicas.

1. — Contato com o paciente;
2. — Exame dos apoios em decúbito dorsal;
3. — Educação respiratória;
4. — Posturas de alongamento e manobras de correção manual;
5. — Aquisição da postura e trabalho em postura;
6. — Trabalho sobre os pés;
7. — Retorno à calma e exame dos apoios em posição deitada.

CONTATO

Nossa sessão sempre começa por uma fase de preparação, que a educação física chamava de "aquecimento". Ela permite um primeiro contato, que relaxa o paciente e o faz aceitar mais facilmente o que virá. Pessoalmente, utilizamos duas manobras: uma *pompage* global e uma toráxica, que mobiliza o conjunto da fáscia.

Pompage global

Independentemente de qualquer mobilização global do conjuntivo, essa manobra relaxa muitas tensões a distância. Muito relaxante, ela prepara física e moralmente o paciente.

— O paciente fica em decúbito dorsal. Seus membros inferiores, alongados e descruzados. Seus braços, alongados ao longo do corpo ficam relaxados, as palmas das mãos para cima. Essa posição das mãos coloca as articulações escápulo-umerais em rotação externa, liberando os ombros, ao contrário de uma rotação interna, que os bloqueia. Usaremos isso em nosso trabalho.

— O terapeuta senta-se confortavelmente à cabeceira do paciente (Fig. 148), seus antebraços se apóiam na mesa. As duas mãos recebem a cabeça, e a protuberância occipital repousa em suas palmas. Os dois polegares, colocados verticalmente, apóiam as têmporas, os indicadores apoiados nas apófises mastóides, as últimas falanges dos demais dedos levemente fletidas sobre a linha curva occipital superior.

— O tensionamento lento, regular e progressivo vai até o limite da elasticidade dos tecidos, sem ultrapassá-la. O retorno efetua-se o mais lentamente possível, a elasticidade dos tecidos puxam a mão do terapeuta de volta.

Pompage toráxica

Essa manobra de ventilação pulmonar é também uma excelente *pompage* linfática.

— O paciente fica em decúbito, na posição anterior.

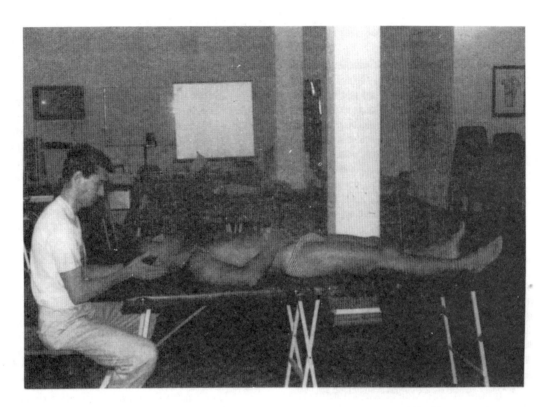

Fig. 148

— O terapeuta fica em pé, na cabeceira. Suas duas mãos, uma sobre a outra, apóiam-se no esterno do paciente. O "calcanhar" da mão inferior apóia-se no manúbrio, o dedo médio da mão superior prende muito ligeiramente o processo xifóide com sua última falange (Fig. 149).

— Em um primeiro tempo, o terapeuta entra, com suas duas mãos, no ritmo respiratório do paciente, que deve ser o mais amplo possível. Durante toda a manobra, ele deverá respeitar esse ritmo e não impor nada ao paciente.

Uma vez isso conseguido, a expiração deverá ser acompanhada por uma leve pressão da mão inferior sobre o manúbrio, e a inspiração, de uma ligeira tração do dedo médio da mão superior sobre o processo xifóide.

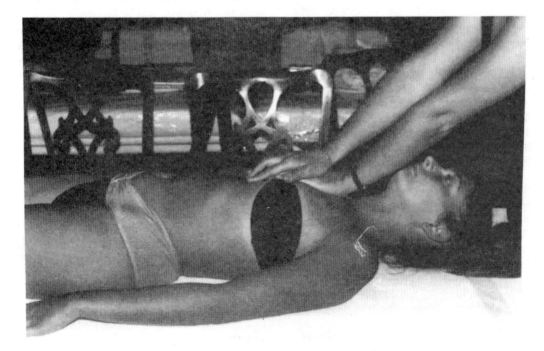

Fig. 149

EXAME DOS APOIOS EM DECÚBITO DORSAL

Da mesma forma que o paciente toma consciência de seus apoios no chão em posição em pé, solicitamos que tome consciência de seus apoios em posição de decúbito dorsal. Claro que eles não refletem desequilíbrios estáticos, *mas assinalam deformidades fixas que o paciente possa apresentar*. As compensações constatadas em pé desaparecem em decúbito, onde apenas subsistem as deformidades estabelecidas, aquelas que o tratamento se esforçará por corrigir. Aliás, é um exame que deve ser feito a cada sessão. Ele orienta o trabalho localizado e permite julgar os progressos e as conquistas do tratamento.

Todo esse exame em decúbito, evidentemente, traz muitas indicações para o terapeuta. Logicamente, devem concordar com aquelas obtidas no exame em pé. Seu objetivo mais importante, no entanto, não é esse. *O mais importante é a conscientização do paciente*. Este deverá não apenas perceber todos seus apoios, mas guardá-los na memória, para depois compará-los com os exames semelhantes, que vão repetir-se. Essas comparações darão ao cliente, assim como ao terapeuta, a noção das modificações que o tratamento traz. O terapeuta analisará essas modificações para saber se são benéficas ou não. Pensamos que é interessante anotar com cuidado todos os dados desse exame. Isso ajudará a memória, que pode falhar, e permitirá avaliar, na sessão seguinte, se o que se adquiriu conservou-se. A progressão será assim conduzida de forma precisa.

Para esse exame, o paciente fica em decúbito dorsal, com os membros inferiores muito ligeiramente separados, sem rigidez, e os membos superiores também ligeiramente separados, com as palmas para cima. O terapeuta solicita algumas expirações relaxantes nessa posição, antes que o cliente comece a se concentrar em seus apoios, que são indicados pelo terapeuta com um dedo que se apóia na face lateral do corpo. *É claro que o terapeuta conduz esse exame*.

Percepção dos apoios centrais

Em um primeiro tempo, o paciente concentra sua atenção nos apoios centrais: base do crânio, coluna dorsal, sacro, cavo poplíteo, calcanhares.

1. Nos apoios normais:

— O crânio se apóia na linha curva occipital superior;

— A coluna dorsal se apóia em sua porção central (D6) em mais ou menos cinco vértebras, e na região interna das espinhas das escápulas (D4) e nos ângulos inferiores (D8);

— O sacro se apóia no ápice de sua convexidade e o paciente tem a impressão de estar achatado contra a superfície. É a posição normal da cintura pélvica e da coluna lombar;

— Os cavos poplíteos tocam levemente a superfície de apoio;

— É difícil interpretar sagitalmente o apoio dos calcanhares. Um pé equino incide sobre o bordo pósteroinferior do calcâneo, um pé talo, sobre o tendão de aqui-

les. No entanto, um tal apoio pode ser apenas uma atitude postural, sem que se possa falar em deformidade.

Apoios normais ou quase normais assinalam que o paciente não apresenta deformidade fixa. Seus problemas estáticos são devidos às tensões músculo-aponeuróticas, que o terapeuta manual pode eliminar com facilidade. Na vida moderna, uma maioria de indivíduos apresenta esse tipo de problemas, com muita freqüência ligados ao estresse psíquico. Esta é a clientela básica do terapeuta manual.

2. *O crânio se apóia na porção superior da linha curva occipital. É sinal de que a cabeça basculou para trás, por uma flexão occipital.*

— *Se a coluna dorsal se apóia em sua porção inferior*, é porque a flexão occipital é acompanhada de uma lordose cervical, e ambas são compensadas por uma lordose dorsal alta. É sinal de uma retração dos semiespinhais da cabeça.

— *Se a coluna dorsal se apóia pesadamente na porção mediana, com as espinhosas em contato com o plano de apoio*, a báscula da cabeça compensa uma cifose dorsal, que pode ser total ou intermediária entre duas lordoses dorsais alta e baixa.

3. *O crânio se apóia na porção suboccipital e cervical alta.* É sinal de uma cifose cervical, com freqüência devida a uma anteriorização de C4 ou C5. Se este apoio for acompanhado *por um extenso apoio da coluna dorsal*, é sinal de uma deformidade em dorso plano.

4. *Se o sacro se apóia em seu ápice e na região coccigeana*, é sinal de uma anteversão pélvica devida a uma lordose lombar (processo descendente). Ela costuma ser acompanhada de um *apoio dorsal alto*, sinal de uma lordose dorsal baixa de compensação. *O apoio dos cavos poplíteos em geral é nítido.*

5. *O sacro apóia sua base e esse apoio prolonga-se ligeiramente pela coluna lombar.* É sinal de uma retroversão pélvica devida a uma cifose lombar (processo descendente). Com freqüência não há apoio dos cavos poplíteos.

6. *O cavo ou os cavos poplíteos apóiam nitidamente, o peso é sensivelmente igual ao dos calcanhares.* É o sinal de um recurvatum. *O cavo ou os cavos poplíteos não se apóiam*, é sinal de joelho em flexão.

Percepção dos cavos

Após a análise das saliências de apoio, o paciente prestará atenção nos cavos. Vai procurar sentir o quanto são profundos, seu compimento, sua rigidez ou flexibilidade. Conscientiza-se dessa forma de suas lordoses e suas particularidades. Para o terapeuta, é indicação do quanto possam ser graves.

Percepção dos apoios laterais:

Em um segundo tempo, avalia-se as anomalias laterais.

1. Um apoio occipital lateral é o sinal de uma rotação occipital ou cervical deste lado.

2. O apoio das duas escápulas é muito importante. Maior sobre uma do que sobre a outra, é sinal de uma rotação dorsal deste lado. Um apoio mais baixo do que o outro, é sinal de uma concavidade deste lado: as duas anomalias coexistem na escoliose. Isso também pode ser o sinal de um ombro mais alto do lado oposto, mas, neste caso, é muito menos fácil de ser percebido. O apoio no bordo espinhal com o ombro distante do chão denuncia um enrolamento para frente (peitoral maior).

Ao contrário, um achatamento, com o ombro sobre o plano de apoio ou muito próximo, mostra que este ombro está jogado para trás (grande dorsal ou rombóide) ou um tórax em ''inspir'' (escalenos). Um apoio no ângulo inferior é sinal de um enrolamento para cima (peitoral menor), muito nítido neste caso, ou de uma cifose dorsal alta, caso em que o apoio já é muito mais leve. Todos esses apoios podem ser unilaterais ou bilaterais.

3. Um apoio pélvico maior de um lado será, evidentemente, sinal de uma rotação lombar para este lado. Um apoio mais baixo é sinal de uma concavidade lombar oposta, sendo que os dois aparecem juntos na escoliose lombar. Nessa avaliação do apoio pélvico, convém estar muito atento para uma possível diferença de volume das massas glúteas e, *sobretudo, para uma diferença de tônus*.

4. Um apoio assimétrico dos cavos poplíteos pode ser o sinal de um joelho em recurvatum ou de um joelho em flexão, mas, com freqüência, é sinal de uma rotação horizontal pélvica acompanhando uma rotação lombar (processo descendente).

5. Um apoio do calcanhar na porção externa do calcâneo é o sinal de uma rotação externa do membro inferior, um apoio interno, de uma rotação interna. Na grande maioria dos casos, um franco apoio no bordo externo denuncia uma retração do piriforme. Isso pode ser bilateral ou unilateral.

EDUCAÇÃO RESPIRATÓRIA

Já repetimos várias vezes que, em reeducação estática, trabalhamos antes de mais nada com as retrações músculo-aponeuróticas em estágio de não-fixação. É preciso alongar o que estiver muito curto. Repetimos também que depois que essas retrações se transformaram em encurtamentos, sobretudo encurtamentos conjuntivos, somos impotentes para vencê-los. A reeducação postural tem seus limites. Em nossa luta contra as retrações, utilizamos algo que chamamos de ''dupla tensão-relaxamento''. **Todas nossas manobras utilizam um relaxamento após um tensionamento**. O tensionamento provoca um deslizamento das miofibrilas de actina no sentido do alongamento dos sarcômeros (viscoelasticidade muscular). A inibição relaxante facilita esse alongamento e permite, sobretudo, conservá-lo, isso, lógico, paralelamente à correção segmentar. É fácil compreender o tensionamento. **Ele deve ser lento, regular e progressivo, não ultrapassando a elasticidade fisiológica dos tecidos**. O que chamamos de relaxamento requer algumas explicações. Trata-se de uma inibição relaxante.

Por relaxamento, entendemos, não o relaxamento psicológico. *O relaxamento voluntário nada pode contra as retrações que combatemos*. Nossa vontade nada pode contra a musculatura tônica. O que procuramos é, sobretudo, como já dissemos, uma inibição muscular. **Para isso, todo o trabalho de tensionamento é acompanhado de expirações do paciente, conscientes e dirigidas**. A inspiração é a fase ativa da respiração. A expiração comum, que não recruta a musculatura abdominal (oblíquos), é uma fase mecânica e passiva de relaxamento, excetuando a detorção das cartilagens costais e a tensão dos pequenos músculos transversos do tórax. *Ela se deve a uma inibição muscular, não apenas da musculatura dita inspiratória, mas a uma inibição geral, que pode se estender a praticamente toda a musculatura, em especial à musculatura tônica*.

Não podemos nos demorar aqui sobre essa inibição. Na neurofisiologia do aparelho locomotor, a inibição assume um lugar cada vez mais importante. Muitas afecções outrora atribuídas a uma irritação, não passam de perturbações da inibição. Parece provável que os fenômenos de inibição harmonizam toda nossa função muscular. No plano respiratório, que aqui nos interessa, as coisas estão longe de esclarecerem-se. Sabemos que há um centro bulbar, núcleos da ponte e células encarregadas da respiração no âmbito reticular. Também sabemos que o centro bulbar é constituído por dois núcleos: um inspiratório ativador, um expiratório inibidor, e o mesmo ocorre quanto às células oscilantes das outras localizações. Isso leva à certeza de que o ritmo respiratório inspiração-expiração passa por uma inibição expiratória. Essa inibição vai além da musculatura toráxica. Para se convencer disso basta observar alguém adormecido. É essa inibição que procuramos utilizar em nossas manobras.

A expiração relaxante que utilizaremos em nossos exercícios é um ''suspiro'', que o paciente procurará prolongar. Não é algo simples de ser conseguido e ainda menos simples de ser utilizado. Essa expiração, normalmente automática, portanto inconsciente, torna-se aqui voluntária. A primeira reação do paciente é esvaziar seus pulmões com uma contração dos oblíquos, que puxam o gradeado costal para baixo. *É exatamente isso que se deve evitar*. Apesar de consciente, ela deve ser uma inibição muscular, um relaxamento do tórax para baixo. Isso requer uma educação progressiva, que pode ser relativamente longa.

A progressão da reeducação respiratória deve ser rigorosa: na forma dos exercícios, em sua dificuldade, mas também em sua elaboração mental. *Essa educação respiratória é a parte principal das primeiras sessões*. Nenhum trabalho realmente eficaz pode ser feito enquanto a segunda fase dessa educação não for concluída. Poderá ocupar quatro ou cinco sessões.

Para nós, a progressão ocorre em cinco fases, *uma fase não podendo ser iniciada enquanto o objetivo da anterior não tiver sido atingido*.

Uma progressão é igualmente estabelecida em cada fase. Os exercícios são sucessivamente retomados em três posições diferentes. Na primeira, o paciente fica em decúbito dorsal, membros inferiores fletidos, plantas dos pés sobre a mesa, uma pequena almofada de 2 a 3 cm sob a linha curva occipital, a coluna cervical no vazio, para evitar uma lordose de compensação. Quando o objetivo for atingido nessa posição, ele será tentado com os dois membros inferiores alongados verticalmente, pés em talo na postura de trabalho. Enfim, os exercícios respiratórios serão realizados na posição da postura, os membros superiores elevando-se progressivamente.

1º) Na primeira fase, é preciso habituar o paciente com as expirações-suspiros que não recrutem os abdominais. O terapeuta fica em pé ao lado do paciente, com uma das mãos estendida sobre o esterno, a outra sobre a região abdominal do paciente (Fig. 150). As mãos não devem exercer nenhuma pressão. A mão esternal está pousada apenas para concretizar a descida do esterno. O paciente deve senti-la "fugir" para baixo, na expiração. A mão abdominal apenas sente uma eventual contração muscular. Com uma respiração nasal, o paciente se conscientiza da noção de suspiro, do relaxamento do tórax, da neutralidade dos abdominais. *Aqui se procura a passividade da expiração*.

Desenvolvida esta primeira fase junto com o terapeuta, serão confiados ao paciente os exercícios diários. Eles não devem ultrapassar 5 minutos. *Seu objetivo não será a educação*. Serão compostos do que o paciente já consegue fazer perfeitamente. O objetivo será o automatismo.

2º) Uma vez conseguida a passividade expiratória, o paciente tenta controlá-la; ou seja, ainda sem recrutar a musculatura abdominal, tenta prolongar a expiração e a descida do tórax pelo maior tempo possível. É ajudado nisso pela mão esternal do terapeuta, que "foge" cada vez mais tempo. É também encorajado por sua voz, que repete: "solte o abdome, solte o tórax, solte seu ventre etc." A mão abdominal continua a controlar a ausência de contração. *É aqui o prolongamento da expiração inibidora que devemos obter*. **Desde que isso seja obtido, membros superiores em ligeira elevação, o trabalho em postura poderá começar**. Os exercícios de casa poderão ser modificados para que se automatize essa segunda fase.

3º) A terceira fase é bastante prolongada. Como o trabalho em postura já foi iniciado, não há mais urgência. A reeducação respiratória prossegue juntamente com esse trabalho. Os exercícios tornam-se cada vez menos respiratórios, e viram uma verdadeira técnica de relaxamento. O paciente pensa cada vez menos em expiração e cada vez mais em relaxamento. Não se trata mais de expiração-relaxamento, mas de um relaxamento-expiração. Em um primeiro tempo, ele associará o relaxamento dos ombros e membros superiores ao do tórax; depois, ao relaxamento da coluna cervical, da musculatura lombar, dos glúteos etc. Os exercícios serão feitos nas três posições já citadas. Nesse estágio, a mão torácica é abandonada, para designar os diferentes níveis de relaxamento descendente.

4º) Conseguido o relaxamento consciente e dirigido para a expiração, ele continua em todas as sessões,

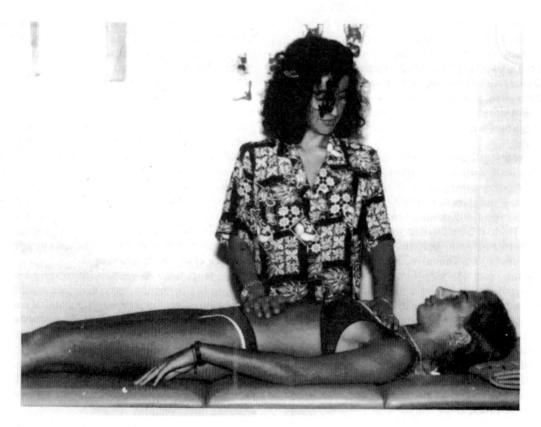

Fig. 150

na posição da postura. O tempo consagrado, durante a sessão, à reeducação respiratória, não ultrapassa 5 minutos nesse estágio. O automatismo continua sendo buscado em casa.

5?) A última fase não é atingida por todos os pacientes, longe disso. Só pode sê-lo após um longo treino, quando a quarta fase tornou-se praticamente automática. Na posição da postura, sem recrutar os abdominais, o paciente tenta conduzir uma onda fictícia de relaxamento do occipital aos pés, seguindo a tensão posterior. O terapeuta "conduz" essa onda com um dedo, que se detém assim que apareça uma contração muscular ou uma compensação.

Qualquer que seja o grau de reeducação do paciente, todas as sessões de trabalho devem comportar exercícios de relaxamento-expiração.

POSTURAS DE ALONGAMENTO E MANOBRAS DE CORREÇÃO MANUAL

É neste estágio que o trabalho em postura começa.

POSTURAS DE ALONGAMENTO

Em reeducação estática, nem sempre é possível perceber rapidamente a postura de trabalho. Pelo menos enquanto os relaxamentos-expirações não forem satisfatórios, esse trabalho será muito reduzido. De qualquer forma, sempre é necessário começar por um "trabalho de flexibilização" que, aliás, já é um trabalho de correção. No início do tratamento, ele poderá constituir uma das partes mais importantes da sessão.

As posturas de alongamento são bastante simples. Colocam o paciente progressivamente em um enrolamento completo, que tensiona todos os tecidos posteriores fixadores da lordose, com exceção, infelizmente, do conjunto psoas-ilíaco que, se necessário, deverá ser tratado à parte. *Elas levam todas as vértebras para uma posição que os osteopatas chamam de "desabitação".*

É preciso lembrar aqui que o movimento de uma vértebra é guiado, e sobretudo limitado, pelo deslizamento das facetas articulares das articulações interapofisárias. Cada movimento leva a um deslizamento diferente dessas facetas. *Quando estas são fixadas em uma posição, todos os outros movimentos tornam-se impossíveis.* Na postura, a desabitação de todas as vértebras impede qualquer movimento de compensação. É o que procuramos conseguir com posturas de alongamento: a desabitação completa das facetas articulares vertebrais.

I. — A postura de alongamento melhor suportada, em especial pelos pacientes de certa idade, com muita dor ou apenas rígidos, utiliza a posição sentada.

O paciente senta-se com o dorso contra a parede. O alongamente é feito em três tempos com a obtenção progressiva de três diferentes posições, sucessivamente destinadas a três diferentes segmentos.

Cada nova posição só deve ser iniciada uma vez que o paciente não sinta mais tensionameto na posição precedente.

Isso quer dizer que *cada posição deve ser mantida até o desaparecimento de todas as tensões*. A mesma progressão deverá ser utilizada nas três posturas que vamos considerar.

Para ajudar a aquisição das diferentes posições, o terapeuta poderá realizar ligeiras trações, lentas e progressivas. *Sempre suaves, elas perdurarão por 20 a 30 segundos, e depois serão interrompidas pelo mesmo período.* Nunca devem ser repetidas mais de três vezes.

— Em um primeiro tempo, o mais fácil de ser obtido, com uma tração de seus membros superiores, o paciente leva seus joelhos contra o tórax, e isso retroverte sua cintura pélvica e tensiona sua região lombar e dorsal inferior (Fig. 151).

— Uma vez isso obtido e mantido até o desaparecimento das tensões, o paciente anteflexiona a cabeça e a coluna cervical, para corrigir a lordose cervical e dorsal alta (Fig. 152). O queixo deve assim chegar ao contato do esterno.

— Uma vez essa segunda posição obtida e mantida sem tensão, ele alonga progressivamente os membros inferiores, conservando as duas posições anteriormente adquiridas (Fig. 153); isso coloca em tensão os isquiotibiais e a coluna lombar. Finalmente, o paciente completa essa extensão levando seus dois pés em talo, para tensionar os sóleos.

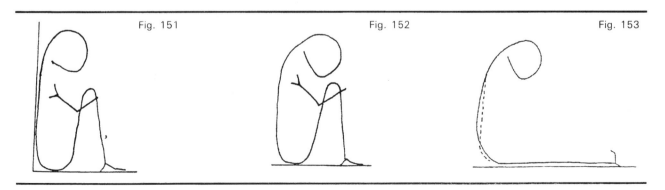

Fig. 151　　　　　　　　　　Fig. 152　　　　　　　　　　Fig. 153

II. — A segunda postura é realizada em posição quadrúpede. Não é tão bem suportada quanto a anterior, da qual é uma progressão. Só será feita quando a primeira puder ser mantida facilmente, sem tensão.

Freqüentemente é impossível para as pessoas com muita dor, e nesses casos deverá ser evitada. Por outro lado, é um alongamento ideal para as escolioses.

O paciente fica em posição quadrúpede. *Suas articulações tibiotársicas ficam alinhadas com as suas coxofemurais, o apoio das mãos alinhado com suas escápulo-umerais.* O apoio anterior das mãos dependerá das possibilidades do paciente, mais ou menos alto: sobre uma cadeira, sobre um banco, sobre um livro grosso etc. (Fig. 154), cada vez mais baixo, até apoiar no chão. A altura desse apoio é escolhida de tal forma que os membros inferiores estejam no limite de uma extensão-leve flexão dos joelhos. Cada descida do apoio anterior leva à retomada das duas progressões dessa postura.

— Em um primeiro tempo, com uma extensão progressiva e lenta dos membros inferiores, o paciente ergue sua região lombar, para abrir sua lordose (Fig. 155).

— Uma vez a correção da lordose obtida e mantida sem tensão, o paciente realiza uma anteflexão da cabeça e da coluna cervical, trazendo o queixo para o esterno (Fig. 156).

III. — A terceira postura vai levar à postura de trabalho. Ela utiliza a posição de decúbito dorsal. É muito importante no tratamento. **Qualquer que seja o estágio desse tratamento, ela será executada em todas as sessões.** É comparável à posição sentada.

O paciente fica em decúbito dorsal, uma almofada plana de 2 a 3 cm sob a curva occipital, para manter a coluna cervical no vazio.

— Em um primeiro tempo, com uma tração dos membros superiores, o paciente puxa os joelhos para o tórax (Fig. 157). Nos casos de lordoses lombares, o apoio suboccipital é muito importante e o terapeuta cuidará para impedir que se instale uma lordose cervical de compensação. Nesse caso, a flexão dos membros inferiores é muito progressiva. O paciente trabalhará no limite de sua lordose cervical, controlando-a. Se necessário, a almofada sob o occipital será aumentada.

— A primeira posição tendo sido obtida e mantida sem tensão e sem compensação, o paciente realiza uma anteflexão da cabeça e da coluna cervical, isso com a ajuda do terapeuta, que evita uma contração muito importante da musculatura anteflexora da cabeça. (Fig. 158).

— Uma vez obtida e mantida essa segunda posição sem compensação ou tensão, os dois membros inferiores são progressivamente alongados verticalmente, e os dois pés são mantidos em talo pelo terapeuta (Fig. 159), que dirige a verticalidade dos membros inferiores.

Todas essas posturas de alongamento podem ser objeto de um trabalho pessoal do paciente. Visará a última postura obtida, com uma leve tensão a ser vencida.

Em nenhum caso a progressão será decidida pelo paciente.

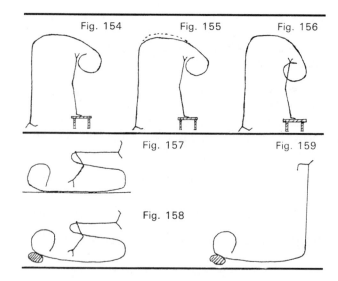

MANOBRAS DE CORREÇÃO MANUAL

As manobras de correção manual fazem parte da mesma fase de tratamento que as posturas de alongamento. Nem sempre elas são necessárias, mas contribuem muito, sobretudo nas deformidades não fixadas, mesmo em deformidades das quais suspeitamos ou tememos que venham a instalar-se. Elas seguem as posturas de alongamento: estas preparam para a aquisição da postura e as correções manuais preparam para a correção da deformidade.

As manobras de correção manual fazem parte das "ferramentas" do ortopedista, ferramentas atualmente muito esquecidas, visto que a ortopedia moderna apenas quer conhecer a cirurgia. Isso é deplorável, mesmo porque assistimos e colaboramos em endireitamentos e correções espetaculares, realizados por nosso professor Robert Ducroquet. Mas as manobras manuais continuam à disposição do fisioterapeuta... sob a condição de que este as utilize de forma adequada. Sabemos que elas inspiraram a Françoise Mézières sua expressão: *"empurrar as gibosidades, puxar as cavidades".*

No tratamento de uma deformidade, em especial da chamada deformidade vertebral, há duas coisas a considerar: *a correção da deformidade e a luta contra a evolução.* As duas são inseparáveis, e a segunda, quase sempre, mais importante que a primeira. **Um tratamento de correção, por mais maravilhoso e miraculoso que seja, só é corretor durante uma hora por dia, na melhor das hipóteses. A evolução ocorre nas 12 a 14 horas de posição vertical, 24 horas nos períodos de crescimento.**

As manobras de correção manual não corrigem, elas tornam os segmentos mais flexíveis, o que permite abrir as concavidades. Embora essa flexibilidade favoreça a correção, ela também favorece a evolução. **Quanto mais flexível a deformidade, mais ela é evolutiva. A flexibilização de uma deformidade deve ser acompanhada de uma manutenção.** É essa manutenção que falta ao fisioterapeuta que trabalha sozinho. Ele nem sempre compreende o quanto ela é necessária. Aliás, não é o único. Poucos são os clínicos gerais e ainda menos os médicos do sistema público de saúde que entenderam o que acabamos de dizer.

Não é o caso, em absoluto, de transformar o fisioterapeuta em ortopedista. No entanto, quase todos os ortopedistas modernos abandonaram os alongamentos progressivos, que eram a base da antiga ortopedia. É verdade que a cirurgia moderna tornou muitos desses endireitamentos inúteis. No entanto, a cirurgia só se destina às deformidades de certa gravidade, esperando, às vezes, que as pequenas deformidades evoluam. Pensamos que a cirurgia deixa um lapso, que o fisioterapeuta deveria preencher.

A luta contra a evolução é simples de conceber. Se a flexibilização no sentido do endireitamento foi conseguida, devemos fixar esse endireitamento até que seja total e que todos os riscos de evolução tenham desaparecido. Enquanto a correção não for total, o risco de evolução continua presente e a fixação deve ser mantida. Nas pequenas deformidades, cujo tratamento somos os únicos a fazer, essas fixações são sempre provisórias. Elas podem ir de uma simples goteira noturna a um aparelho mais complexo, como um colete de manutenção, tão mal compreendido por nossos colegas. Já explicamos sua razão de ser no capítulo sobre patologia.

A estabilização dos segmentos endireitados é concomitante à luta contra a evolução, da qual acabamos de falar. Com a fisiologia da fáscia, vimos que o tecido conjuntivo era um tecido em constante transformação. Conforme as necessidades mecânicas de nosso corpo, ela pode modificar-se sem cessar, alongando quando submetida a uma tensão, retraindo quando relaxada. É nessa fisiologia que se apoiavam todos os endireitamentos ortopédicos. Charles Ducroquet enunciou a lei:

"Todo ligamento tensionado se alonga, todo ligamento relaxado se retrai."

Uma imobilização em posição de endireitamento tensiona os tecidos da concavidade e relaxa os da convexidade. Sua modificação estabiliza progressivamente o endireitamento adquirido. Todo o conjunto dessa aparelhagem de manutenção é bem fácil de fazer. Temos realizado pessoalmente esse trabalho há 35 anos. O fisioterapeuta deveria ser capaz de construir esses pequenos aparelhos com um curto aprendizado. Os modernos materiais plásticos tornam a coisa ainda mais simples.

O método Mézières e seus derivados podem tornar flexíveis as deformidades, mas também podem torná-las evolutivas. Alguns de seus praticantes se vangloriam de serem capazes de corrigir escolioses, o que sempre é uma falsa afirmação; eles devem estar conscientes dos perigos de evolução, mas raramente estão.

"Não se deve, em hipótese alguma, tornar uma escoliose flexível com o objetivo de endireitá-la se ela não estiver destinada a ser mantida."

Claro que isso não é concernente às pequenas escolioses do primeiro grau, que podemos estar seguros de curar. Aqui, mais uma vez, a experiência nos leva a dizer que, com freqüência, as escolioses que parecem as mais benignas são as mais perigosas e evolutivas.

A técnica das manobras de correção manual é das mais simples. É constituída de pressões no ápice das curvas ou de afastamento das duas extremidades. Ela também pode ser constituída de manobras de correção das torções. Todas essas manobras, para retomar o que escrevia P. Redard a respeito, em 1900, não devem ser brutais nem dolorosas. Sua intensidade é gradualmente aumentada, sendo mantidas por 20 a 30 segundos, mais, se possível, e diminuindo progressivamente. Achamos que devem ser acompanhadas por suspiros expiratórios, precedidas e seguidas de *pompages*.

Não há possibilidade de descrever todas as manobras possíveis. Cada caso é específico e é fácil "inventar" manobras em função do caso. Vamos ilustrar aqui as mais comuns. Não são modelos imutáveis: apenas aquelas que utilizamos há longos anos. O leitor poderá com facilidade adotar outras que melhor lhe convenham. O importante não é a manobra em si, mas seu princípio, que exprimimos precedentemente.

Manobras de desbloqueio toráxico

As articulações anteriores, esterno-costais e condrocostais, de articulação só têm o nome. Praticamente, elas nunca estão envolvidas nos casos de rigidez toráxica. Só as articulações posteriores costo-vertebrais e costo-transversas estão envolvidas, em especial as costo-transversas, totalmente ligamentares e submetidas à tensão dos pequenos músculos supracostais. Essa rigidez também é, com freqüência, devida a uma impossibilidade de extensão da coluna dorsal, comumente associada a um enrolamento dos ombros. É o caso de certas cifoses, é o caso da lordose dorsal alta, é o caso das epifisites (moléstia de Scheuerman).

I. — Uma primeira manobra é chamada de "Y de Tissié". Leva à extensão da coluna dorsal (Fig. 160).

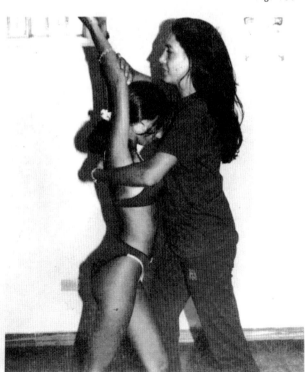

Fig. 160

— O paciente fica em pé, os dois membros superiores em elevação máxima, um dos membros inferiores bem à frente e o outro bem atrás, para evitar básculas sagitais da bacia.

— O terapeuta fica em pé, diante do paciente. Uma das mãos entre as escápulas deste, apoiando a coluna dorsal. Com o outro braço fletido, o terapeuta usa o antebraço para empurrar os cotovelos do paciente para trás.

— A manobra é realizada durante uma inspiração do paciente. A mão dorsal exerce uma pressão para frente e para cima na coluna dorsal, enquanto o antebraço oposto empurra os dois membros superiores para trás. A mão dorsal comanda toda a manobra. O terapeuta deverá sempre empurrar os braços do paciente na mesma proporção que pressionar com a mão dorsal. Essa manobra é repetida três vezes.

II. — A segunda manobra é chamada de "joelho do ortopedista". É clássica. Procura fechar as articulações costais para trás.
— O paciente fica "a cavalo" sobre uma cadeira.
— O terapeuta fica atrás do paciente, coloca um pé sob a massa glútea, e aplica toda a parte anterior de sua perna contra a coluna deste (Fig. 161). Suas duas mãos seguram os ombros do paciente pela frente.

Durante uma inspiração, o terapeuta puxa lenta, regular e progressivamente os dois ombros do paciente para trás, depois segura-os nesta posição por 20 a 30 segundos, solicitando expirações de relaxamento. Deixa os ombros voltarem lentamente, antes de iniciar uma nova manobra. Ela é repetida três vezes.

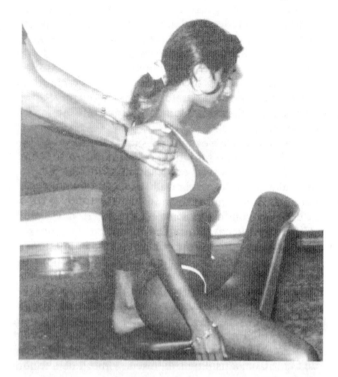

Fig. 161

III. — A mesma manobra pode ser realizada em posição de decúbito, em geral mais suportável para o paciente.
— O paciente fica em decúbito dorsal, com um rolo firme entre as escápulas.
— O terapeuta fica à cabeceira do paciente, com ambas as mãos apoiadas nas faces anteriores dos ombros deste (Fig. 162).

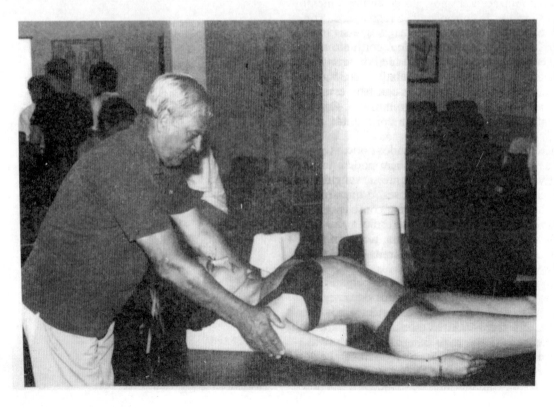

Fig. 162

108

— Levando seu peso às mãos, o terapeuta exerce uma pressão lenta, regular e progressiva nos dois ombros, durante uma inspiração do paciente. Ele mantém essa pressão por 20 a 30 segundos, solicitando expirações relaxantes e, depois, deixa-o voltar lentamente. Essa manobra é repetida três vezes.

Manobras sobre a cifose dorsal

I. — A primeira manobra destina-se à região dorsal alta, isto é, às cifoses centradas em torno de C5.

— O paciente fica em decúbito ventral. Seus dois antebraços ficam apoiados nos braços do terapeuta e suas mãos dobradas atrás do ombro deste, para fixar a posição.

— O terapeuta fica sentado à cabeceira do paciente, em uma cadeira baixa o bastante para que seus ombros fiquem na mesma altura dos ombros do paciente. Suas duas mãos se apóiam pelas palmas nas espinhas das escápulas, os braços passam entre os do paciente, seus cotovelos ficam ligeiramente afastados, sob os braços deste (Fig. 163).

— Durante as expirações relaxantes do paciente, o terapeuta exerce uma pressão lenta, regular e progressiva nas escápulas, seus dois braços mantêm os do paciente em posição elevada, sem forçar os ombros, e recua levemente o tronco, para abrir a concavidade. A pressão é mantida por 20 a 30 segundos e, depois, relaxada lentamente. A manobra é repetida três vezes.

II. — A segunda manobra é comparável à precedente. Destina-se à cifose mais baixa, centrada em D7/D8.

— O paciente e o terapeuta ficam na posição precedente, mas o terapeuta passa seus braços por fora dos braços do paciente. Suas mãos se apóiam nas escápulas, na região das fossas infra-espinhosas. Os dois antebraços ficam sobre os ombros do paciente (Fig. 164).

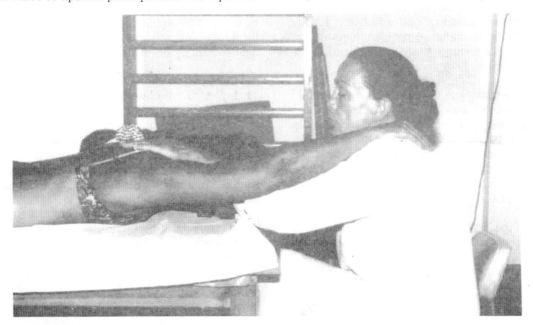

Fig. 163

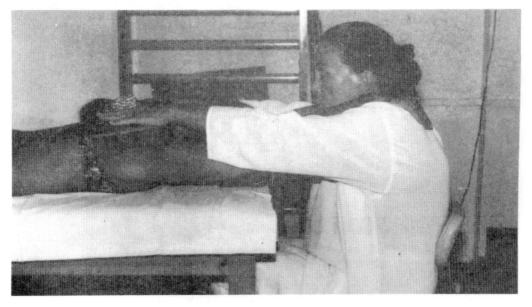

Fig. 164

— Como na manobra precedente, o terapeuta exerce uma pressão lenta, regular e progressiva nas escápulas, seus antebraços fixam os ombros do paciente em posição elevada, sem forçar, recuando o tronco para abrir a concavidade. Mantém a pressão por 20 a 30 segundos, e depois relaxa lentamente. A manobra é repetida três vezes.

Manobras sobre a convexidade dorsal

I. — Esta manobra é precisa e indispensável nas deformações dorsais altas.

— O paciente fica em decúbito lateral, sobre o lado da concavidade, com suas duas mãos na nuca.

— O terapeuta fica diante do paciente, na direção de seu tórax, passa o braço cefálico sob a axila e prende o ombro oposto. O "calcanhar" da mão caudal se apóia no ápice da convexidade dorsal (Fig. 165).

— Com uma inclinação de seus ombros, o terapeuta puxa o ombro do paciente para frente, abrindo a concavidade, proporcionalmente à pressão lenta, regular e progressiva da mão caudal. A pressão é mantida por 20 a 30 segundos, e depois relaxada lentamente. A manobra é repetida três vezes.

II. — Esta manobra é menos precisa, mas muito mais fácil de ser realizada.

— O paciente deita sobre a convexidade, com um rolo firme sob o ápice dessa convexidade (Fig. 166).

— O terapeuta fica diante do paciente. Seus dois antebraços, apoiados no tórax, abrem a concavidade. A pressão é mantida por 20 a 30 segundos, e depois lentamente relaxada. A manobra é repetida três vezes.

III. — O paciente fica sentado na ponta da mesa, para fixar a cintura pélvica. Seu membro superior homolateral à concavidade fletido formando 90° com o tronco e a mão prendendo-se na região cervical inferior. A outra mão fixa essa posição segurando o cotovelo.

— O terapeuta fica em pé do lado da convexidade. Sua mão anterior prende o braço fletido do cliente. O antebraço correspondente se apóia no ombro da convexidade. O "calcanhar" da mão posterior se apóia na face lateral das espinhosas, no ápice da convexidade (Fig. 167).

— Com seu antebraço anterior, lenta, regular e progressivamente, ele exerce uma pressão para baixo e levemente para dentro, no ombro, para abrir a concavidade, enquanto, ao mesmo tempo, sua mão posterior empurra o ápice da convexidade. Os dois movimentos devem ser simultâneos e coordenados. A pressão é mantida por 20 a 30 segundos, e depois lentamente relaxada. A manobra é repetida três vezes.

Manobras sobre a concavidade lombar

Os problemas da coluna lombar são bem diferentes dos da coluna dorsal. É uma coluna flexível, de compensação. No estágio no qual agimos, raramente as deformidades estão fixadas. As manobras de correção manual são fáceis de realizar e manter.

I. — O paciente fica em decúbito dorsal, o lado da convexidade na borda da mesa, membros inferiores em dupla flexão de 90°, mantidos juntos.

— O terapeuta fica em pé do lado da convexidade. Seu braço externo mantém verticalmente as duas coxas, bloqueando-as contra seu corpo. Seu braço interno, passando por baixo, contorna as duas pernas horizontais. Sua mão correspondente se apóia na face externa da coxa (Fig. 168).

— Por meio de um giro horizontal de todo o tronco, o terapeuta leva as duas pernas do paciente para a convexidade, e a cintura pélvica para uma báscula frontal, que abre a concavidade. A posição é mantida por 20 a 30 segundos, e depois lentamente relaxada. A manobra é repetida três vezes.

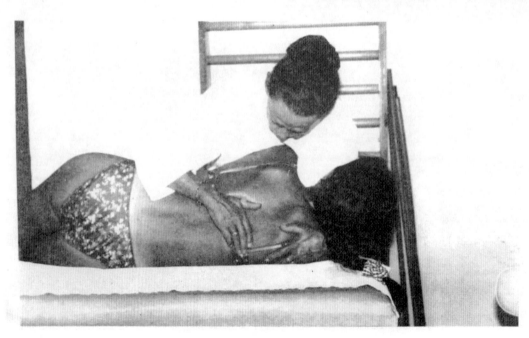

Fig. 165

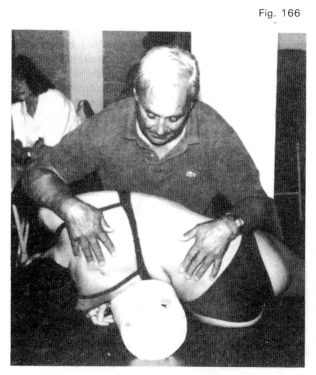

Fig. 166

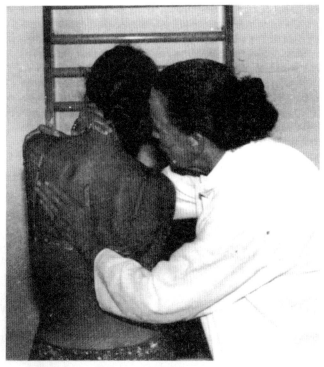

Fig. 167

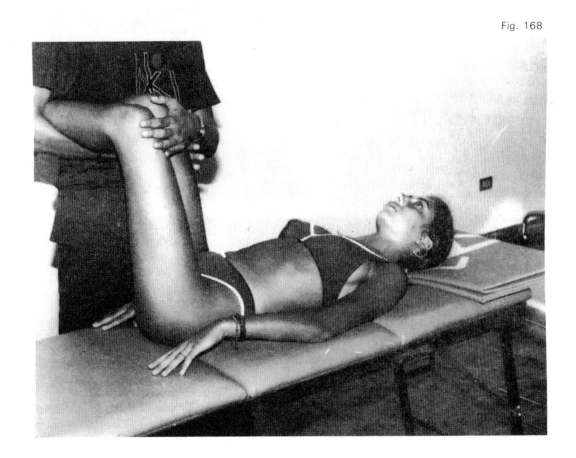

Fig. 168

II. — O paciente fica em decúbito lateral, sobre o lado da convexidade. Seus joelhos e coxas em flexão de 90° e fora da mesa.

— O terapeuta fica em pé, diante do paciente. Coloca os dois joelhos do paciente sobre sua coxa cefálica e, com sua mão caudal, prende os dois pés, mantidos um sobre o outro. (Fig. 169)

— Utilizando seus joelhos como eixo, o terapeuta desce os dois pés o mais baixo possível, fazendo divergir a cintura pélvica, que abre a concavidade. A pressão é mantida por 20 a 30 segundos, e depois relaxada lentamente. A manobra é repetida três vezes.

Manobra sobre a rotação dorsal

— O paciente fica sentado a cavalo, no extremo da mesa, para bloquear a cintura pélvica. Seu membro superior, do lado da rotação, é fletido formando 90° com o tronco, uma mão apoiada na região cervical inferior, e a mão oposta fixando essa posição segurando o cotovelo.

— O terapeuta fica em pé, do lado oposto à rotação. Sua mão anterior prende o braço fletido do cliente, sua mão posterior se apóia na gibosidade costal (Fig. 170).

Fig. 169

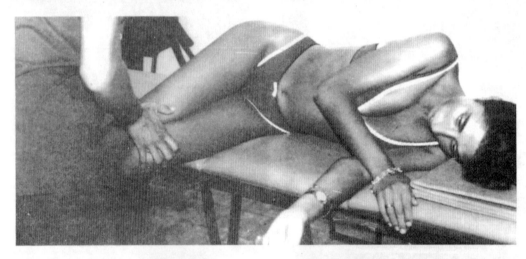

Fig. 170

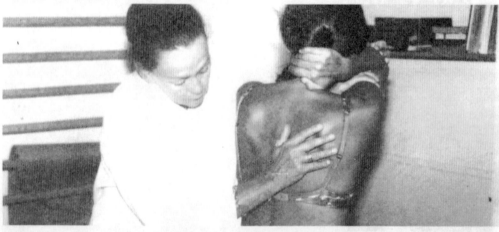

Fig. 171

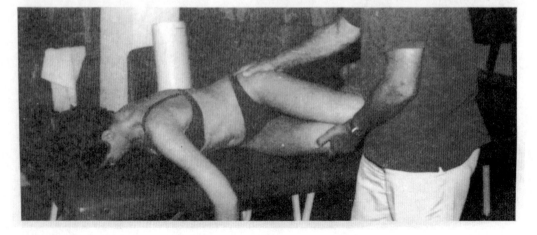

— Lenta, regular e progressivamente, por meio de um deslocamento do corpo, o terapeuta move o braço fletido e o tronco do paciente, empurrando progressivamente a gibosidade. A pressão é mantida por 20 a 30 segundos, e depois lentamente relaxada. A manobra é repetida três vezes.

Manobras sobre a rotação lombar

Lembremos de que essa rotação é global entre D11/D12 e L5/S1. Por outro lado, ela sempre leva a bacia.

— O paciente fica em decúbito, sobre o lado da rotação. Sua bacia é mantida vertical por uma flexão de 90° das coxas, os joelhos ultrapassam ligeiramente a borda da mesa. Com uma rotação do tronco no sentido da rotação da deformação, ele coloca o peito sobre a mesa (*Sim's position*), o que bloqueia a rotação dorsal nesse sentido.

— O terapeuta fica em pé, diante do paciente (Fig. 171).

— Lenta, regular e progressivamente, o terapeuta ergue muito ligeiramente os dois joelhos do paciente, o que leva a bacia e a coluna lombar em uma rotação corretiva. Não se deve esquecer que a rotação global lombar não ultrapassa 7 a 8°. A pressão é mantida por 20 a 30 segundos e depois relaxada lentamente. A manobra é repetida três vezes.

AQUISIÇÃO E TRABALHO EM POSTURA

Como já lembramos várias vezes, a postura é uma posição de partida, que evita compensações, sejam estas ascendentes ou descendentes, ou ainda se ocorrerem nos dois sentidos. É evidente que essas compensações tendem a se fixar rapidamente, por processos fisiológicos que já examinamos no capítulo da evolução. Assim, as escolioses são sempre compensações que se fixaram.

A aquisição da postura é a fase durante a qual o terapeuta procurará vencer as compensações, obtendo em torno da deformidade inicial uma posição de tensão que torne impossível a instalação ou a volta dessas compensações.

O trabalho em postura, uma vez ultrapassada a primeira fase, e a postura sendo possível, utiliza essa postura para a correção do desequilíbrio inicial.

Embora essas duas partes sejam tecnicamente semelhantes, elas devem ser separadas num estudo, para mostrar suas diferenças e assinalar a indispensável progressão. No entanto, é raro que a fronteira entre as duas fique perfeitamente definida. O terapeuta deve interpretar o que examinaremos. A condução do tratamento é sempre uma escolha importante e indispensável. Aliás, costuma ser um círculo vicioso, com o qual ele deve jogar. Não é possível corrigir uma deformidade enquanto houver possibilidade de compensações, mas em geral as compensações são indispensáveis, enquanto a deformidade subsistir. Nestes casos, às vezes, a fase de aquisição pode ser longa. Em um primeiro tempo, o tratamento deve corrigir as compensações, para que a postura seja obtida, mas esse trabalho de aquisição deverá prosseguir juntamente com o trabalho em postura, para evitar a fixação dessas compensações enquanto a deformidade persistir. A aquisição da postura se impõe dessa forma a cada sessão.

Cada tratamento é um caso particular para o terapeuta, e não se deve sistematizar. No entanto, neste estudo, podemos dividir os casos possíveis em quatro grandes grupos de pacientes, entre os quais as variantes serão pequenas.

1º — A deformidade inicial é benigna, para não dizer inexistente. É o caso mais comum, que encontramos em adultos. Ela não está fixada e se corrige facilmente. Trata-se de um desequilíbrio passageiro, um estresse da vida moderna. Em geral, os desequilíbrios desaparecem na posição de decúbito, que suprime as necessidades de equilíbrio estático. A colocação em postura não é problemática, apesar das pequenas retrações, comuns no homem moderno: isquiotibiais, trapézios e semi-espinhais da cabeça. É nesse tipo de caso que encontramos os fenômenos de dor. Aqui não se pode falar verdadeiramente em deformidade inicial. É mais um encadeamento de tensões, que poderá ser ascendente ou descendente. A causa inicial, com freqüência, está nos apoios inadequados dos pés ou em um desequilíbrio escapular devido aos músculos tônicos da região cervical. Aqui o problema é simples. A posição de postura é adquirida de imediato, possibilitando um trabalho específico desde as primeiras sessões. Ficamos tentados a dizer que é necessária apenas uma harmonização geral.

2º — Não há deformidade realmente instalada, mas foi diagnosticada uma anomalia estrutural no exame. É nesse grupo que se situam todas as pré-escolioses. Não há escoliose instalada, mas só falta a evolução para essa instalação. Uma posição inadequada do occipital sobre o atlas ou uma modificação dos colos femurais, por exemplo, tornam isso possível. Pequenas compensações retráteis já são perceptíveis e fazem a criança "manter-se em má postura". São elas que levaram à descoberta do perigo. Não há certeza alguma. Muitas crianças nesta situação não desenvolverão deformidade fixa. Os riscos são, no entanto, de 20%. Pensamos que é sempre útil fazer um tratamento preventivo. Visando as pequenas retrações constatadas no exame, a postura em geral é possível de imediato. Desde que as pequenas retrações tenham desaparecido e não sejam mais perceptíveis na posição de decúbito, o trabalho com o terapeuta pode se espaçar de forma considerável, sem que seja interrompido por completo até o final do crescimento. É então substituído por um trabalho em casa, com posturas de alongamento ou até plano inclinado. Os estirões de crescimento são observados atentamente, com mensurações semanais da altura. Assim que aparecerem sinais desse estirão, o trabalho com o terapeuta deve ser retomado por algumas sessões. A noção de vigilância é fundamental. A compreensão da família desempenha aqui um papel determinante, nem sempre percebido.

3º — As deformidades estão bastante fixadas, mas temos a certeza de poder fazê-las desaparecerem. Também as compensações são suscetíveis de um certo grau de fixação. O problema aqui é diferente, conforme se trate de um adulto ou de uma criança. Um apresenta poucos riscos de evolução. É o caso da maioria das lordoses do adulto, em especial a lordose cervical compensada por uma lordose dorsal alta, que atinge 80% dos "civilizados". Para a criança, os riscos de agravamento evolutivo são maiores. A evolução é o maior problema neste caso. Já discutimos isso quando nos referimos à lordose do primeiro grau, cujo primeiro sinal é uma leve rotação. Nesse caso, evitar a evolução é a parte mais rigorosa do tratamento.

A regra de trabalho é corrigir as compensações antes de atacar a deformidade. A aquisição da postura requer uma progressão, com freqüência bastante longa. Em um processo ascendente, o trabalho começa no âmbito cervical e escapular, para descer progressivamente até a deformidade. Em um processo descendente, ele começará no âmbito dos membros inferiores e da cintura pélvica. Essa progressão é capital, as correções devem ir de compensação em compensação, sendo que cada uma só pode ser atacada quando a precedente tiver sido corrigida. É nesse grupo que as correções manuais são necessárias, antes do trabalho em postura. Antes de pensar no trabalho global em postura, as retrações devem ser vencidas localizadamente. É preciso alongar o que estiver muito curto. Por outro lado, é preciso evitar que as compensações ainda flexíveis se fixem. Nas crianças portadoras de uma escoliose do primeiro grau, se estabelece uma corrida do terapeuta contra a velocidade do crescimento.

4.º — As deformidades são definitivas. É o caso de muitas escolioses que ultrapassaram o primeiro grau. Se forem flexíveis, são evolutivas. Se forem rígidas, não devem ser trabalhadas para tornarem-se flexíveis, se o objetivo do tratamento não fôr uma fixação ortopédica ou cirúrgica. Alguns graus ganhos em flexibilidade arriscam resultar numa evolução importante e irreversível. É o caso, entre outras, de muitas deformidades anatômicas: escolioses congênitas, lordoses devidas ao aumento do ângulo de anteversão dos colos femurais, lordoses devidas a uma espondilolistese e à ruptura dos istmos vertebrais etc. Aqui, colocar em postura só se justifica na correção das compensações dolorosas e deve ser muito prudente na região da deformidade, para não desestabilizá-la.

AQUISIÇÃO DA POSTURA

No capítulo sobre bases fisiológicas, dissemos que a primeira postura, aquela em decúbito, é de longe a mais importante. Em nossa opinião, a utilização prática das duas outras é discutível. A aquisição dessa primeira postura vai, então, ser a primeira preocupação do terapeuta. *Só ela permite um tensionamento rigoroso que evita ou, pelo menos, limita as compensações.* É a aquisição desta postura que confere ao trabalho analítico das retrações um imenso valor.

A aquisição da postura será, como já dissemos, mais ou menos rápida, de acordo com a importância e a fixação das compensações. Ela pode advir em algumas sessões ou em vários meses, até um ano ou mais. Como ela é indispensável à maior parte do trabalho, deverá ser estabelecida com o maior cuidado. Seja qual for o estágio de progresso alcançado, sempre consagraremos uma parte da sessão à sua aquisição ou à sua correta manutenção.

Nas primeiras sessões, ela será relativamente curta e os exercícios de alongamento ocuparão um lugar importante. Progressivamente, ela chegará a 25 ou 30 minutos. Como neste trabalho cada caso é particular, só podemos dar um esquema geral, que o leitor deverá adaptar àquilo que o exame revelar. *A concordância exame-tratamento é com freqüência negligenciada em reeducação estática.* Muitos seguem a regra do método, ou até imitam o professor, sem se adaptar ao caso particular de seu cliente.

Como acabamos de repetir, é evidente que, conforme o processo seja ascendente ou descendente, o trabalho de aquisição da postura começa por cima ou por baixo. É uma regra que, como qualquer outra, deve ser interpretada. Embora ela se mantenha para o primeiro grupo de pacientes que acabamos de citar, às vezes, é difícil aplicá-la em outros casos. Pensamos aqui, em particular, na escoliose. A coluna do tronco, como já dissemos, é o segmento das compensações. Há escolioses ascendentes lombo-dorsais e escolioses descendentes dorso-lombares. *Assim, uma escoliose é sempre uma compensação que se fixou.* Neste caso, é difícil aplicar a regra. O ponto crucial do tratamento é a escoliose. Seja ela ascendente ou descendente, ela pode, nos esforços de endireitamento, ser compensada para cima ou para baixo. Seu tratamento postural vai sempre requerer um tensionamento em cima e embaixo: no âmbito cervical e escapular, no âmbito lombar e pélvico. O terapeuta deverá encontrar um equilíbrio de trabalho entre as duas aquisições. Por outro lado, não é raro constatar um processo ascendente em um plano e um processo descendente em outro: uma anteversão pélvica — uma lordose ascendente no plano sagital, um desequilíbrio escapular descendente no plano frontal. Aqui, mais uma vez, o terapeuta deverá organizar sua ação para trabalhar simultaneamente nos dois sentidos.

Isso nos leva à necessidade material de manter o que foi adquirido, depois manter a postura. De fato, é preciso manter a coluna o máximo possível em uma situação de "desabitação" das vértebras.

No âmbito lombar, essa situação é obtida com uma retroversão da cintura pélvica, que leva a coluna em uma extensão, retroversão esta devida à flexão das duas coxo-femurais e, sobretudo, à tensão dos isquiotibiais decorrentes da verticalidade dos membros inferiores. Essa posição é facilmente fixada por intermédio de uma cinta de lona de 5 a 6 cm de largura por 80 cm de comprimento. Essa cinta, com duas argolas nas extremidades, é passada em torno dos tornozelos do paciente, e as duas argolas são reunidas por um S metálico que, por sua vez, é preso a uma cordinha presa por um tensor e fixada em um ponto atrás do paciente, localizado a uma altura conveniente à manutenção dos membros inferiores o mais verticalmente possível (Fig. 172). *Em nenhum caso essa verticalidade dos membros inferiores deve ser mantida pelo próprio paciente.* Essa manutenção ativa só seria possível por uma contração do músculo psoas, contração esta que tornaria a cifose lombar utópica.

No âmbito cervical, a postura é obtida por uma extensão do segmento. Aqui, a manutenção da cifose é problemática. Podemos fazê-lo por meio de uma pequena almofada, firme e plana, de 2 a 3 cm de espessura. Colocada sob o occipital, na região da linha curva superior, ela deixa a coluna cervical no vazio (Fig. 173). Infelizmente, essa posição não evita, ou evita mal, a compensação em lordose, que deve ser mantida por uma leve tração do terapeuta sobre o occipital. É também possível solicitar a participação do paciente, que coloca em ação as porções médias dos longos do pescoço, músculos pouco envolvidos em problemas estáticos.

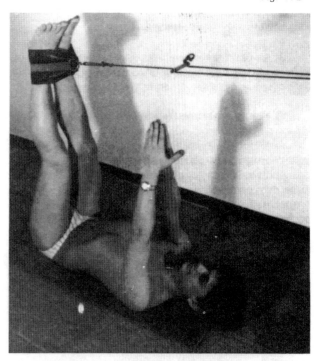

Fig. 172

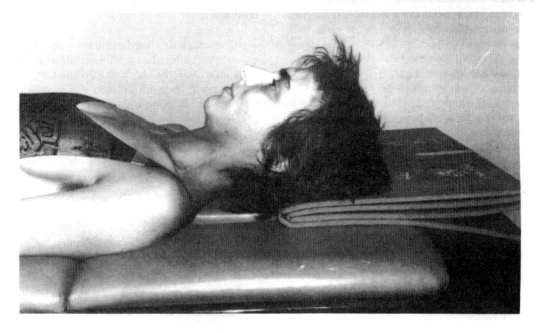

Fig. 173

Nesse trabalho de aquisição da postura, utilizamos essencialmente a técnica de *pompage*. É uma técnica osteopática que devemos ao americano Cathie. Ela caiu em desuso e nós a retomamos há uns quinze anos. Ela muito contribuiu nas normalizações articulares e nós a adaptamos à luta contra as retrações dos problemas estáticos. Ela é realizada no contexto da colocação em postura. As *pompages* são feitas em três tempos: tensionamento, manutenção da tensão, retorno da tensão.

1º — O tensionamento não é uma tração, e muito menos um alongamento. **O terapeuta alonga lenta, regular e progressivamente o segmento tratado, até o limite da elasticidade fisiológica dos tecidos.** Ele toma o que a fáscia cede, sem tentar ir mais longe. Esse tensionamento não deve provocar nenhuma retração de defesa, que vai aparecer assim que a tensão ultrapassar as possibilidades de elasticidade do tecido. Aqui se vê a sensibilidade do terapeuta, algo muito importante.

2º — O tempo principal da *pompage* muscular é a manutenção da tensão. Nesse trabalho de reeducação estática, introduzimos a noção de tensão-relaxamento. Enquanto o terapeuta mantém a tensão obtida, o paciente realiza três expirações inibidoras, conforme descrevemos no capítulo da educação respiratória. Normalmente, a cada expiração o terapeuta sente um pequeno relaxamento da tensão que ele deve corrigir durante a inspiração.

3º — O retorno da tensão deve ser lento o bastante para não provocar um reflexo contrátil. A manobra de *pompage* deve ser repetida de 3 a 5 vezes.

O exame geral apontou um processo descendente

O terapeuta trabalha primeiro com a cabeça. Puxando o occipital, procura obter uma extensão cervical, mantendo sua tensão alguns segundos, auxiliado nisso pelo próprio paciente, que puxa sua nuca e entra o queixo. Esse trabalho ativo no sentido da extensão occipital e cervical não deve ser um movimento forçado. Deve ser acompanhado por expirações inibidoras. Da mesma forma, com massagens, trações-vibrações, pequenos tensionamentos, o terapeuta relaxa os ombros e a cintura escapular. Chega assim a uma posição "suportável" para o paciente, posição que este tentará manter durante toda a sessão. Uma almofada é colocada sob a curva occipital, para manter a coluna cervical no vazio.

Uma vez o paciente assim instalado, instalação que poderá durar várias sessões, em que os exercícios de alongamento completarão o tensionamento, o terapeuta se empenhará no cuidado com a região inferior, isto é, a região das compensações. Ele prende os dois membros inferiores pelos tornozelos e os ergue em extensão, progressiva e lentamente. Esse início de tensionamento enfrenta resistências, tensões mais ou menos importantes, bloqueios, dores que serão tratadas sucessivamente com massagens profundas para as dores, com fricções para as dores localizadas, com pressões vibratórias para os pequenos estiramentos localizados etc. Relaxamentos voluntários incentivados pelo terapeuta e expirações inibidoras facilitarão esse trabalho de relaxamento.

Nesse trabalho de aquisição da postura da região inferior, considerando que aí não exista deformidade fixa, o terapeuta poderá encontrar três dificuldades clássicas, que deverá vencer para colocar a coluna lombar achatada, com os dois membros inferiores em extensão na vertical e os pés em talo: uma resistência à extensão lombar, uma retração dos isquiotibiais, uma retração do sóleo. Esses problemas serão resolvidos por manobras de *pompage* adequadas.

Pompage **lombar** — O paciente fica em decúbito dorsal, e a coluna cervical mantida em extensão. Os dois membros inferiores são flexionados sobre o abdome, a bacia na extremidade da mesa. Seus dois pés repousam sobre os ombros do terapeuta.

— O terapeuta fica em pé, na extremidade da mesa. Os dois pés do paciente ficam apoiados sobre as faces anteriores de seus ombros e suas mãos fixam as raízes das coxas do cliente contra a mesa (Fig. 174).

— A tensão é obtida por intermédio de uma inclinação do tronco do terapeuta, que empurra os pés do cliente para frente, para exagerar a retroversão pélvica. Ele apóia fortemente suas duas mãos sobre as raízes das coxas do cliente, para evitar uma elevação da bacia. Essa tensão é mantida e controlada durante três expirações inibidoras do paciente, e depois lentamente relaxada.

Pompage **dos isquiotibiais** — A retração dos isquiotibiais se localiza preferencialmente nos isquiotibiais internos, que são a porção tônica do grupo muscular, isto é, o semitendíneo e o semimembranáceo. Os dois lados devem ser tratados separadamente.

— O paciente fica em decúbito dorsal, com coluna cervical em extensão. O membro inferior a ser tratado tem o quadril fletido de acordo com suas possibilidades e o joelho estendido no limite da flexão de compensação do joelho. O outro membro inferior permanece alongado na mesa, para evitar a retroversão pélvica.

Fig. 174

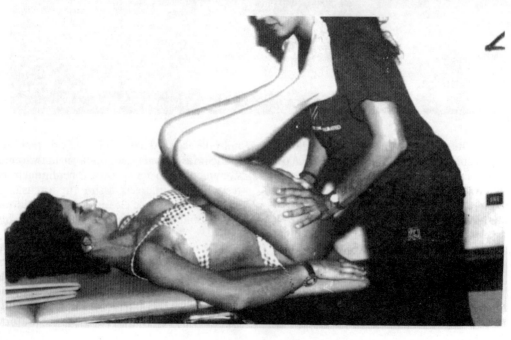

— O terapeuta fica em pé, do lado do membro a ser tratado, de frente para o paciente. Sua mão externa segura a perna do paciente, o antebraço coloca-se perpendicularmente a esta perna. Sua testa repousa no antebraço (Fig. 175). Em caso algum ele deve fixar o joelho em extensão com a outra mão, isso acarretaria uma tensão forte demais.

— A tensão é obtida por um avanço do corpo e uma pequena anteflexão do tronco do terapeuta. Sua cabeça empurra para a frente seu próprio antebraço e a perna do paciente, para alongar os músculos isquiotibiais. *Esse movimento deve ficar no limite da flexão do joelho.* A tensão é mantida e controlada durante três expirações inibidoras do paciente e depois lentamente relaxada.

Pompage **do sóleo** — Com a patologia, vimos quanto a retração do sóleo podia provocar deformidades estáticas. Aqui, só a consideramos como um obstáculo ao posicionamento do pé em talo. Os dois lados são tratados separadamente (Fig. 176).

— O paciente fica em decúbito dorsal, com a coluna cervical mantida em extensão. Uma pequena almofada redonda é colocada sob o cavo poplíteo, para evitar uma compensação em recurvatum.

— O terapeuta fica em pé, ao lado do paciente. Com a palma de sua mão caudal, apóia o calcanhar do paciente, mantendo o calcâneo em leve varo, para evitar qualquer valgo de compensação. O antepé do paciente repousa no antebraço do terapeuta, pela cabeça

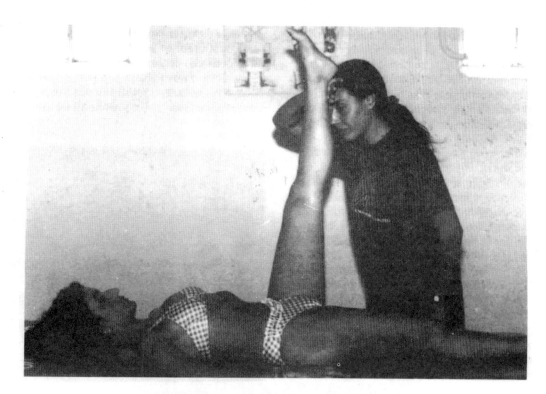

Fig. 175

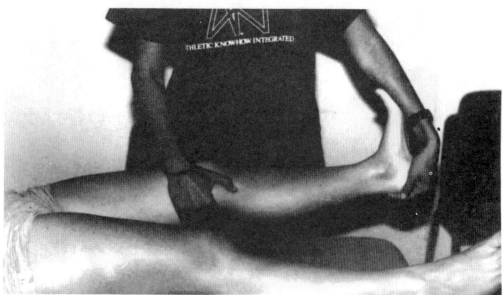

Fig. 176

do primeiro metatarsiano, o que evita a eversão do antepé. A outra mão garante uma ligeira flexão do joelho.

— A tensão é obtida por uma inclinação lateral do tronco do terapeuta, que provoca um fechamento da articulação tibiotársica. A tensão é mantida e controlada durante três expirações inibidoras do paciente e depois lentamente relaxada.

O exame geral apontou um processo ascendente

A atitude geral do terapeuta costuma ser a mesma que acabamos de ver: ir da compensação extrema à deformidade inicial. Como no processo descendente, consideraremos aqui que não há deformidade fixa no âmbito cervical e da cintura escapular.

Em um primeiro tempo, o terapeuta instala a cinta para manter os membros inferiores o mais próximo possível da posição ideal, ou seja, alongados em posição vertical no limite da dor e, se necessário, com uma almofada sob a cintura pélvica. É raro que essa instalação traga algum problema, pois a ou as deformidades estão nos membros inferiores. Em seguida, ele vai trabalhar a região cérvico-escápulo-toráxica, região das compensações.

Geralmente, a região cervical não dá problemas, ou eles são de outra origem. Como já dissemos e demos as razões, a região cervical deve permanecer íntegra e, praticamente, é incapaz de compensações fixas. Com uma leve *pompage* no eixo, eventualmente uma *pompage* dos escalenos, com uma tração no occipital, acompanhada por expirações inibidoras do paciente, o terapeuta consegue, fácil e rapidamente, colocar a cervical alongada. Neste caso, não há lordose cervical fixa. Achamos útil colocar uma pequena almofada, tipo travesseiro japonês, sob a cervical (Fig. 177). Ela evita uma hiperextensão cervical e, sobretudo, uma hiperextensão occipital devidas ao ardor corretivo do paciente. Já várias vezes tivemos que corrigir uma ligeira lesão occipital posterior em clientes muito esforçados. Também encontramos reações musculares dolorosas na região suboccipital.

O problema da região escapular e toráxica é particular. A região dorsal é uma região rígida. Com a fisiologia, vimos que seus movimentos, com exceção da rotação entre D7 e D11, eram muito reduzidos. A falta de mobilidade faz com que os desequilíbrios se fixem com facilidade e compensações logo virem deformidades. É o caso da maioria das escolioses ascendentes, é o caso das lordoses dorsais baixas, que às vezes se fixam, enquanto as lordoses lombares, que foram suas causadoras, não se fixam. Assim como as deformidades primárias dessa região, essas deformidades de compensação costumam requerer manobras manuais de correção, das quais já falamos antes. Todos esses casos devem ser tratados no contexto das possibilidades do "trabalho em postura". Vamos descrevê-lo em seguida.

Com exceção dos casos que acabamos de citar, estabelecer a postura no âmbito escápulo-dorsal é problemático, sobretudo na região dos ombros. A deformidade mais clássica é o enrolamento para frente e para cima, devido aos peitorais maior e menor. Em geral, essas deformidades não entram nos processos ascendentes ou descendentes. Elas resultam de uma postura ha-

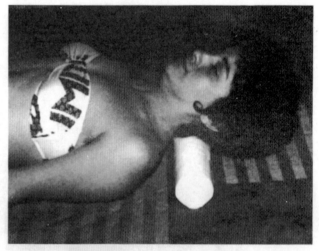

Fig. 177

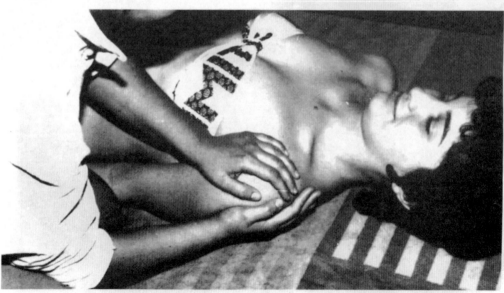

Fig. 178

bitual do homem moderno e, sobretudo, da criança, que se fixa por encurtamento, pois os peitorais não são músculos tônicos.

A *pompage* dos peitorais, neste caso indispensável, é precedida de uma mobilização passiva em circundução do ombro, acompanhada por suspiros expiratórios.

— O terapeuta prende o ombro entre suas duas mãos, depois, lentamente, realiza circunduções sagitais nos dois sentidos, *sem provocar ou aumentar as lordoses* (Fig. 178). Solicita, o tempo todo, o relaxamento do paciente, aumentando progressivamente a amplitude do movimento. Assim, pouco a pouco, traz o ombro para a superfície de apoio.

Além da *pompage* dos peitorais, realizamos a dos serráteis anteriores. Todos esses músculos são músculos fásicos da dinâmica, que praticamente nunca se retraem. Em contrapartida, como os desequilíbrios escapulares são freqüentes, eles estão sujeitos a encurtamentos de crescimento, que acarretam o enrolamento dos ombros, que acabamos de citar. Em geral, esses encurtamentos foram passageiros e desapareceram secundariamente com o crescimento. Infelizmente, embora o músculo não seja mais muito curto, a deformidade permaneceu. De qualquer forma, mesmo o músculo permanecendo levemente encurtado, a grande elasticidade do músculo fásico torna qualquer tensionamento praticamente impossível. Com exceção das *pompages* do peitoral menor, todas as *pompages* que se seguem destinam-se às crianças.

Pompage do peitoral menor — Músculo do enrolamento do ombro para cima e para frente, o peitoral menor é uma exceção patológica. Músculo dinâmico, ele costuma ser encurtado pela elevação do ombro, devida ao encurtamento do trapézio superior e principalmente do tórax, decorrente do encurtamento dos escalenos. Assim, ele é responsável pela deformidade clássica da adolescência, a chamada "escápula alada", ou seja, a saliência do ângulo inferior da escápula, indevidamente atribuída a uma cifose.

— O paciente fica em postura, com os pés fixados pelo cinto já descrito, com uma pequena almofada cilíndrica entre as escápulas.

— O terapeuta fica do lado oposto ao músculo a ser tratado. Sua mão cefálica vai ao ombro em questão, a eminência tenar no sulco delto-peitoral, os dedos no ombro em si. A mão caudal realiza uma contra-força sobre o gradeado costal, sob o mamilo (Fig. 179).

— A tensão é obtida com uma tração lenta, regular e progressiva da mão cefálica que desenrola o ombro. Tensão mantida e controlada durante três expirações inibidoras do paciente e depois lentamente ralaxada.

Pompage do peitoral maior — Como o peitoral maior puxa o úmero para frente, para dentro e em rotação interna, seu encurtamento participa amplamente do enrolamento do ombro. Músculo potente, costuma ser muito curto nas crianças, e o crescimento ocorre sobre este encurtamento.

— O paciente fica em postura. Leva seu braço em abdução até o tensionamento do peitoral maior e do grande dorsal, cerca de 90°. Sua mão repousa no ombro cefálico do terapeuta.

— O terapeuta fica sentado do lado a ser tratado. Sua mão cefálica prende o braço do paciente segurando na região anterior do cotovelo. A outra mão bloqueia, sob a axila, o ângulo inferior da escápula, para evitar que bascule externamente (Fig. 180).

— A tensão é obtida com uma inclinação cefálica

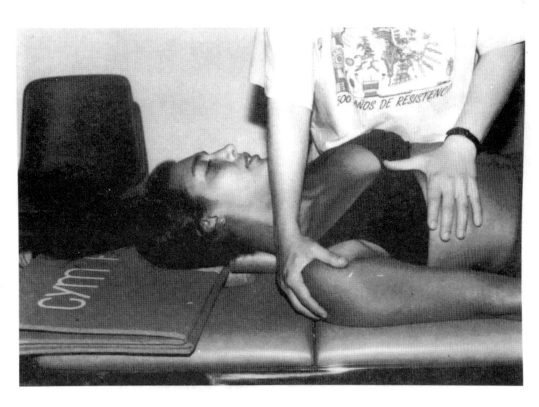

Fig. 179

dos ombros de terapeuta, que leva o braço do paciente para uma abdução. Deve-se tomar muito cuidado para evitar a rotação interna do braço, o que anularia a tensão. Esta é mantida e controlada durante três expirações *inibidoras* do paciente e depois lentamente relaxada.

Pompage do serrátil anterior — O paciente fica em postura, o braço numa antepulsão de 150°, o que faz o ângulo inferior da escápula se salientar.

— O terapeuta fica sentado deste lado. Sua mão cefálica fixa a antepulsão do braço, sua mão caudal se apóia no ângulo inferior saliente da escápula (Fig. 181).

— A tensão é obtida com uma tração lenta, regular e progressiva da mão caudal sobre o ângulo inferior da escápula. Ela deve ser mantida e controlada durante três expirações inibidoras do paciente e depois lentamente ralaxada.

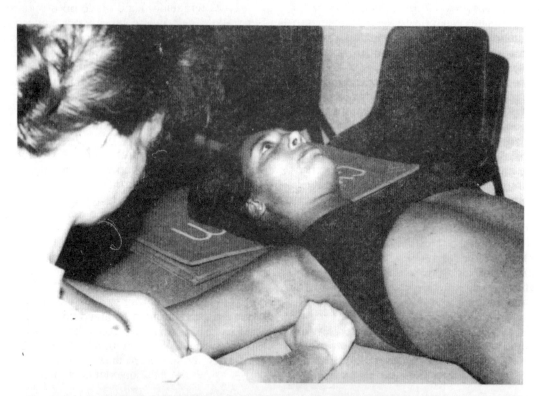

Fig. 180

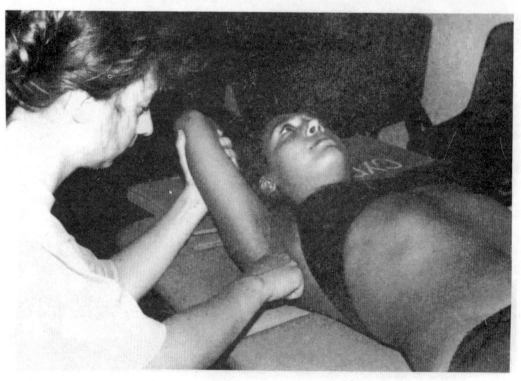

Fig. 181

TRABALHO EM POSTURA

A aquisição da postura foi uma parte indispensável do tratamento, e teve que preceder tudo mais. Pode ter durado mais ou menos tempo, mas foi a única coisa que permitiu iniciar a correção das deformidades, que é o objetivo final do tratamento. Essa postura permite evitar compensações para baixo, em um processo descendente, para cima, em um processo ascendente. Nas deformidades do tronco, ela deve ser obtida dos dois lados. O trabalho em postura incide essencialmente nas deformidades constatadas no exame, deformidades que poderão ser flexíveis ou apresentar certo grau de fixação. Já falamos sobre a impossibilidade de correção das deformidades estruturais ou fixadas.

Embora as coisas não sejam assim tão compartimentadas, para a clareza de nosso estudo, vamos estudar esse trabalho em postura em três partes: problemas cérvico-escapulares, problemas do tronco, problemas do membro inferior.

Para esse trabalho em postura, utilizamos a posição em decúbito, membros inferiores alongados em flexão de 90°, pés em talo. Como dissemos, os mezieristas preconizavam duas outras posturas: sentada e em pé. No capítulo sobre as bases fisiológicas também já dissemos nossa opinião a respeito. Em posição sentada, com a verticalidade do tronco, as compensações estáticas se instalam. Os membros inferiores alongados a 90° causam retroversão pélvica. A coluna deixa de estar em equilíbrio fisiológico. Por outro lado, o tensionamento vertical, ou seja, o auto-endireitamento, se faz mais por compensações do que por endireitamentos. Quanto à posição em pé, uma flexão de 90° sobre os membros inferiores só é possível com um apoio cefálico ou uma fixação posterior da cintura pélvica. Isso torna a tensão da cadeia posterior totalmente ilusória. A não ser para exercícios de flexibilidade, utilizamos essa duas posturas só raramente, e em casos bem precisos.

O trabalho em postura deve ser feito em uma posição rigorosa, controlada pelo paciente. Assim que este controle não for mais possível, o trabalho de aquisição deve recomeçar por algum tempo. Com a reeducação respiratória, falamos um pouco sobre as "expirações conduzidas" da cabeça aos pés. São usuais em certas técnicas de *hata-yoga*. São as mais relaxantes. É claro, elas requerem um treino progressivo.

Trabalho sobre a região cérvico-escapular

A. — Sabemos que é praticamente impossível desequilíbrios estáticos na cervical inferior. Já vimos as razões disso no capítulo sobre fisiologia. No mesmo capítulo, também vimos que todas as retrações musculares da tonicidade cervical acabam por localizar-se na cintura escapular. Podemos assim dizer, sem temor, que todos os problemas descendentes da cintura escapular decorrem da retração da musculatura tônica cervical. Nesta parte do trabalho em postura, sempre confiamos na técnica das *pompages*.

Pompage do trapézio superior — o trapézio superior e elevador da escápula são responsáveis pela elevação do ombro. O trapézio, sozinho, também provoca uma báscula da escápula para fora (divergência); o elevador, sozinho, faz uma báscula para dentro (convergência).

— O paciente fica em postura, pés fixados pelo cinto.

— O terapeuta fica sentado à cabeceira do paciente. A mão homolateral ao trapézio a ser tratado prende a base do crânio, preensão esta que utilizaremos em todas as *pompages* cervicais. A base do crânio fica na palma de sua mão, de tal forma que o conjunto polegar-indicador afastado se acomoda ao longo da linha curva occipital superior. O polegar se apóia em uma mastóide, o indicador ou o médio na outra (Fig. 182). Os dois antebraços se cruzam e a outra mão vem se apoiar no ombro do lado a ser tratado (Fig. 183).

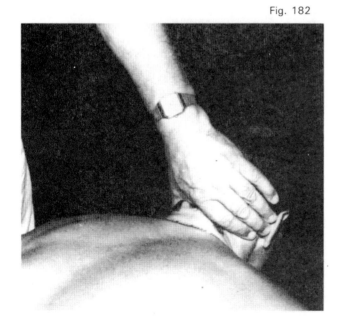

Fig. 182

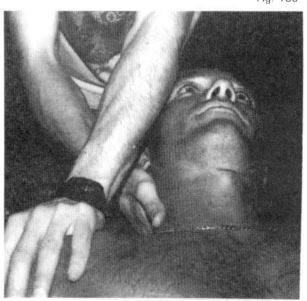

Fig. 183

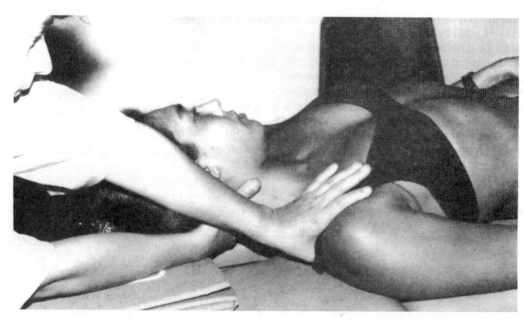

Fig. 184

— A tensão é obtida com o afastamento das duas mãos. Ela é mantida e controlada durante três expirações inibidoras do paciente e lentamente relaxada.

Pompage do elevador — As posições são exatamente as mesmas que na *pompage* precedente. Só que a mão no ombro deve cavalgá-lo, de forma que o polegar posterior apóie a região interna da espinha da escápula (Fig. 184).

Pompage do trapézio médio — Essa *pompage* é particular. Ela é muito potente, e o terapeuta deve ter cuidado para não ser brutal. Ele deixa as mãos livres para um tensionamento do trapézio superior que, assim, serve de ponto de apoio.

— O paciente fica em postura, pés fixados pelo cinto, ombro e membro superior para fora da mesa.

— O terapeuta se coloca face ao paciente, na altura do ombro. Ele passa o braço do paciente entre suas duas coxas mantidas juntas, uma contra a outra, de tal forma que sua coxa interna se aloja perfeitamente sob a axila, e a coxa externa se apóia no braço acima do cotovelo (Fig. 185). Com as duas mãos, ele leva a cabeça para uma látero-flexão do outro lado para tensionar o trapézio superior.

— A tensão é obtida com um leve giro da bacia para fora. É mantida e controlada durante três expirações inibidoras do paciente, e depois lentamente relaxada.

Pompage dos escalenos — Os músculos escalenos são, provavelmente, os mais freqüentemente retraídos da região cervical. Quase se pode dizer que todas as pessoas dos países ditos "civilizados" são atingidas por essa retração. Ela é responsável, já o vimos com o exame, por uma elevação anormal do esterno, que leva o tórax a uma posição de "inspir" e reduz a amplitude inspiratória à respiração costal inferior apenas. Nada impede também de pensar que a assimetria dessa retração,

freqüente nas crianças, pode ser o ponto de partida de um desequilíbrio toráxico ou de uma escoliose descendente. São músculos que devemos tratar em praticamente todos os pacientes, seja através da aquisição da postura, seja através do trabalho em postura.

— O paciente é colocado em postura, pés fixados pelo cinto.

— O terapeuta senta-se à cabeceira. Com a mão oposta ao escaleno a ser tratado, ele prende o occipital como descrevemos para o trapézio superior. O polegar da outra mão apóia a face superior da primeira costela.

Fig. 185

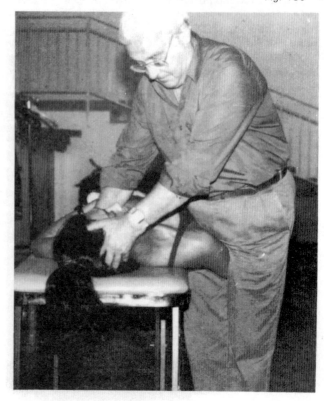

De início, a dificuldade é encontrar esta costela. Cabe lembrar que ela está dentro do pescoço, à frente e sempre mais alta do que se pensa. O polegar, dirigido para frente, afunda no pescoço, na região do ângulo do trapézio superior, sob o esterno-cleido-occipito-mastóideo. Entra em contato com as massas articulares da coluna cervical, depois desliza para baixo, mantendo esse contato até encontrar uma superfície plana, que é a face superior da primeira costela (Fig. 186).

— O tensionamento é obtido com uma tração lenta, regular e progressiva sobre o occipital e um leve empurrar do polegar na primeira costela. Essa tensão é mantida e controlada durante três expirações inibidoras do paciente, depois lentamente ralaxada.

***Pompage* dos esterno-cleido-occipito-mastóideos**
— Como vimos, os E.C.O.M. ocupam um lugar à parte em nossa fisiologia. Músculo dinâmico, ele nunca se retrai. Em contrapartida, às vezes lesado no parto, pode sofrer um encurtamento progressivo durante o crescimento. Por outro lado, ele é facilmente sujeito a contraturas dolorosas. Na criança, ele pode ser o ponto de partida de uma escoliose descendente (Fig. 89). Suas *pompages* devem ser acompanhadas por manobras diárias de alongamento manual. Nesta *pompage* é impossível utilizar expirações inibidoras.

— O paciente fica em postura, com os pés fixados pelo cinto, a cabeça em rotação para o lado oposto ao E.C.O.M. a ser tratado, o que coloca o músculo no eixo do esterno.

— O terapeuta senta-se à cabeceira. A mão do lado do músculo a ser tratado prende a base do crânio, a outra mão se apóia no esterno (Fig. 187).

— A tensão é obtida com uma pressão para baixo da mão esternal, que acompanha uma expiração do paciente. Para o retorno lento, respeitando o ritmo da *pompage*, o terapeuta não mais se ocupa da respiração até uma nova expiração.

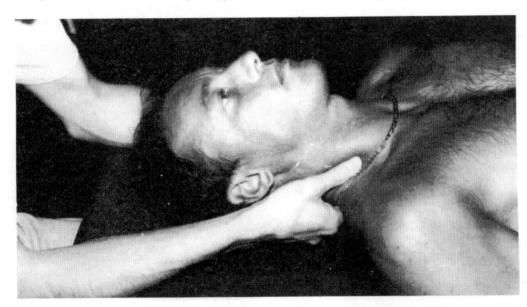

Fig. 186

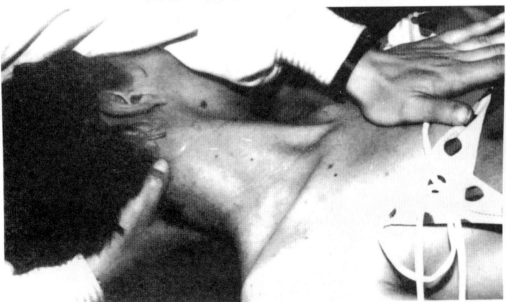

Fig. 187

Quando discutimos o exame, falamos sobre o risco de uma escoliose descendente consecutiva a uma posição inadequada do occipital sobre o atlas. Nossa experiência nos leva a crer que, nesse caso, é uma lesão que os osteopatas chamam "anterior unilateral direita", ou seja, um deslizamento permanente do côndilo occipital direito para frente. Essa lesão leva o occipital e toda a cabeça para a esquerda e a uma inclinação lateral para a direita. É lógico pensar que ela é compensada na dorsal por uma rotação para a direita e por uma inclinação lateral para a esquerda. Infelizmente, esta lesão, que encontramos com grande freqüência em portadores de escoliose, ou é obstétrica ou da primeira infância. Nesse caso, tornou-se rapidamente estrutural e impossível de ser corrigida por meios osteopáticos. No entanto, obtivemos alguns resultados por meio de *pompages* dessa região suboccipital.

Pompage **C0-C1** — O paciente fica em postura, os pés fixados pelo cinto.

— O terapeuta senta-se à cabeceira, polegares afundados delicadamente de cada lado nos triângulos digástricos. Por intermédio das partes moles, ele fixa dessa forma as massas laterais do atlas. Seus dois indicadores se apóiam na parte horizontal da curva occipital (Fig. 188).

— O tensionamento é obtido pelos dois polegares e pelos dois indicadores, separando, ao se cruzarem, o occipital do atlas. Esse tensionamento é mantido e controlado durante três expirações inibidoras do paciente, depois é lentamente relaxado.

Pompage **C0-C2** — O paciente fica em postura, os pés fixos pelo cinto.

— O terapeuta senta-se à cabeceira, com as duas mãos sob a base do crânio, os dedos perpendiculares à coluna cervical. Desliza os dois indicadores pelo espaço entre o occipital e a espinhosa de C2, empurrando esta última para baixo. Seguindo a porção horizontal da curva occipital, ele afunda os dedos médios o mais próximo do centro, para que se apóiem na curva occipital (Fig. 189).

— O tensionamento é obtido pelo afastamento dos indicadores e médios. Ele é mantido e controlado durante três expirações inibidoras do paciente, depois é lentamene relaxado.

Pompage **do occipital** — Essa *pompage* particular, derivada de uma manobra de normalização articular, é feita no sentido da extensão occipital, ou seja, no sentido do deslizamento posterior dos côndilos.

— O paciente fica em postura, os pés fixados pelo cinto.

— O terapeuta senta-se à cabeceira. Uma de suas mãos prende o occipital. A outra se apóia, aberta, sobre o rosto do paciente, o maciço das eminências apoiados na testa, o indicador e o médio apoiados de cada lado do nariz, sobre os sinus maxilares (Fig. 190).

— O tensionamento é obtido por um apoio lento, regular e progressivo sobre a testa e o sinus do paciente, sincronizado com uma tração sobre o occipital. Esse tensionamento é mantido e controlado durante três expirações inibidoras do paciente, e depois é lentamente relaxado.

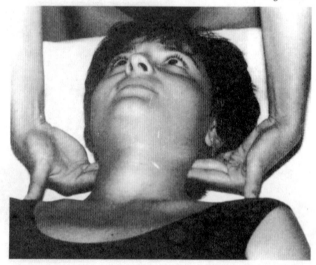

Fig. 188

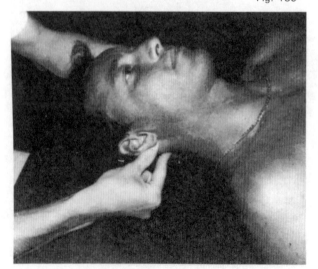

Fig. 189

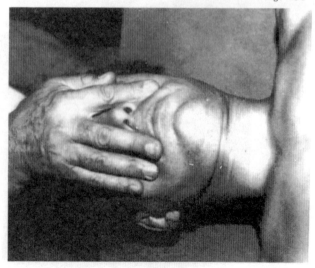

Fig. 190

B. — Os enrolamentos do ombro são as únicas deformidades puramente estáticas que podemos citar. Vimos que elas são devidas ao encurtamento dos peitorais. São freqüentes nas crianças e adolescentes, sendo boas as chances de corrigi-las então. À medida que os anos passam, eles se fixam e permanecem, mesmo se os encurtamentos musculares desaparecerem. Essas deformidades, em especial o enrolamento lateral, são sempre acompanhadas de uma posição mais ou menos importante do ombro em rotação interna. Pensamos que esta posição é, antes de mais nada, cápsulo-ligamentar.

Além das *pompages* dos peitorais, que já descrevemos, o trabalho em postura utiliza, antes de mais nada, a rotação externa dos ombros.

I. — O paciente fica em postura, pés fixados pelo cinto. Braços separados, em rotação externa, e os cotovelos fletidos. Uma almofada plana, de 2 a 3 cm, é colocada sob a curva occipital, para colocar a coluna cervical no vazio, e o paciente mantém a extensão sem forçar.

— O terapeuta senta-se à cabeceira. Com uma pressão lenta, regular e progressiva para baixo, sobre as mãos do paciente, ele exagera a rotação externa dos ombros (Fig. 191).

Essa pressão cessa assim que aparece uma tendência à lordose lombar ou cervical. Ela é mantida por três expirações inibidoras do paciente, depois é lentamente relaxada. A manobra é repetida três vezes.

II. — O paciente fica em postura, com os pés fixados pelo cinto. Seus dois membros superiores sobre a mesa, levemente abduzidos. As palmas viradas para cima.

— O terapeuta senta-se à cabeceira do paciente. Ele prende o occipital da forma já vista e mantém a extensão cervical (Fig. 192).

— O paciente força ambas as mãos em supinação, depois, conservando essa supinação, força os ombros para a rotação externa. Mantendo esse movimento forçado durante três expirações inibidoras, relaxa lentamente em seguida. A manobra é repetida três vezes.

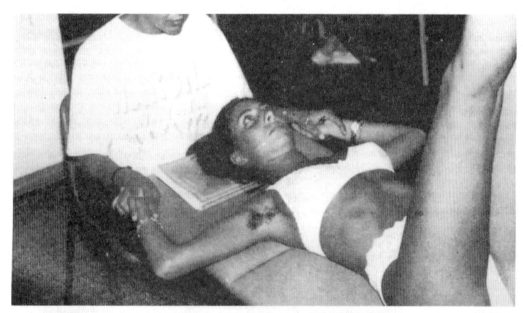

Fig. 191

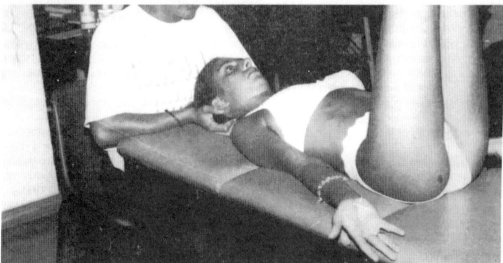

Fig. 192

Trabalho sobre o tronco

O tronco é a região das grandes deformidades: lordose, cifose, escoliose. Apesar de ser a região das compensações estáticas, é também a região das fixações, particularmente da coluna dorsal, que é um segmento de pouco movimento. Como já dissemos várias vezes, mas nunca repetiremos o bastante, temos uma ação eficaz apenas sobre deformidades leves e não fixadas, aquelas que aparecem em pé e desaparecem na posição em decúbito, aquelas que podemos ter a esperança de corrigir por completo. Nessa região, o trabalho tem, antes de mais nada, um papel preventivo: prevenção das deformidades previsíveis, prevenção da fixação das deformidades já ligeiramente aparentes.

Como fizemos em tudo que precede, utilizamos aqui a técnica tensão-relaxamento. Estabelecemos a tensão com posições no sentido da correção da deformidade; o relaxamento, com expirações inibidoras.

O movimento ativo em nada contribui para a reeducação estática. Ele é a razão do insucesso das ginásticas ditas corretivas. A elevação de um braço corrige uma concavidade deste lado... se esta concavidade for flexível. Se for um pouco fixa, essa elevação apenas cria uma concavidade oposta em um outro nível. De qualquer forma, a correção assim obtida é devida aos látero-flexores dinâmicos, do lado oposto, que nada acrescentam à manutenção estática. **O movimento ativo não tem interesse algum em reeducação estática**. Nós só o utilizamos indiretamente, para trazer um segmento para a posição de correção e, assim, criar uma tensão na região da deformidade.

O mesmo ocorre com relação às contrações excêntricas, às vezes preconizadas para o alongamento das retrações e dos encurtamentos. É desconhecer a fisiologia da fibra muscular. O encurtamento é uma falta de sarcômeros, a contração excêntrica não é capaz de produzi-los. Quanto às retrações, já vimos que elas só podiam ser vencidas por meio de um deslizamento para fora das miofibrilas de actina. *Isso só é possível por meio de um tensionamento passivo*. É a "visco-elasticidade" do músculo, que só pode intervir em um músculo em repouso. A contração excêntrica, como todas as contrações, é devida ao encurtamento dos sarcômeros. Como em todas as contrações, a fibra segue a lei do "tudo ou nada". Cada sarcômero se contrai ao máximo e relaxa da mesma forma. O alongamento controlador da contração excêntrica é devido à descontração sucessiva e progressiva dos sarcômeros e, sobretudo, das fibras musculares após o tensionamento da elasticidade conjuntiva.

Trabalho sobre a região dorsal

Nesta região, utilizamos duas possibilidades para colocar as deformidades sob tensão: a alavanca cervical e a rotação dos membros superiores.

I. — É fácil compreender a alavanca cervical. Sabemos que a coluna cervical inferior só pode fazer, lateralmente, um único movimento: uma látero-flexão-rotação para o mesmo lado. Como é impossível levar a cabeça em látero-flexão para um lado e em rotação para o outro, eu bloqueio o conjunto cervical, e meu movimento de rotação ocorrerá no âmbito dorsal. Da mesma forma, se levo minha coluna cervical para uma rotação de um lado e depois para uma látero-flexão do lado oposto, essa látero-flexão ocorrerá na coluna dorsal. Tomemos um exemplo usado com freqüência. Quero corrigir uma rotação dorsal direita com uma rotação esquerda desse segmento. Levo a cabeça para uma látero-flexão direita, depois para uma circundução para a esquerda, que acarretará uma rotação dorsal esquerda. Em seguida, quero corrigir a concavidade esquerda. Levo a cabeça a uma rotação esquerda, depois a uma látero-flexão direita, que levará a coluna dorsal para uma concavidade deste lado.

II. — Pessoalmente utilizamos sobretudo as rotações do membro superior.

A rotação externa-supinação forçada dos dois membros superiores achata os ombros na mesa e endireita a coluna dorsal. Se os dois membros superiores forem mantidos contra o corpo, essa dupla rotação provocará pouca flexão das colunas dorsal e lombar (lordose de compensação). Estando essas duas últimas protegidas pela postura, utilizamos essa dupla rotação externa-supinação na correção de uma cifose dorsal.

A rotação interna-pronação forçada enrola os ombros para a frente, o que tensiona o rombóide e os trapézios médio e inferior. Essa tensão bloqueia em grande parte as possibilidades de deslizamento da escápula pelo tórax, e, particularmente, os movimentos de báscula externa na abdução do braço. A rotação interna-pronação dos dois membros superiores leva a coluna dorsal a uma cifose, mas exagera a lordose cervical. Unilateralmente, a rotação interna-pronação leva a coluna dorsal a uma rotação do lado oposto, uma ligeira abdução do braço nessa posição provoca uma concavidade dorsal do lado oposto.

Temos, nesses dois movimentos de rotação escápulo-umeral todas as possibilidades de provocar uma tensão corretiva no âmbito da deformidade. É um recurso simples e fácil de realizar.

Trabalho de correção de uma cifose dorsal — É um trabalho que em geral se impõe em adultos portadores de afecções reumáticas, mas, sobretudo, deveria ser sistemático em crianças que apresentam os primeiros sinais da moléstia de Scheuerman. Para nós, ele começa com uma *pompage* da coluna dorsal superior, quase sempre rígida.

— O paciente fica em postura, pés fixados pelo cinto.

— O terapeuta senta-se à cabeceira do paciente. Uma das mãos prende o occipital pela linha curva superior, a outra mão prende o queixo e bascula a cabeça em póstero-flexão. A alavanca cervical é assim obtida por imbricação das vértebras (Fig. 193).

— O tensionamento da coluna dorsal superior é obtido por uma tração coordenada sobre o occipital e o queixo. Ele é mantido durante três expirações inibidoras, e depois lentamente relaxado.

O trabalho de correção segue essa *pompage*.

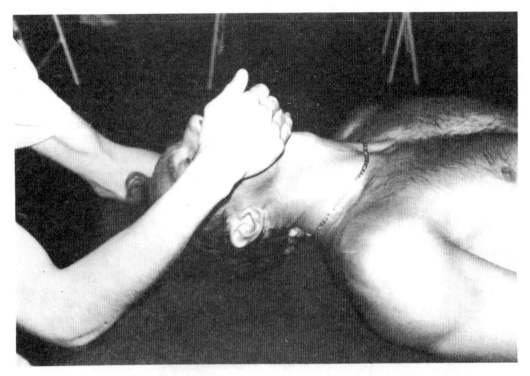

Fig. 193

I. — O paciente fica em postura, com o cinto fixando seus pés. A coluna cervical é colocada no vazio por meio de uma pequena almofada plana sob o occipital. Os dois membros superiores ficam alongados junto ao corpo.

— O terapeuta fica à cabeceira do paciente e vigiando o aparecimento de uma eventual lordose cervical de compensação. Ele dirige verbalmente as expirações inibidoras.

— O paciente leva os membros superiores a uma rotação externa-supinação forçadas, depois separa-os um pouco mais do corpo por uma abdução de 25 a 30° (Fig. 194). Nessa posição, obtida sob a direção do terapeuta, ele realiza três expirações inibidoras, depois relaxa. O mesmo exercício é recomendado de 4 a 5 vezes, de acordo com o treino do paciente.

Trabalho sobre a cifose cervical — A cifose cervical é uma deformidade particular. Ela é devida a um traumatismo que o mundo moderno tornou muito freqüente: o "chicote". Comumente, decorre de um acidente de automóvel, quando a parada súbita do veículo e a força de inércia que isso provoca fazem bascular

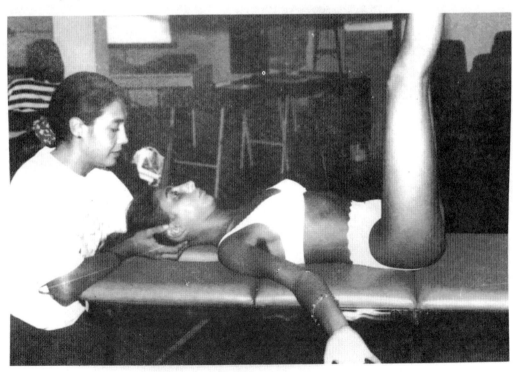

Fig. 194

uma vértebra cervical para frente, em desabitação. Essa lesão anterior geralmente se localiza em C4 ou C5. O tratamento clássico é a colocação de um colar plástico de imobilização, que não corrige a lesão, mas, pelo contrário, contribui para fixá-la.

Por outro lado, a imobilidade que ele deve permitir é teórica. A maioria dos pacientes conserva assim essa anterioridade, que coloca a coluna cervical em extensão. Ela logo resulta em uma artrose da vértebra de baixo.

A correção lógica é imbricar a vértebra desabitada. Infelizmente, embora isso seja muito fácil nos dias subseqüentes ao traumatismo, logo se torna impossível. Em postura, a correção é tentada por uma lordose cervical.

— O paciente fica em postura, pés fixados por um cinto. Os dois membros superiores abduzidos de 45 a 50°, palmas para cima.

— O terapeuta fica à cabeceira do cliente. Ele coloca seus dois indicadores transversalmente, um sobre o outro, sob a apófise transversa de C5 ou C6 (Fig. 195).

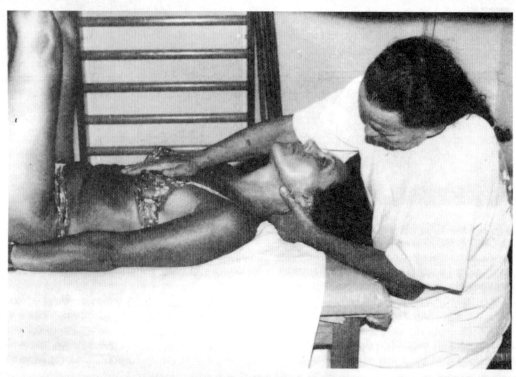

Fig. 195

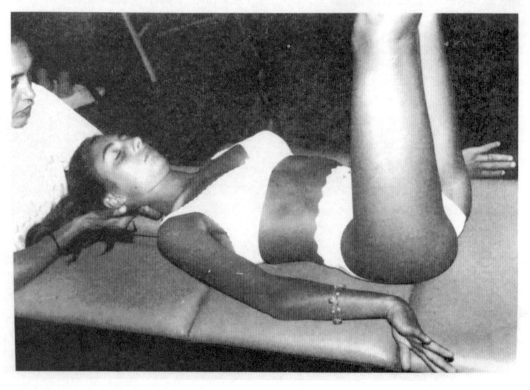

Fig. 196

— O paciente faz uma rotação externa-supinação forçada dos dois membros superiores, exagerando a lordose cervical, enquanto o terapeuta ergue ligeiramente a coluna cervical com seus dois indicadores. Esta posição é mantida durante três expirações inibidoras do paciente, descendo o esterno, e isso exagera ainda mais a lordose cervical. Em seguida, ela é relaxada lentamente. Esta manobra é repetida 4 ou 5 vezes.

Trabalho sobre a lordose cérvico-dorsal — Esta deformidade é quase fisiológica na mulher, e costuma ser dolorosa na região da "dobradiça" cérvico-dorsal (D1). Os dois semi-espinhais da cabeça são os responsáveis por essa dupla deformidade.

— O paciente fica em postura, com os pés fixados pelo cinto. Os dois membros superiores ficam alongados junto ao corpo.

— O terapeuta fica à cabeceira do paciente. Com uma das mãos, ele prende o occipital na região da linha curva superior. O indicador da outra mão vem se apoiar com seu bordo radial contra a espinhosa de D1 (Fig. 196).

— O paciente faz uma rotação interna-pronação dos dois membros superiores, que leva a coluna dorsal para uma cifose, corrigindo assim a lordose dorsal alta de compensação. Com um afastamento lento, regular e progressivo das duas mãos, o terapeuta alonga a coluna cervical em extensão. Esse tensionamento é mantido e controlado durante três expirações inibidoras do paciente, depois é lentamente relaxado. A manobra é repetida 3 a 5 vezes.

Trabalho sobre a escoliose dorsal — Chegamos agora ao grave problema da escoliose. As manobras que descreveremos são essencialmente concernentes às escolioses do primeiro grau. Nas escolioses do primeiro grau, que chamamos de benigna, a rotação vertebral é pequena, geralmente invisível na radiografia em posição ortostática. Nesse caso, o trabalho sobre a rotação é sobretudo preventivo. O mais importante é trabalhar a concavidade. Nas escolioses do primeiro grau graves, porque evolutivas, o trabalho sobre a rotação será capital e o trabalho sobre a concavidade preventivo. Há duas possibilidades de criar um tensionamento corretivo: a alavanca cervical e as rotações dos membros superiores.

A—1. — O paciente fica em postura, com os pés fixados pelo cinto. Os braços alongados ao lado do corpo, as palmas das mãos viradas para cima.

— O terapeuta senta-se à cabeceira. Com a mão oposta à rotação da escoliose, leva a cabeça do paciente para uma látero-flexão do lado dessa rotação, depois, estabelece uma tensão corretiva com uma circundução do lado oposto, que leva a coluna dorsal. A outra mão é colocada sobre o tórax, do lado da rotação escoliótica, para guiar deste lado as três expirações inibidoras (Fig. 197). A manobra é reiniciada três vezes.

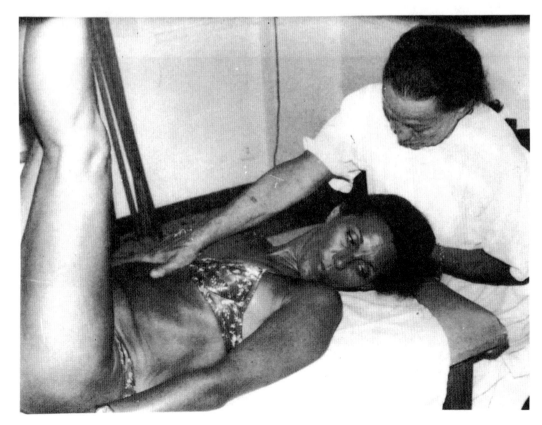

Fig. 197

2. — Paciente na mesma posição
— O terapeuta, com a mão oposta à concavidade da escoliose, leva a cabeça para uma rotação do lado dessa concavidade, depois em látero-flexão do lado oposto, o que leva a coluna dorsal para uma concavidade corretiva. A outra mão é colocada sobre o tórax do lado da concavidade escoliótica. Ele orienta as três expirações inibidoras do paciente, deste lado (Fig. 198). A manobra é repetida 3 a 5 vezes.

B—1. — O paciente fica em postura, com os pés fixados pelo cinto. Os braços ficam alongados ao lado do corpo. A coluna cervical é colocada no vazio por meio de uma pequena almofada sob o occipital.
— O terapeuta fica sentado à cabeceira do paciente. Com a mão oposta à rotação da escoliose, ele controla a extensão da coluna cervical. A outra mão vai se apoiar no tórax, do lado da rotação da escoliose, para dirigir as expirações do paciente deste lado (Fig. 199).

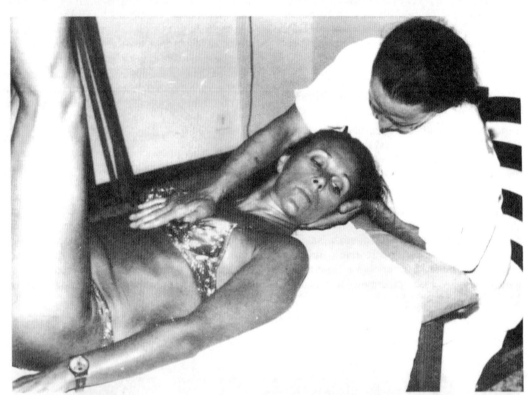

Fig. 198

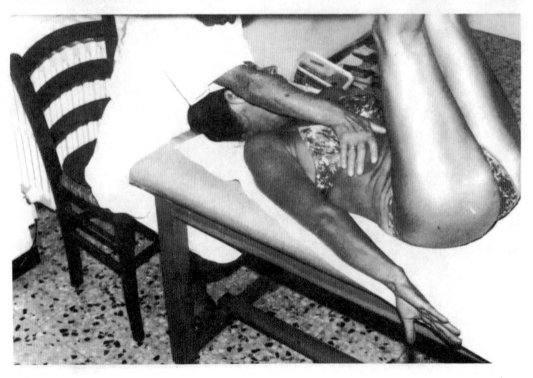

Fig. 199

— O paciente instala a tensão corretiva com uma rotação interna - pronação forçada do membro superior do lado da rotação da escoliose. Faz três expirações inibidoras dirigidas pela mão do terapeuta, depois relaxa lentamente. A manobra é repetida 3 a 5 vezes.

2. — O paciente permanece na mesma posição.
— Com a mão oposta à concavidade da escoliose, o terapeuta controla a extensão da coluna cervical. A outra mão se apóia no tórax do paciente, do lado da concavidade da escoliose (Fig. 200).
— Com uma rotação interna-pronação forçada, e depois com uma pequena abdução do braço do lado da concavidade da escoliose, o paciente leva a coluna dorsal para uma concavidade oposta. Sob este tensionamento, executa três expirações inibidoras dirigidas pela mão do terapeuta sobre a concavidade da escoliose, depois relaxa lentamente. A manobra é repetida 3 a 5 vezes.

Trabalho sobre a região lombar

Trabalho sobre a lordose — A lordose lombar não é objeto de um trabalho particular em postura. Em princípio, o problema foi resolvido durante a aquisição da postura. De duas uma:
— A lordose é uma compensação de uma cifose dorsal, e é a cifose dorsal que deve ser tratada, sendo que essa lordose de compensação jamais se fixa.
— A lordose é da coluna lombar e se deve a uma anomalia transicional: espondilolistese, sacralização, modificação da orientação das facetas articulares vertebrais etc. Neste caso, ela é irreversível.
A lordose resulta de uma retração muscular, coisa rara, a nosso ver, senão impossível. Se este for o caso, a aquisição da postura faz essa lordose desaparecer.

A lordose pertence a um processo ascendente e a anteversão pélvica é primária. Não há lordose, é um problema de membro inferior.

Trabalho sobre a escoliose — A escoliose lombar não é totalmente comparável à escoliose dorsal. No estágio em que podemos pretender o tratamento curativo da escoliose, ela nunca está fixada, mesmo tratando-se de uma escoliose ascendente. De fato, a região lombar é uma região de grande mobilidade, portanto, de compensações; o verdadeiro problema da escoliose lombar está acima ou abaixo. Por outro lado, a deformidade dorsal se instala vértebra por vértebra e é diferente em cada uma delas. Vários músculos transversos espinhais estão envolvidos nessa fixação, que é rápida e rigorosa quando sobrevém num segmento de pouca amplitude. No âmbito lombar, a deformidade é global. A rotação de cada vértebra é ínfima. A rotação escoliótica é a de todo o segmento entre a articulação D11/D12 e os membros inferiores. **Com a diferença de alguns graus, a cintura pélvica sempre participa dessa rotação,** quer a causa seja o giro pélvico em um processo ascendente, quer seja a compensação, em um processo descendente. *As duas deformidades são inseparáveis.* A concavidade escoliótica é também uma deformidade global. Todas as vértebras participam quase igualmente da látero-flexão. Além disso, a fixação dessas duas deformidades, quando houver fixação, é devida a um músculo ligado a todo o segmento: a porção tônica do psoas.

O único problema verdadeiramente lombar é causado pelo psoas. Este ocupa um lugar particular em nossos problemas. *Ele é, muito freqüentemente, o responsável pela lordose lombar, seja seu encurtamento a causa ou a conseqüência dessa lordose.* Para que as coisas

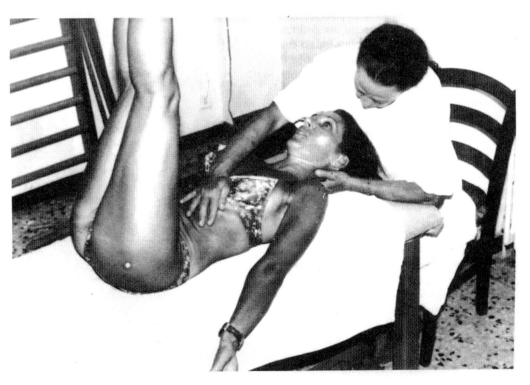

Fig. 200

fiquem bem compreendidas devemos, uma vez mais, voltar à anatomia e à fisiologia.

Em anatomia, aquilo que chamam de psoas é a reunião de três músculos diferentes, cada qual com uma anatomia e uma função diferente.

1º) A porção considerada "principal" é constituída de longas fibras musculares inseridas acima, na lateral dos corpos das cinco vértebras lombares. Em baixo, elas se reagrupam em torno de um tendão que se insere no trocânter menor (Fig. 59). *É a porção dinâmica do músculo*. Sua função é a flexão da coxa sobre a bacia, mas esta flexão é muito particular. Em posição neutra de função, ou seja, o fêmur no prolongamento do tronco, o psoas é, no plano sagital (o da flexão), paralelo aos dois segmentos. Nesta posição não há nenhuma alavanca de flexão. Esta é iniciada pelos adutores da coxa e pelo ilíaco que, em cima, tem uma inserção mais anterior. A ação do psoas na flexão só começa a cerca de 20/25º. Toda a mecânica dessa flexão coloca em jogo o "segmento fêmur-tronco". A flexão coxo-femural iniciada pelo ilíaco tensiona os músculos posteriores da coxa, tensão esta que causa uma retroversão da cintura pélvica, à medida que a flexão progride. Essa retroversão leva a coluna lombar para uma extensão, abrindo a lordose fisiológica. Desta forma, as inserções superiores do psoas contam com um ponto fixo. *Esse movimento global é uma sinergia segmentar indissociável, que usaremos em nossas posturas.*

2º) A porção chamada de "transversa" se localiza no interior da porção precedente. É constituída por um tendão longo que, partindo do trocânter menor, sobe até a primeira lombar. Ao longo de todo este tendão, vêm se fixar curtas fibras musculares originárias das apófises tranversas (Fig. 201). *É a porção tônica do psoas*. Sua função é manter a lordose fisiológica. Fixando-se atrás, nas transversas, ou seja, no âmbito das articulações vertebrais, traciona-as para baixo em imbricação (flexão). *A retração dessa porção tônica é uma das causas da lordose patológica*. É também a porção que eventualmente fixa a lordose lombar. Unilateralmente, essa porção puxa as apófises articulares para uma látero-flexão e puxa a apófise transversa para frente, causando uma rotação da vértebra para o lado oposto. Por ser um músculo tônico, essa porção do psoas não provoca esse duplo movimento, mas a deformidade do segmento (em látero-flexão-rotação oposta), na medida em que o relaxamento acarreta sua retração, até seu encurtamento, que fixa a deformidade.

3º) O psoas menor é constituído por uma longa porção fibrosa que, partindo do ramo ílio-pubiano, sobe até o disco D12/L1, onde recebe três pequenos feixes musculares, um deles proveniente de D12, um outro do disco D12/L1, e um terceiro de L1 (Fig. 201). É a formação tônica que controla o desequilíbrio do tronco para trás. É sobre ela que os portadores de paralisia dos glúteos (miopatas) se apóiam para jogar o tronco para trás ao andar.

Paralelamente à sua função mecânica, o psoas é um músculo de drenagem. Sua porção conjuntiva, ou mais exatamente a linfa interticial de suas aponeuroses, drena as impurezas, as toxinas etc. do abdome e da cavidade pélvica. O estado inflamatório do psoas, "a psoite" é sempre mais agudo à noite, quando o músculo está inativo. Isso, naturalmente, leva a reações dolorosas e a contraturas, que facilmente se transformam em retrações.

A luta contra as retrações e encurtamentos do psoas é uma parte importante da reeducação estática. Independentemente do tratamento localizado, com massagens (*rolfing*), *pompages* etc., como para todos os outros músculos, vencer as retrações do psoas requer seu tensionamento. *Esse tensionamento suscita um problema particular*. Nossas três posturas, para chegarem a um tensionamento global, exigem a flexão das coxas sobre a bacia, única maneira de tensionar a cadeia retrátil posterior. Essa postura, longe de tensionar o psoas, relaxa-o, ao aproximar suas inserções.

Podemos dizer que não é possível tensionar o psoas bilateralmente. No entanto, é preciso compreender bem o tensionamento dos psoas. *Ele é flexor e, durante a flexão, rotador interno e ligeiramente adutor. A extensão-rotação-externa-abdução não o tensiona*. Ele só é funcional a partir de uma flexão de 25°. Antes disso, ele não tem nenhuma função motora e por isso a tensão inversa não tem nenhum efeito sobre ele. Além disso, na extensão coxo-femural, ele se dobra para trás sobre o ramo ílio-pubiano, sem ser alongado. *A única possibilidade de tensioná-lo é agir sobre a lordose fisiológica e sobre a coluna lombar*.

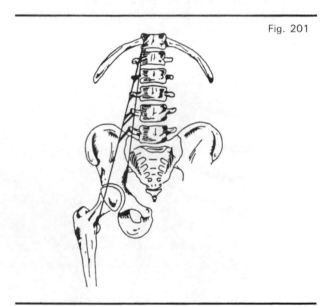

Fig. 201

A. — O trabalho do ou dos psoas começa com manobras de *rolfing*.

Como sua aponeurose é aderente à arcada crural, o psoas só pode ser palpado nessa região.

— O paciente fica em postura.

— O terapeuta fica em pé, ao lado do músculo a ser tratado. Partindo da espinha ilíaca ântero-superior, ele afunda seus dedos da mão cefálica sob o reto anterior, na direção do púbis (Fig. 202). Essa penetração se faz muito lentamente, à medida em que o paciente relaxa. Os dedos do terapeuta chegam, dessa forma, a uma superfície lisa e plana da face anterior do psoas. Uma pequena flexão voluntária da coxa contra uma leve resistência da mão caudal do terapeuta permite perceber a tensão do músculo sob os dedos da mão cefálica.

— Um psoas em retração ou ligeiramente inflamatório é tenso e, em geral, doloroso ou pelo menos sensível. É tratado com pequenas pressões aplicadas pelos dedos, que deslizam em movimentos ovais no sentido anti-horário (*rolfing*). Esse movimento bastante regular é prolongado até que o terapeuta sinta o músculo ceder sob seus dedos.

Em caso de anteversão-lordose, somamos a esta manobra de *rolfing*, para o psoas, uma outra, para os piriformes, tensionados pela anteversão pélvica.

O piriforme é um músculo profundo. Ele só pode ser palpado na região de seu tendão externo, na face posterior do trocânter maior.

— O paciente fica em postura, com pés fixados pelo cinto.

— O terapeuta se instala na altura da bacia. Com seus polegares, ele palpa em torno do trocânter maior até a região póstero-interna. A tensão e a sensibilidade do tendão são perceptíveis nesse ponto.

— Como no caso do psoas, os piramidais são tratados por pressões ovais dos dois polegares (Fig. 203).

Fig. 202

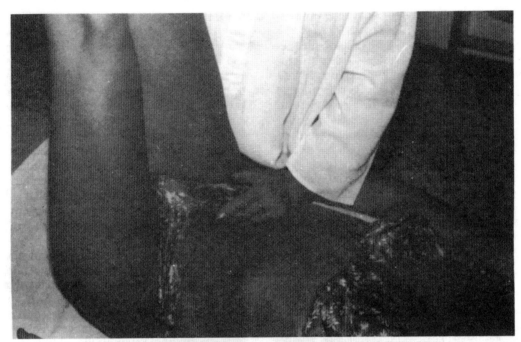

Fig. 203

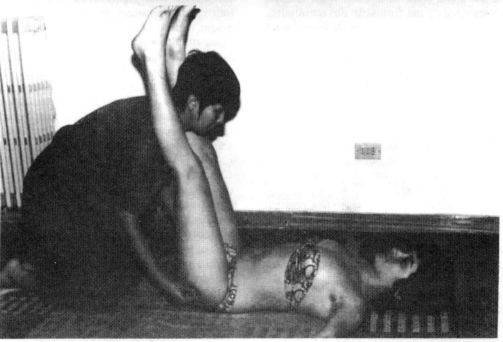

B. — No trabalho em postura, o ou os psoas tônicos só podem ser tensionados um de cada vez, por uma látero-flexão para o lado oposto. Em uma lordose, os dois lados serão tratados sucessivamente. Em uma escoliose, apenas o lado da concavidade. Por outro lado, para este trabalho sobre o psoas, a postura lombar não pode ser mantida. Seu objetivo era impedir compensações por desabitação de todas as vértebras, posição que impede qualquer outro movimento. Aqui queremos fazer uma látero-flexão para um lado, para obter um tensionamento convexo para o outro. Isso só é possível se a coluna lombar for móvel, ou seja, com as vértebras em *easy-flexion*.

— O paciente fica em decúbito dorsal, com uma almofada plana sob o occipital para colocar a coluna cervical no vazio. Ele mesmo cuida para conservar a extensão, com uma entrada do queixo.

— O terapeuta fica em pé aos pés do paciente. Segurando os dois tornozelos deste, ergue os membros inferiores em extensão, em uma flexão de 20 a 25° da coxo-femural. Empurra o pé do lado da concavidade que pretende provocar e puxa o outro, carregando junto a bacia em uma báscula frontal. Depois, com um movimento lateral para o lado oposto ao psoas a ser alongado, ele exagera essa bácula frontal, o que tensiona o psoas (Fig. 204). Acompanha essa manobra com pequenos movimentos vibratórios do membro inferior correspondente à convexidade. Uma vez tendo obtido essa posição, o paciente realiza três expirações inibidoras, orientadas para o lado tensionado, depois relaxa lentamente. A manobra é repetida de 3 a 5 vezes.

Trabalho sobre os membros inferiores

Discutiremos aqui o trabalho no âmbito dos joelhos. Por experiência, sabemos que a maioria dos desequilíbrios coxo-femurais são estruturais, por má formação dos colos femurais: coxa-vara, coxa-valga, ângulo de anteversão anormal ou má formação dos acetábulos.

Os mezieristas dão muita importância ao trabalho dos quadris, levando-os para uma rotação externa. Como Françoise Mézières, pretendem que a tendência humana geral é a rotação interna. Não há nada que permita confirmar isto. Todas as demonstrações que nos foram feitas mostravam patelas realmente giradas para dentro. Como o exame é feito com os pés juntos, essa rotação é normal e não é sinal de deformidade. Anatomicamente, o pé forma um ângulo de 15° para fora em relação à perna. Isso deve ser considerado em um exame estático. Uma posição com os pés juntos faz o quadril girar 15° para dentro.

Fisiologicamente, não podemos ver o que poderia explicar uma tendência à rotação interna do quadril. Em fisiologia, vimos a importância do equilíbrio dos rotadores da articulação coxo-femural na estabilidade pélvica dos apoios. É claro que há pacientes que apresentam uma rotação interna femural, com uma dupla rotação inevitavelmente compensada por uma anteversão pélvica e uma postura em lordose lombar. Mas isso não é uma generalização. Em 80% dos casos, essas rotações internas da coxo-femural compensam rotações tibiais externas. Enfim, discordamos totalmente de F. Mézières e seus adeptos, quando atribuem o joelho valgo e o joelho varo a essa rotação coxo-femural. **O equilíbrio estático segmentar é ascendente, as compensações estáticas são forçosamente ascendentes.** Apenas o pé escapa parcialmente a essa regra, porque está apoiado no chão e, no pé humano, falta uma articulação. *As rotações femurais são compensados na pelve, e não no joelho.* A rotação interna dos membros inferiores que acompanha o joelho-valgo e varo foi bem explicada por nosso professor, dr. Robert Ducroquet em seu livro *La marche et les boiteries*. Ela deriva da necessidade da pessoa de reduzir sua base de sustentação e assim evitar ou limitar as oscilações laterais dos ombros no andar. O joelho-varo é quase sempre congênito e devido a uma má formação tibial. O joelho valgo é, muito provavelmente, devido à falta de alongamento conjuntivo no crescimento do enorme ligamento lateral da coxa: o trato iliotibial.

Em reeducação estática, o joelho suscita realmente só um problema: o da *rotação externa da tíbia*, sobretudo, o da retração do sóleo. No estágio em que os encontramos, o joelho varo e valgo infelizmente já estão muito fixos. A experiência nos leva a crer que em geral são deformidades congênitas. Seu tratamento não é de nossa competência, mas da ortopedia. Lembremos que no joelho não há músculo da lateralidade. A ginástica do vasto interno é uma utopia; aliás, seu verdadeiro nome é vasto medial. Agir passivamente sobre a lateralidade de um joelho só leva a uma frouxidão patológica, causa de evolução.

O sóleo é a porção tônica do tríceps sural. Sua retração e seu encurtamento são freqüentes, para não dizer constantes no homem civilizado. Há várias razões para isso. É, antes de mais nada, um músculo hipersolicitado pelo permanente desequilíbrio anterior de nossa estática. Os calcanhares colocam as tibiotársicas em uma extensão que sempre faz o sóleo trabalhar em encurtamento. Enfim, as posições de repouso sempre fazem os antepés ficarem alongados, alongamento aumentado pelo peso das cobertas. Não esqueçamos que um músculo tônico puxa constantemente suas inserções.

O encurtamento retrátil do sóleo faz com que, em posição ortostática, ele se encontre hipertônico e tensionado. Assim, ele puxa suas inserções constantemente: calcâneo em baixo, tíbia em cima. As duas articulações envolvidas por essa tensão — subtalar posterior e o joelho — são ambas mal defendidas contra as tensões laterais. O sóleo é oblíquo de cima para baixo e de fora para dentro (Fig. 45). O calcâneo é orientado para frente e de dentro para fora. Por outro lado, a inserção superior ocorre na região externa da crista tibial posterior e na fíbula. Esta obliqüidade faz com que a tensão leve o retropé em ligeiro varo, *mas, sobretudo, a tíbia para uma rotação externa.* A hipertensão do sóleo será assim a causa de toda uma cadeia de deformidades estáticas encontradas com freqüência. Já a descrevemos no capítulo sobre fisiopatologia.

A rotação externa da tíbia é uma deformidade comum. Os rotadores internos tônicos são mal dispostos

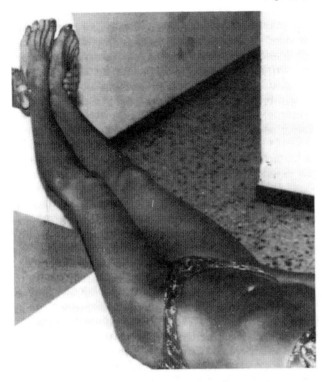
Fig. 204

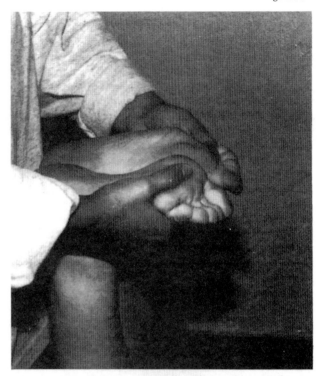
Fig. 205

no homem ereto, para equilibrar o sóleo. Em graus diversos, ela atinge mais de 50% das pessoas. Além das artroses de joelho, essa rotação é também causa das artroses posteriores da patela, tão bem descritas pelo dr. Trillat de Lyon. A patela tende ao deslizamento lateral externo, o tendão rotuliano e o tendão quadricipital fazem fisiologicamente um ângulo aberto para fora (Fig. 46). É fácil compreender que, como a rotação externa da tíbia sob o fêmur leva a tuberosidade quadricipital anterior para fora, ela aumenta ainda mais o fechamento desse ângulo. Em todas as tensões do quadríceps, em todos os movimentos de flexão do joelho, a faceta articular externa da patela atrita de forma intensa com a região externa da tróclea femural e com a porção externa da fossa intercondilar. É uma artrose de uso, que em geral encontramos em jovens esportistas.

Nos apoios, a rotação tibial externa é compensada por uma rotação interna do fêmur, de igual amplitude. No capítulo sobre fisiologia, vimos que essa rotação interna era compensada por um giro pélvico horizontal para o lado oposto. É impossível afirmar, mas, pessoalmente, vemos nessa compensação pélvica uma causa possível da escoliose ascendente. Por outro lado, também vimos que uma dupla rotação femural resultava em uma anteversão pélvica e numa lordose. A rotação tibial externa bilateral é algo muito freqüente.

Essa rotação tibial externa tem ainda uma incidência descendente particular. Ela é responsável pela maioria dos pés planos estáticos. Com a fisiologia, vimos que o amortecimento do peso do corpo e a adaptação do pé às desigualdades do solo eram controlados pela tonicidade do tibial posterior. Nesta fisiologia, ela é exercida sobre a tuberosidade interna do navicular, que ela puxa para baixo. Assim, leva o navicular para uma rotação interna e o cubóide para uma rotação externa. É o mecanismo de manutenção e controle do arco plantar. Infelizmente, o tibial posterior tem a mesma obliqüidade que o sóleo, para baixo e para dentro. *Ele também é um rotador externo da tíbia*. Quando esta é mantida em rotação externa pela retração do sóleo, essa rotação relaxa o tibial posterior, que deixa o escafóide partir em rotação externa, e o cubóide, em rotação interna, ou seja, o arco plantar em achatamento.

O tratamento de toda essa patologia parece fácil: é preciso alongar o sóleo. Infelizmente, o alongamento do sóleo praticamente nunca basta para fazer desaparecer a rotação tibial externa, que se faz por um movimento fisiológico. *Logo ela se transforma numa postura e entra em um processo ascendente*: rotação interna do fêmur, giro horizontal pélvico do lado oposto ou anteversão, se as deformidades foram bilaterais, compensação lombar ou desequilíbrio pélvico, compensação dorsal correspondente à compensação lombar. **Para corrigir essas deformidades é necessário todo o trabalho em postura**.

— O paciente fica em posição de postura em um processo ascendente. Membros inferiores verticais, pés fixados pelo cinto, uma almofada plana sob o occipital, colocando a cervical no vazio.

— O terapeuta fica em pé, aos pés do paciente, que são mantidos juntos e em talo máximo, artelhos em extensão, plantas planas sem varo ou valgo (Fig. 205). Essa posição dos pés juntos leva os membros inferiores para uma rotação interna de cerca de 15°.

— Nesta posição, o paciente força seus dois membros inferiores em rotação externa. Realiza três expirações inibidoras, depois lentamente relaxa o tensionamento. Essa manobra é repetida 3 a 5 vezes.

TRABALHO SOBRE OS PÉS

Trabalhar os pés na postura é muito difícil e pouco eficaz. A fisiologia estática do membro inferior é o apoio no chão. É em função dessa fisiologia que devemos conceber a reeducação estática. Por esta razão lhe dedicamos um capítulo especial. Grande parte das deformidades são ascendentes. *É no âmbito das três articulações do membro inferior que se localiza o maior número de deformidades adquiridas ou congênitas.* Há um grande estudo a ser feito a respeito.

Com a fisiologia, já estudamos a globalidade da estática. Só em pé se pode reeducar essa globalidade e a fisiologia dos apoios no chão. Isso nos leva a dividir nosso trabalho em duas partes: um trabalho localizado de correção das deformidades e um trabalho estático em posição ereta. Repetimos que esse trabalho sobre os pés é de importância capital para nós. *É utópico pretender uma boa estática sem bons apoios no chão.* Isso será feito em cada sessão, ao mesmo tempo que o trabalho em postura.

CORREÇÕES LOCALIZADAS

Não podemos voltar aqui a toda a fisiologia do pé. Entretanto, para entender, devemos lembrar as principais linhas da estática. O pé é o mais importante segmento da adaptação na posição ereta. Em nossa opinião, esta é sua principal função, e também a mais interessante para nós. Em uma fisiologia estática ascendente, ele adapta os movimentos do membro inferior ao apoio no chão. É o equilíbrio da perna sobre o pé. Ele adapta os apoios no chão à gravidade e às desigualdades do terreno. Ele adapta seus apoios às necessidades do impulso. Todas as articulações participam dessas adaptações.

A. — Sem demorar muito nos detalhes, diremos que a adaptação do pé à gravidade, às desigualdades do chão e aos movimentos do andar, repousa quase inteiramente nas articulações médiotársicas.

Fisiologicamente, temos dois pés: um pé interno e um pé externo.

O pé externo é o pé dinâmico. Ele é rígido. É constituído pelo calcâneo, cubóide e dois últimos metatarsianos. Suas articulações só têm movimentos ínfimos, os mais amplos dos quais são as rotaçãoes da articulação calcâneo-cubóide. *Ele é a alavanca do impulso no andar.*

O pé interno é o pé tônico. Ele é constituído por numerosos ossos e articulações: tálus, navicular, 3 cuneiformes, 3 primeiros metatarsianos. Ele é todo flexível e móvel. *Ele é o pé da adaptação.*

Os dois pés são reunidos por duas articulações de adaptação: articulação talo-calcânea e a articulação cubóide-navicular de Chopard, cuja peça principal é o ligamento em Y. Excetuando esta última, que não é uma verdadeira articulação, embora seja a chave na adaptação do antepé, as duas articulações mestras da adaptação do antepé são a articulação talo-navicular, mais flexível, e a calcâneo-cubóide, mais rígida. *Todos os movimentos do navicular sobre o tálus levam o antepé interno no mesmo sentido. Todos os movimentos do cubóide sobre o calcâneo levam o antepé externo no mesmo sentido.* No centro, o ligamento em Y de Chopard forma a articulação cubóide-navicular. Disposto como uma dobradiça entre os dois osssos, esse ligamento faz com que, quando o cubóide gira em rotação interna, leve o navicular em rotação externa. O antepé se achata, é a eversão. Inversamente, quando o navicular gira em rotação interna, ele leva o cubóide para uma rotação externa. *O antepé se curva, é a inversão.*

B. — A adaptação aos movimentos e ao equilíbrio é muito imperfeita. Ela é simples e mecanicamente lógica nos planos sagital e frontal, e é muito ruim no plano horizontal. O equilíbrio sagital acontece no âmbito da articulação tibiotársica. Um desequilíbrio para frente coloca-a em flexão, um desequilíbrio para trás, em extensão. Aqui, nenhum problema, a linha de gravidade incide no antepé em um desequilíbrio anterior; no retropé, em um desequilíbrio posterior (Fig. 35). O equilíbrio frontal ocorre na articulação subtalar posterior. O tálus bascula para fora nas abduções da perna, para dentro nas aduções. Estas básculas laterais levam a linha de gravidade sobre o bordo externo ou sobre o bordo interno (Fig. 35).

O equilíbrio horizontal não tem nenhuma articulação de adaptação, e esta é a causa da maioria dos problemas e das deformidades do pé. Nenhuma articulação é feita para absorver as rotações do membro inferior. No entanto, eles são movimentos comuns. No andar, por exemplo, o pé de apoio suporta uma rotação que vai da rotação externa do passo anterior à rotação interna do passo posterior. Em suas rotações, o pé se deforma para se adaptar.

— A rotação externa bascula o retropé para fora, o que coloca o calcâneo em um apoio em varo (adução talo-calcânea). Essa báscula externa leva a cabeça do tálus para uma posição de rotação externa em relação ao navicular (Fig. 36). Essa rotação externa é compensada por uma rotação interna deste osso e todo o antepé interno entra em inversão no âmbito da médiotársica. (Ver fisiologia estática.)

— A rotação interna tem um efeito inverso. Ela bascula o retropé internamente, o que coloca o calcâneo em valgo (abdução talo-calcânea). Essa báscula interna leva a cabeça do tálus para uma posição de rotação interna em relação ao navicular que, por sua vez, compensa essa rotação interna com uma rotação externa (Fig. 37). A rotação externa do navicular leva o antepé para uma eversão.

Essas duas deformidades, que se sucedem no andar, requerem integridade da articulação subtalar, que preside as básculas do retropé, assim como a das articulações médio-társicas, que presidem os movimentos de inversão-eversão do antepé. A menor limitação resulta em deformidades permanentes, sobretudo em apoios dolorosos, que também perturbam a estática. As deformidades em varo-adução-inversão e em valgo-abdução-eversão do antepé têm essa origem.

136

C. — Os artelhos são também um elemento muito importante no tratamento. Com a menor deformidade do pé, uma deformidade de artelhos se instala rapidamente. Aqui, ainda, a musculatura é sempre responsável. Os "artelhos em garra" decorrem de uma hipertensão dos flexores plantares (flexor curto dos dedos e quadrado plantar). Essa hipertensão pode advir de um achatamento plantar ou ter sido a causa de um pé cavo. Os "artelhos em martelo" podem ser conseqüência de uma hipertensão dos tendões extensores, causada pelo fibular terceiro, porém, na maior parte das vezes, decorrente de hipertonicidade do extensor curto dos artelhos. Em geral, é o que acontece com o costume de usar saltos altos, que coloca o pé em equino. O hálux valgo, afora as deformações decorrentes do uso de calçados inadequados, tem como principal causa a tensão do tendão do extensor longo do hálux. Passando por fora da articulação metatarso-falangeana do primeiro artelho, ele puxa a falange em valgo. A deformidade em quinto varo tem a mesma mecânica, devida à hipertensão do tendão do extensor.

Outra deformidade clássica é bem particular. Como dissemos, o pé interno e o pé externo só são verdadeiramente reunidos na frente pelo ligamento em Y de Chopard. Ao contrário do que praticamente todos os desenhos de anatomia levam a pensar, o terceiro cuneiforme e o cubóide só estão em contato por uma pequena porção posterior. Além disso, as bases do terceiro e quarto metatarsianos não têm nenhum contato ósseo, e não são articulados entre si (Fig. 206). Por causa dessa separação, eles estão mais livres no meio do pé e mais sensíveis à tensão dos flexores. Com freqüência, isso resulta num apoio antifisiológico no chão. É a deformidade chamada de "antepé arredondado", invertendo a curva anterior do tarso. Ela acarreta um apoio doloroso.

Toda essa fisiologia, que acabamos de recordar rapidamente, mostra o quanto o mecanismo do pé deve ser preciso e isento de qualquer incômodo articular. Com exceção do pé chato, do qual voltaremos a falar, todas as deformidades do pé decorrem ou de uma retração tônica ou de uma rigidez articular. Isso nos leva às *pompages* e à mobilização passiva.

Fig. 206

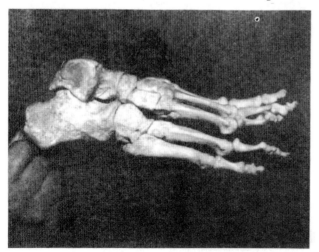

AS *POMPAGES*

Pompages tibiotársicas

I. — O paciente fica em decúbito dorsal.
— O terapeuta fica em pé, ao lado do cliente. Sua mão caudal segura o calcanhar, a planta do pé fica apoiada em seu antebraço. A mão cefálica contorna o tornozelo, a base do punho fica apoiada na face anterior da base da tíbia (Fig. 207).
— A tensão é obtida por uma pressão, para baixo, da mão cefálica.

II. — O paciente fica em decúbito ventral, joelho fletido a 90°.
— O terapeuta fica em pé, ao lado do cliente. Sua mão caudal prende o tálus. A mão cefálica contorna em bracelete sob o calcâneo (Fig. 208).
— A tensão é obtida por uma elevação das duas mãos, que descomprimem a articulação, sem erguer o joelho do plano da mesa.

Fig. 207

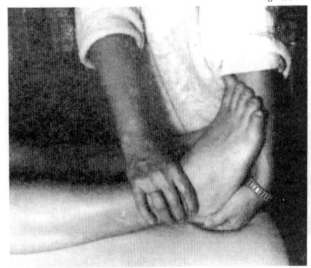

Fig. 208

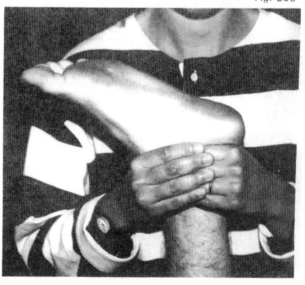

Pompage subtalar

— O paciente fica em decúbito dorsal.

— O terapeuta fica em pé, na extremidade da mesa. Coloca o pé do paciente em rotação externa e apóia a planta contra seu tórax. Com a mão externa, ele fixa o tálus. Fazendo deslizar o polegar e o indicador ao longo da tíbia, vem de encontro à cabeça do tálus. Mantendo esse contato, o polegar prende o maléolo interno, e o indicador, o maléolo externo. A mão interna prende o calcâneo entre o polegar e o indicador (Fig. 209).

— A tensão é obtida por um ligeiro recuo do corpo.

Pompage médio-társica e de Lisfranc

— O paciente fica em decúbito dorsal.

— A mão cefálica do terapeuta fixa o tarso na mesa por uma pinça em bracelete. A *pompage* é realizada em dois tempos, em todas as amplitudes.

• Para tratar o antepé interno, o terapeuta fica do lado em questão. Sua mão caudal prende o bordo interno do pé e os três primeiros metatarsianos, com o polegar sobre a face dorsal (Fig. 210).

• Para tratar o antepé externo, o terapeuta fica do lado oposto ao lado em questão. Sua mão caudal prende o bordo externo do pé e os dois últimos metatarsianos, com o polegar apoiado na face dorsal (Fig. 211).

— A tensão é obtida por uma tração da mão caudal.

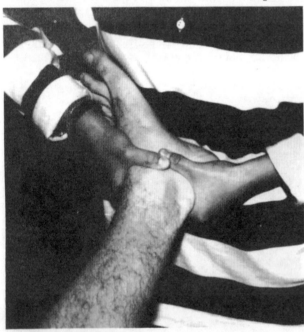

Fig. 209

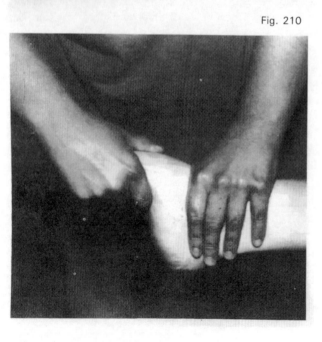

Fig. 210

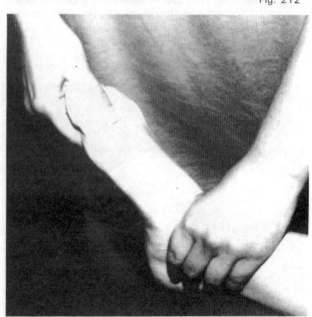

Fig. 211

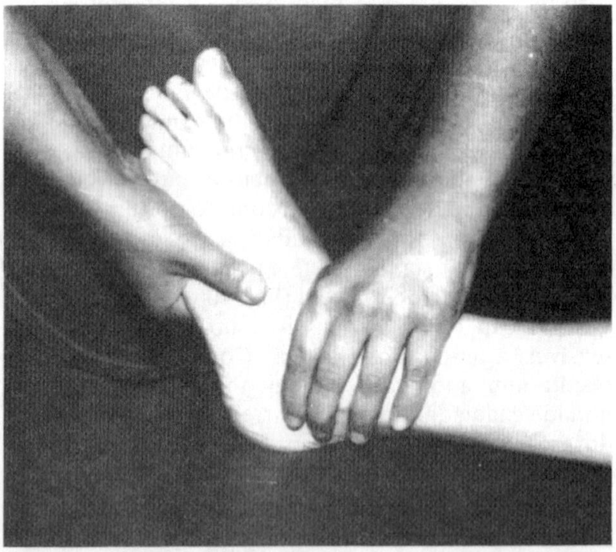

Fig. 212

Pompage dos artelhos

— Considerando o que dissemos, as *pompages* dos artelhos adquirem grande importância. É neste âmbito que as deformidades são mais freqüentes. Elas atingem artelho por artelho, falange por falange. Tensionando os tendões, elas procuram vencer a retração do músculo correspondente. Os tendões dos extensores são trabalhados com o pé em equino; os dos flexores, com o pé em talo. Infelizmente, essas hipertensões logo são acompanhadas de deformidades ósseas.

— A técnica é simples. A mão cefálica fixa a parte proximal (metatarso ou falange), a mão caudal realiza o tensionamento sobre a porção distal (Fig. 212).

MOBILIZAÇÃO PASSIVA

Articulações médio-társicas

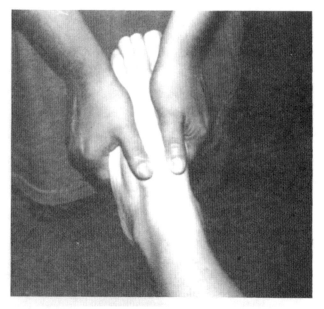

Fig. 213

— O paciente fica sentado ou deitado.

— O terapeuta prende o antepé interno na região dos três primeiros metatarsianos, entre a palma e os dedos da mão caudal. O polegar fica alongado na face dorsal. O tálus é fixado pela mão cefálica, conforme descrevemos para a *pompage* subtalar. Em um primeiro tempo, por uma tração longitudinal, ele realiza uma *pompage* da médio-társica interna. Conservando uma ligeira tensão, mobiliza passivamente em flexão-extensão, abdução-adução, rotação interna-externa (Fig. 210).

— O antepé externo é tratado da mesma forma. A mão caudal prende os dois últimos metatarsianos, a mão cefálica fixa o calcâneo (Fig. 211). As amplitudes são aqui muito reduzidas, exceto as rotações, que são um pouco maiores.

— Os dois pés, interno e externo, tendo sido assim mobilizados separadamente, as duas mãos prendem os dois antepés, da mesma forma, e realizam uma mobilização bilateral em rotações inversas (Fig. 213), abrindo e fechando sucessivamente o arco transverso.

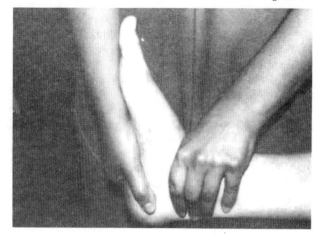

Fig. 214

Articulações subtalares

— O paciente fica em decúbito dorsal ou sentado com o pé apoiado em uma almofada firme, o calcanhar no vazio.

— O terapeuta fixa o tálus com sua mão cefálica. Fazendo o polegar e indicador deslizarem ao longo da crista anterior da tíbia e prendendo-os sob os maléolos, entre o polegar e o indicador. A mão caudal prende o calcâneo e toda a face plantar (Fig. 214).

— O calcâneo é mobilizado em varo e valgo, depois puxado para frente, para cima e para fora; para trás, para baixo e para dentro.

Os metatarsianos

— São mobilizados um a um.

— A mão caudal prende a cabeça do metatarsiano entre o polegar e o indicador, a mão cefálica fixa a região médio-társica (Fig. 215).

— Com um leve tensionamento, essa mobilização leva o metatarsiano para uma flexão, extensão, abdução, e a rotações interna e externa.

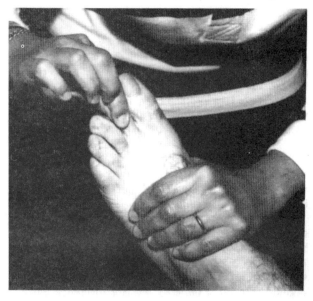

Fig. 215

Os artelhos

— A mobilização dos artelhos pode ser global. A mão caudal prende o conjunto, enquanto os metatarsianos são fixados pela mão cefálica (Fig. 216). Ela leva os artelhos para uma flexão-extensão. O primeiro e quinto artelhos são objeto de uma mobilização particular, em abdução-adução (Fig. 217). Enfim, os artelhos em martelo são trabalhados em tração e, depois, achatados em extensão (Fig. 218).

No início do tratamento, a mobilização passiva dos pés, que acabamos de descrever, é realizada pelo terapeuta. Após uma pequena educação, logo o paciente pode realizá-la sozinho, diariamente, sempre, é claro, sob o controle do terapeuta.

EDUCAÇÃO DOS APOIOS

Trabalho analítico

A educação dos apoios começa com um trabalho analítico, que pessoalmente devemos a Nicole Verkimpe-Morelli. Cabe dizer que ele transformou nossos resultados no trabalho com os pés. Começa assim que o pé voltou a ter uma mobilidade suficiente. Começá-lo cedo demais só resultará em compensações dos segmentos superiores, em geral impossíveis de detectar. *Para essa educação dos apoios, é indispensável que o pé tenha todas as suas possibilidades de adaptação.*

Cada sessão começa com uma rápida mobilização passiva de todos os movimentos: flexo-extensão tibiotársica, flexo-extensão, abdução-adução, rotações das duas médio-társicas, abertura-fechamento da articulação cubóide-navicular (a verdadeira articulação de Chopard). Seguem-se circunduções ativas nos dois sentidos.

Em seguida, começa o trabalho analítico.

A. — O paciente fica sentado no chão. Conforme a morfologia geral de seu pé (ele pode ser cavo em inversão, com tendência a equino, ou chato em eversão, com tendência a talo), o joelho ficará pouco fletido, com o pé distante do glúteo; ou bem fletido, com o pé próximo do glúteo. Essa posição inicial permitirá uma progressão: a tendência à equino-inversão é corrigida por um aumento progressivo da flexão do joelho, e a tendência em talo-eversão é corrigida por um aumento progressivo da extensão. *Em todas essas posições sucessivas, o conjunto do membro inferior é mantido em uma posição rigorosa: quadril, joelho, pé, em um mesmo plano sagital.* Qualquer inclinação do joelho para fora ou para dentro torna o trabalho ineficaz. O pé em equino-inversão leva o joelho para dentro, o pé em eversão-talo leva-o para fora.

Uma vez estabelecida essa posição e compreendida pelo paciente, o próprio terapeuta realiza cuidadosamente os apoios do pé no chão. O paciente aplica primeiro as duas tuberosidades calcâneas contra o chão. O terapeuta o dirige, mantendo o antepé ligeiramente erguido. Ele faz o paciente sentir a diferença entre o apoio externo (varo) e o interno (valgo). Em seguida, alinha o primeiro artelho no prolongamento do bordo interno do pé, estabilizando a cabeça do metatarsiano em um apoio correto, fixando-a com um dedo (Fig. 219). A mesma operação alinha o quinto artelho com o bordo externo, com o apoio da cabeça do metatarsiano correspondente. O paciente deve aqui perceber o contato do bordo externo com o chão. Essa posição correta é fixada pelo terapeuta (Fig. 220).

Fig. 216

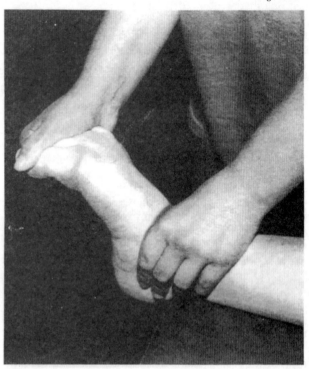

Fig. 217

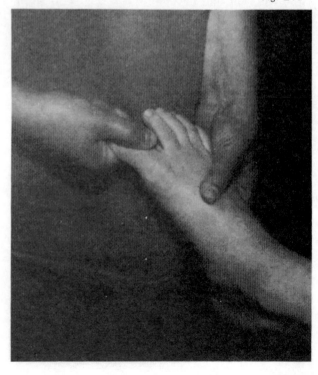

Fig. 218

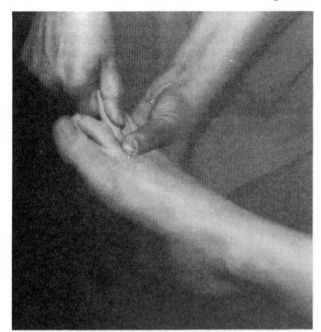

Fig. 219

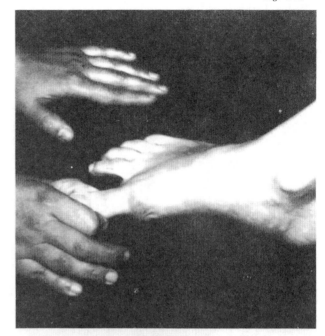

Fig. 220

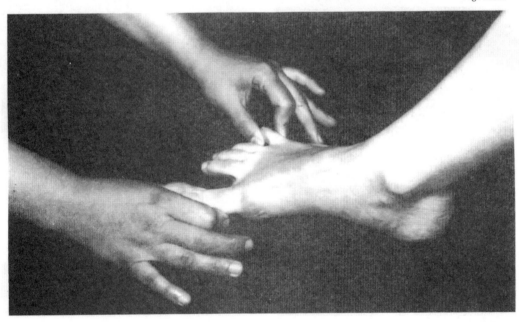

Os primeiro e quinto artelhos, perfeitamente alinhados, são mantidos por uns 15 segundos, durante os quais o paciente se conscientiza dessa posição fisiológica. Depois, o terapeuta deixa o pé voltar à sua posição inicial, e pede ao paciente que reconstitua os apoios com sua ajuda. O exercício é repetido umas dez vezes. Depois de algumas sessões de trabalho, o paciente faz isso cada vez mais independentemente. Com maior ou menor rapidez ele será capaz de fazê-lo por si só, sem o terapeuta. Isso passa a ser diário, em cada pé.

Quando o paciente for capaz de reencontrar sozinho seus apoios corretos, o mesmo trabalho é retomado após uma mudança de posição do membro inferior, aproximando o pé do glúteo, se a posição inicial foi em leve flexão de joelho (cavo-inversão-equino) ou distanciando-o, se a posição inicial foi de uma grande flexão de joelho (chato-eversão-talo).

De deslocamento em deslocamento, cada um dos pés chega à sua posição extrema. Assim que for capaz de abrir sozinho seus artelhos, o primeiro no prolongamento do bordo interno, o quinto no prolongamento do bordo externo, o mesmo trabalho é retomado com os dois pés juntos, joelhos próximos, maléolos internos um contra o outro.

Esse trabalho é o despertar progressivo dos adutores dos primeiros e dos abdutores dos quintos artelhos.

B. — Juntamente com o trabalho de aquisição da postura, o trabalho dos pés prossegue. Como a posição vertical dos dois membros inferiores na postura é facilmente possível, uma mobilização ativa e passiva dos pés pode então começar (Fig. 221).

— Ela se realiza por movimentos de flexão-extensão tibiotársicas e médio-társicas. Durante essa mobilização sagital, o terapeuta mantém os artelhos em flexão, e assim os extensores se transformarão realmente em flexores do pé (Fig. 222).

— As duas articulações médio-társicas são, em seguida, mobilizadas em rotação interna e externa, por uma preensão dos antepés correpondentes (Fig. 223).

— As subastragalianas são trabalhadas em abdução-adução do retropé (Fig. 224).

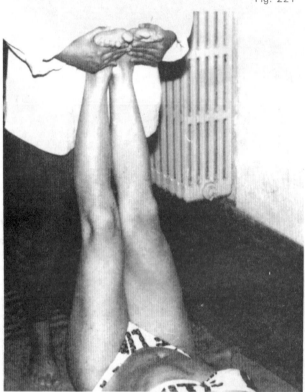

Fig. 221

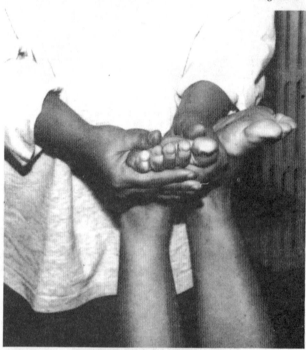

Fig. 223

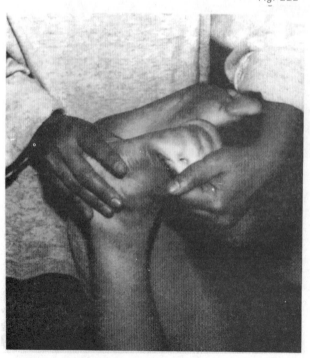

Fig. 222

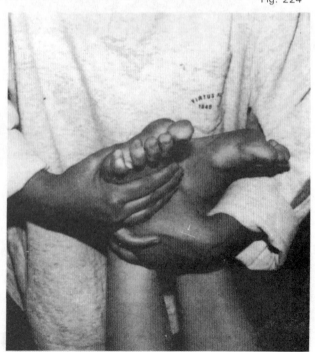

Fig. 224

— Os artelhos são mobilizados globalmente (Fig. 225).

— Este trabalho dos pés em postura termina por uma mobilização em circundução (Fig. 226).

— Todas essas mobilizações são lentas. Elas começam por pequenas amplitudes e se ampliam progressivamente. O terapeuta fica atento às tensões, às compensações, às dores que podem acarretar. Ele sustenta a amplitude limite até que esses sintomas desapareçam, depois volta à progressão, até chegar a uma amplitude máxima, sem dor nem compensação.

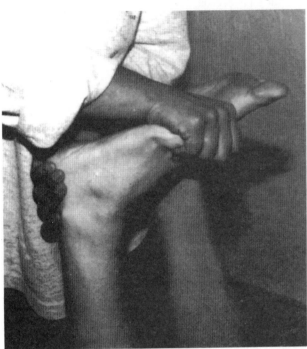

Fig. 225

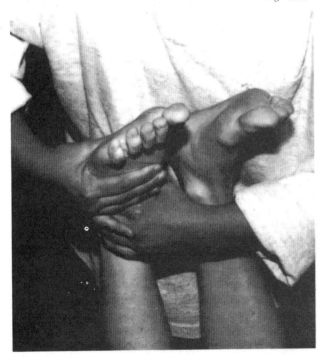

Fig 226

Trabalho dos apoios no chão

Nós consideramos de grande valor o trabalho nos apoios no chão. Para nós, é a única ginástica estática verdadeira. Substituiu os exercícios de equilíbrio, longamente preconizados na reeducação de deficientes físicos. É sempre um trabalho longo, nunca perfeito, mas com certeza a única forma de agir sobre o equilíbrio do tônus muscular. Ele solicita apenas os reflexos de equilíbrio, e a atenção do paciente se concentra totalmente nos apoios dos pés no chão, não no controle do equilíbrio. Mesmo para indivíduos aparentemente bem equilibrados, pode contribuir muito. A experiência nos leva a afirmar que um bom equilíbrio estático condiciona, com freqüência, um bom equilíbrio físico e até psíquico. Além de pô-lo em prática com deficientes físicos, nossa especialidade por 30 anos, tivemos a ocasião de aplicá-lo também em esquiadores de competição.

Esse trabalho dos apoios vem após o trabalho analítico, que acabamos de descrever. É claro que o paciente não passa abruptamente de um a outro, pois um interfere no outro. O trabalho dos apoios começa bem antes da percepção desses apoios ser perfeita. Da mesma forma, na condução deste trabalho, não se deve esquecer que há desequilíbrios de apoios inevitáveis, que não podem desaparecer enquanto a deformidade que compensam não tiver, ela própria, desaparecido. Já examinamos isso em fisiologia. **O trabalho dos apoios não é uma reeducação, mas apenas exercícios de equilíbrio tônico global**.

— Aqui, mais uma vez, uma progressão dirigida pelo terapeuta é indispensável, e o erro é querer ir rápido demais.

A. — Em um primeiro tempo, o paciente tenta, em posição em pé, o trabalho analítico de seus apoios. Pode-se dizer que será quase a parte principal deste trabalho. Com o dorso apoiado contra a parede, ele tenta, como fazia sentado no chão, reencontrar seus quatro pontos de apoio, primeiro os dois posteriores, depois, alongando e separando os primeiro e quinto artelhos, os dois anteriores. De início, esse trabalho é feito em cada pé separadamente, depois com os dois pés juntos, e enfim, com os dois pés na posição fisiológica, isto é, com os dois calcanhares separados 5 a 6 cm e os antepés abertos 15°.

B. — Uma vez tendo sido obtido o apoio dos dois pés com o dorso contra a parede, o que suprimia todas as oscilações de equilíbrio e os reflexos tônicos que eles demandam, o objetivo a ser atingido é o mesmo, mas em condições de equilíbrio estático. É o trabalho mais longo, o mais difícil, aquele que nunca atinge a perfeição. Só é possível quando o paciente adquiriu uma percepção segura de seus apoios, de suas variações, das condições de seu aparecimento ou de seu desaparecimento. Isso nos conduz a uma seqüência de exercícios que o terapeuta deverá ensinar e que o paciente poderá facilmente realizar sozinho, todos os dias, até várias vezes por dia.

Todos esses exercícios são realizados com a cabeça ereta e o olhar horizontal.

I. — O primeiro exercício se faz com apoios anteriores e posteriores simétricos.

— Em pé sobre um plano ligeiramente inclinado para trás, o paciente deve perceber seus apoios anteriores aumentados; em um plano inclinado para frente, o aumento dos apoios posteriores. Neste primeiro exercício, a inclinação do plano será progressiva, mas rapidamente reduzida.

— Com os pés planos no chão, o paciente criará ele próprio seu desequilíbrio para frente e para trás. De início, com todo o corpo, e depois, com um avanço e um recuo da cabeça. A cada vez, notará os apoios para frente e para trás, e depois reduzirá pouco a pouco seu movimento, até que a diferença se torne imperceptível.

O segundo exercício é realizado em apoio lateral direito e esquerdo. É estritamente comparável ao precedente.

— De início, sobre um plano inclinado lateralmente, o apoio é aumentado do lado mais baixo. A inclinação do plano vai sendo progressivamente reduzida.

— Pés planos no chão, o paciente cria seu desequilíbrio lateral: com uma translação lateral da bacia, com uma translação lateral do tronco e, enfim, com uma inclinação da cabeça. A cada vez, ele reduzirá pouco a pouco seu movimento até tornar-se imperceptível.

Esses dois exercícios são básicos. Devem ser retomados praticamente todos os dias. Levam a um equilíbrio ântero-posterior e lateral bastante perfeito. Este, de forma alguma, deverá ser perdido, esta é a razão pela qual deve ser mantido com exercícios diários.

II. — O terceiro exercício, complementar dos dois primeiros, utiliza a coordenação entre os apoios do pé e o equilíbrio da cintura pélvica. Um apoio anterior é acompanhado de ligeira anteversão-lordose; um apoio

posterior, de uma ligeira retroversão-cifose. Um apoio anterior de um lado e posterior do outro acarreta um giro pélvico horizontal. É fácil compor exercícios sobre esse tema.

Aqui utilizaremos sobretudo a coordenação entre os apoios nos bordos laterais e as rotações horizontais da bacia. Como vimos em fisiologia estática, um apoio num bordo externo correspondia a um giro horizontal para esse lado e um apoio no bordo interno, a um giro para o lado oposto.

— O paciente, em pé na posição fisiológica, realiza uma rotação pélvica horizontal para a direita, e depois para a esquerda. Em cada rotação, ele deve perceber seus apoios no chão. Do lado da rotação, o apoio maior é no calcanhar, e do outro lado, no antepé; mas, acima de tudo, ele deve sentir que o apoio posterior é maior na tuberosidade externa do calcâneo, assim como o apoio anterior é maior na cabeça do primeiro metatarsiano. Como nos exercícios anteriores, ele procurará o limite da rotação pélvica, para não mais perceber as deformidades dos pés.

— O paciente sobrecarrega os bordos internos e depois os bordos externos dos dois pés e percebe que, a cada vez, sua cintura pélvica é levada para uma anteversão. Ele faz o mesmo exercício com um pé na frente e outro atrás e percebe os giros horizontais.

III. Este trabalho sobre os apoios termina com exercícios de equilíbrio. Por pequenas oscilações de todo o corpo, o paciente procura distribuir seu peso entre os quatro pontos de apoio do pé. De início, um pé de cada vez, depois os dois juntos. A simetria dos apoios é muito difícil de ser obtida, e ainda mais difícil de conservar. Mas esse resultado não é o mais importante. **O importante é o trabalho que demanda**. Essa "ginástica estática" pode, também, em uma nova progressão, utilizar os deslocamentos da cabeça ou os movimentos dos braços.

PLANO DA SESSÃO DE TRABALHO

Em tudo que precede, demos as linhas gerais daquilo que chamamos de "harmonização estática". Ela deve permitir que o leitor estabeleça os tratamentos correspondentes aos casos que a ele se apresentam. Quando ensinamos, nos recusamos a transmitir "modos de fazer" ou "pequenas dicas de trabalho", que muitos chamam de "método". Ser um terapeuta significa ser capaz de estabelecer um tratamento em função das perturbações constatadas no exame, raciocinando sobre elas. Demos os meios técnicos e sua razão de ser. Descrevemos o exame. Explicamos da melhor maneira a patologia que nos diz respeito. Ao leitor cabe raciocinar. Parece-nos o melhor modo de estudar.

Para guiar o estabelecimento dos tratamentos, damos aqui o plano geral de uma sessão de trabalho, lembrando que ela variará com a evolução e a progressão.

1. Começamos sempre a sessão pelo que chamamos de fase de preparo, e que a educação física chamava de "aquecimento". É a forma de entrar em contato com o paciente, transmitir-lhe confiança, relaxá-lo para que aceite o que virá e, sobretudo, que participe totalmente.

2. A cada sessão, essa fase de preparo é seguida do auto-exame dos apoios na posição de decúbito. É um exame muito importante, que permite julgar os progressos nas aquisições da postura. É o reflexo das verdadeiras deformidades, porque as compensações desaparecem nessa postura horizontal. É também muito importante para o paciente, porque lhe permite sentir concretamente o que não está bem e a que ele pode chegar. No início de cada sessão, as diferenças em relação à sessão precedente são anotadas.

3. A terceira fase é a reeducação respiratória. Vimos que é importante o lugar, da expiração passiva e, depois, da expiração conduzida, em nossas correções. Na verdade, o trabalho começa realmente quando o paciente adquiriu um automatismo suficiente na realização das expirações inibidoras. Por isso costuma ser necessário prolongar esta fase, no início, para que ela venha a se tornar apenas um controle do automatismo. Aliás, ela está ligada à progressão cervical, pois é comum que uma posição em "inspir" (escalenos) impeça o tórax de descer.

4. As manobras de correção manual, *quando necessárias*, são realizadas após a educação respiratória. Lembramos o que dissemos a respeito. **Uma deformidade não deve ser trabalhada para o aumento da flexibilidade, a não ser que o projeto seja de fixá-la em seguida**, a menos que o terapeuta esteja absolutamente seguro de uma correção completa e definitiva.

Não se deve esquecer que as manobras chamadas de endireitamento, em ortopedia, não são manobras que "corrigem" no sentido terapêutico da palavra. Elas apenas tornam a deformidade mais flexível, e o segmento deve em seguida ser fixado na melhor condição de endireitamento possível.

As posturas de alongamento, previamente descritas nas três posições básicas de postura, precedem, acompanham ou sucedem as manobras de correção manual, de acordo com as circunstâncias. Se essas manobras não forem necessárias, podem também ser utilizadas sozinhas. Elas fazem parte da mesma fase do tratamento.

5. O trabalho para a aquisição da postura ou o trabalho em postura, de acordo com a progressão, vem em seguida. É, com certeza, a parte mais difícil para o paciente. Pensamos que ela não deve exceder 30 minutos, e isso para pessoas treinadas e muito motivadas. Nas primeiras sessões, ela não deve ultrapassar 10 minutos, para, muito progressivamente, chegar aos 30. O terapeuta não deve hesitar em reduzir a duração ao notar o menor sinal de desânimo do paciente, seja desânimo físico ou moral. Pedir demais é sempre um erro.

De acordo com nossa experiência, e de nossos alunos que praticam um método global, 60 a 70% dos clientes que abandonam o tratamento, fazem-no devido a sessões muito longas ou muito árduas.

Como acabamos de dizer, o trabalho em postura pode ser difícil. No final, o paciente não deve retomar abruptamente à posição vertical. Após alguns instantes em posição de decúbito, deve ser trazido à posição sentada pelo terapeuta, que puxa-o lentamente pelos braços relaxados. Sua única participação deve ser elevar a cabeça.

6. O trabalho dos pés e a educação dos apoios terminam a sessão. Como já dissemos, para nós é uma parte capital, a ser conduzida com muito cuidado. É indispensável que o paciente continue o trabalho por si mesmo, todos os dias.

7. Sempre encerramos a sessão de trabalho com o que chamam de "retorno à calma". No final, o paciente está sempre cansado. Alguns apresentam pequenas reações neurovegetativas: sensação de frio, transpiração, tremores, às vezes, choro etc. Devemos sempre nos esforçar para evitá-las, porque demonstram que fomos um pouco longe demais. Esse retorno à calma é fácil, através de uma curta massagem na região dos ombros e da nuca e, depois, por um novo auto-exame em decúbito, durante o qual o paciente tenta avaliar as modificações ocorridas. É a ocasião para uma pequena conversa. O terapeuta explica as modificações, sem interpretá-las.

Como já lembramos várias vezes, nesse trabalho, a progressão é capital. É difícil transmiti-la em um livro. Antes de mais nada, é a experiência que permite estabelecê-la, em função do caráter, da fatigabilidade, da gravidade do problema do cliente, mas também de sua boa vontade e coragem para o trabalho. Para terminar, o que damos aqui é uma indicação genérica, um exemplo, que o leitor poderá tomar como base para formar sua própria experiência.

A sessão de trabalho sempre comportará todos os pontos que acabamos de examinar. À medida em que o tratamento vai se desdobrando, eles vão adquirir maior ou menor importância. Não se deve generalizar, mas podemos dividir o conjunto desse tratamento em três partes, no entanto, sem que as fronteiras entre elas sejam muito marcantes.

I. Nas primeiras sessões
— O primeiro contato ocupará 10 minutos.
— O exame dos apoios em decúbito, 5 minutos.
— A educação respiratória será a parte principal e ocupará 15 minutos.
— As posturas de alongamento serão também muito importantes e ocuparão 15 minutos.
— O trabalho dos pés, cuja duração será mais ou menos constante durante todo o tratamento, ocupará 15 minutos.

II. Uma vez adquirida a expiração inibidora em sua primeira parte
— O primeiro contato não ocupará mais do que 5 minutos.
— A avaliação dos apoios em posição de decúbito será bem rápida: 2 minutos.
— A educação respiratória será reduzida a 5 minutos, mas um pequeno trabalho será confiado ao paciente, para ser feito em casa. Será um exercício que ele saiba fazer perfeitamente. O que procuramos aqui não é educar, mas automatizar.
— As posturas de alongamento ocuparão ainda 15 minutos, no início desta fase, e depois sua duração será progressivamente reduzida, em proveito do trabalho em postura. Aqui também, alguns exercícios diários serão confiados ao cliente.
— A aquisição da postura começa nessa fase. De início, ocupa 15 minutos, para atingir 20 a 25 à medida que as posturas de alongamento são reduzidas.

— O trabalho no âmbito dos pés sempre ocupa 15 minutos, mas, aqui ainda, um trabalho em casa poderá ter início.

III. A postura é adquirida

— O primeiro contato permanece 5 minutos.

— A avaliação dos apoios em posição de decúbito demora 1 a 2 minutos.

— A educação respiratória continua a ocupar 5 minutos da sessão, para que a progressão seja modulada. O trabalho em casa continua.

— As posturas de alongamento devem ser realizadas em casa. Apenas um pequeno trabalho de alongamento em decúbito precederá a instalação da postura. Durante a sessão, eventualmente, elas serão substituídas por uma ou mais manobras de correção manual. Estas, muito localizadas, não tomarão mais do que 5 minutos.

— O trabalho em postura atingirá rapidamente 25 a 30 minutos.

— O trabalho no âmbito dos pés continua demorando 15 minutos, e o trabalho dos apoios em pé assume importância cada vez maior.

Conclusão

Como disse na introdução, reuni neste livro muitas coisas que havia escrito em outros lugares. Isso poupa o leitor de pesquisas complementares. A elas juntei esclarecimentos sobre detalhes, que foram se impondo pouco a pouco durante meus cursos. São sempre as perguntas dos alunos que tornam o ensino mais claro. Para mim, elas são indispensáveis.

Neste livro, há algumas repetições. O fato já me foi apontado e criticado há alguns anos, em uma pretensiosa crítica de um jovem médico, em uma revista de educação física, em relação a meu livro *Formulaire Thérapeutique de Reeducation Fonctionelle*. O motivo dessas repetições deve ser bem compreendido. Não é devido à senilidade. Estes livros não são obras literárias, romances ou dissertações filosóficas. São bases de trabalho que o estudante assimila lentamente, capítulo por capítulo, e o profissional consulta para casos específicos. As repetições têm o objetivo de evitar ao leitor pesquisas que desviariam sua atenção. Todas elas fazem parte de uma lógica explicativa indispensável à compreensão do tema tratado. Como eu mesmo fico perturbado com esses retornos, que rompem o ritmo do estudo e da reflexão, penso ser indispensável poupar os outros disso. Embora sejam alvo fácil para um crítico que percorre rápida e, no mais das vezes, sumariamente o livro, são bem recebidas por leitores que, já por inúmeras vezes manifestaram sua aprovação. A primeira qualidade de um livro como este é ser claro. E me esforço para isto.

Certamente, neste trabalho, "basculei" idéias consagradas. É provável que isto venha a me valer muitas críticas.Alguns se sentirão atacados em seu saber, em sua qualidade profissional. Estarão errados, porque não foi esta minha intenção. Em minha vida profissional, aproveitei muito da experiência alheia para querer atacar quem quer que seja, por pior que seja. Peço apenas que leiam atenta e imparcialmente o que escrevi, e reflitam sobre meus argumentos, antes de rejeitá-los. É a única forma de progredirmos todos juntos. Por outro lado, estou aberto a todas as observações... desde que corteses.

Parecendo condenar certas práticas cotidianas de nosso trabalho, não fui original. Como já repeti várias vezes, muitas de minhas aparentes idéias vieram de outros, e não são novas. Grande parte delas me foi transmitida pelos antigos "*masseurs médicaux*" que foram originalmente meus professores. Minha geração de fisioterapeutas costuma desprezar estupidamente o empirismo dos antigos. O progresso da fisiologia confirmou que esse empirismo em geral correspondia à realidade científica. Ele lhes era ditado pela experiência e por uma prática cotidiana cujos resultados mostravam o caminho, por uma observação do cliente que a mecanização nos fez abandonar. Estou persuadido de que toda a medicina tem sua origem no empirismo. Um medicamento, um tratamento só são aceitos após comprovarem sua eficiência. Isso nada mais é do que empirismo.

Este livro apresenta, essencialmente, uma defesa em favor da escoliose e da moléstia de Sheuerman. Fui sensibilizado por essas afecções e pela aparente indiferença que parece envolver seus primeiros sinais. Gostaria de ser lido por muitos médicos pediatras, clínicos, ortopedistas, para que admitam que estas afecções podem ser previstas e, eventualmente, em larga medida, evitadas, sob a condição de que nos ocupemos delas suficientemente cedo. Gostaria também de ser lido e compreendido pelos médicos ligados aos seguros sociais. Eles deveriam saber que o problema da evolução domina essas afecções mecânicas. Recusar um tratamento precoce ou um colete de manutenção sob o pretexto de que a afecção parece benigna, não é uma economia. Essa deformidade benigna resulta com freqüência num adulto portador de uma deficiência. No século em que mais se fala sobre medicina preventiva, é nas deformidades estáticas que ela é mais fácil de ser aplicada.

Enfim, para terminar, quero lembrar aos meus colegas que tudo que acabaram de ler não lhes permite pretender curar uma escoliose. Os professores de métodos modernos, que a prometem, são mentirosos perigosos, que não têm nenhuma experiência prática do que ensinam, embora pretendam isso. Temos a possibilidade de impedir certas escolioses. Podemos corrigir uma escoliose não fixada do primeiro grau. Nada podemos além disso. Deixemos à ortopedia o que lhe compete, talvez assim ela venha a nos confiar os tratamentos que nos cabem.

Bibliografia

H. Rouvière. *Anatomie Humaine* (Masson).

C. Kayser. *Physiologie*. Tomo 2 (Flammarion).

A. Delmas. *Voies et Centres Nerveux* (Masson).

P. Meyer. *Physiologie Humaine* (Flammarion).

Duchenne de Boulogne. *Physiologie du Mouvement*.

Kapandji. *Physiologie Articulaire* (Maloine).

G. Morin. *Physiologie du Système Nerveux Central* (Masson).

Piret et Beziers. *La Coordination Motrice* (Masson).

R. J. et P. Ducroquet. *La Marche et les Boiteries* (Masson).

Sobota. *Atlas d'Antomie Humaine* (Uses).

Jacobson. *Progressive relaxation* (University Press Chicago).

H. Bucher. *Approche de la Personnalité de l'Enfant par l'Examen Psychomoteur* (Masson).

M. Mallet. *Les Tissus de Soutien* (Vigot).

M. Mallet. *Le Tissu Musculaire* (Vigot).

D. Porte. *Manuel de Kinésithérapie de l'I.M.C.* (Auteur).

P. Bellugue. *Introduction à l'Etude de la Forme Humaine* (Maloine).

P. Redard. *Traité Pratique des Déviations de la Colonne Vertébrale* (Masson 1900).

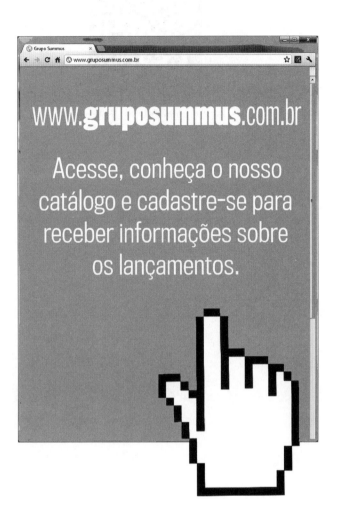

www.gruposummus.com.br